近代名医珍本医书重刊大系
（第二辑）

金匮要略释义

黄树曾　著

杨燕妮　黄炎芳　点校

天津出版传媒集团

天津科学技术出版社

图书在版编目（CIP）数据

金匮要略释义 / 黄树曾著；杨燕妮，黄炎芳点校
. -- 天津：天津科学技术出版社，2023.6

（近代名医珍本医书重刊大系.第二辑）

ISBN 978 - 7 - 5742 - 1235 - 0

Ⅰ.①金… Ⅱ.①黄…②杨…③黄… Ⅲ.①《金匮
要略方论》—注释 Ⅳ.①R222.32

中国国家版本馆CIP数据核字（2023）第093280号

金匮要略释义
JINGUIYAOLÜE SHIYI
策划编辑：王璐瑶
责任编辑：梁　旭
责任印制：兰　毅

出　　版：天津出版传媒集团
　　　　　天津科学技术出版社
地　　址：天津市西康路35号
邮　　编：300051
电　　话：（022）23332392（发行科）23332377（编辑部）
网　　址：www.tjkjcbs.com.cn
发　　行：新华书店经销
印　　刷：河北环京美印刷有限公司

开本 880 × 1230　1/32　印张14.75　字数261 000
2023年6月第1版第1次印刷
定价：98.00元

近代名医珍本医书重刊大系第二辑专家组

读名家经典
悟中医之道

扫描本书二维码，获取以下**正版专属资源**

本书音频 畅享听书乐趣，让阅读更高效

走近名医 学习名家医案，提升中医思维

方剂歌诀 牢记常用歌诀，领悟方剂智慧

- **读书记录册**
  记录学习心得与体会

- **读者交流群**
  与书友探讨中医话题

- **中医参考书**
  一步步精进中医技能

扫码添加智能阅读向导
帮你找到学习中医的好方法！

操作步骤指南 ① 微信扫描上方二维码，选取所需资源。
② 如需重复使用，可再次扫码或将其添加到微信"⊡收藏"。

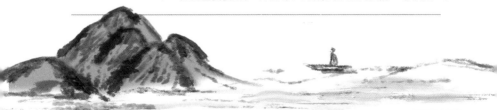

推荐文

中医药是我国劳动人民在长期防治疾病的实践中创造的独具特色的医学科学，千百年来为中华民族的繁衍昌盛做出了不可磨灭的贡献。作为新时代的中医药人，弘扬中医文化，传承国药精粹，使其更好地造福于民，是我们的神圣职责和义务。

当前，中医药自身正处在能力提升关键期，国际社会对中医药的关注度也日益提升。近年来，党和国家领导人非常重视发挥中医药在对外交流合作中的独特作用，并对新时期中医工作做出重要指示：一是全新、明确地界定了中医药学在中华文化复兴新时期的关键地位，是"打开中华文明宝库的钥匙"；二是指出了深入研究和科学总结中医药学的积极意义，即"丰富世界医学事业、推进生命科学研究"；三是揭示了中医药学在国际文化交流与合作中的重要作用，即"开启一扇了解中国文化新的窗口，为加强各国人民心灵沟通、增进传统友好搭起一座新的桥梁"。

天津科学技术出版社有限公司和北京文峰天下图书有限公司共同打造的"近代名医珍本医书重刊大系"第二辑包含 19 世纪中医名家代表作，如：《伤寒论启秘附仲景学说之分析》《集注新解叶天士温热论》《脏腑药式补正》《伤寒杂病论会通》《金匮要略释义》《研药指南》《伤寒杂病论义疏附医理探源》《金匮要略新义》《内科杂病综古》《女科综要附医案余笺》《金匮要略改正并注》《伤寒论改正并注》《香岩径》《张锡纯屡试屡效方》《张锡纯中药亲试记》《张锡纯中医论说集》《张锡纯医案讲习录》《张锡纯伤寒论讲义》《伤寒论新义》，包含了刘世桢、张山雷、黄竹斋、张锡纯等医家的代表作。

这些医家对中医发展、中医学术研究具有独特见地。时至今日，他们的学术思想和医案对临床及各类医学问题的研究仍具有重要参考和启迪作用。现将他们的经典医案和医论汇集整理重新出版，以为读者提供一份难得的了解、研究、继承中医的宝贵资料。

此系列丛书的出版，不仅具有示范意义，对全国中医药学术传承发展，也将起到积极的推动作用。且该丛书的点校与出版，并非单纯的医史研究，也非单纯的文献整理点校，而是有着很专业的实用价值，在阅读过程中，可以与这些医家的思想碰撞，产生火花。欣慰之余，愿为之推荐。

名老中医药专家学术经验继承工作指导老师

2023年1月16日

序　言

　　"近代名医珍本医书重刊大系"具有包含医家更多，选取品种更全、更具代表性，梳理更细致，点校者权威等特点。在第一辑的基础上，第二辑继续扩充19世纪中医名家代表作，共计19个品种。具体包括《伤寒论启秘附仲景学说之分析》《集注新解叶天士温热论》《脏腑药式补正》《伤寒杂病论会通》《金匮要略释义》《研药指南》《伤寒杂病论义疏附医理探源》《金匮要略新义》《内科杂病综古》《女科综要附医案余笺》《金匮要略改正并注》《伤寒论改正并注》《香岩径》《张锡纯屡试屡效方》《张锡纯中药亲试记》《张锡纯中医论说集》《张锡纯医案讲习录》《张锡纯伤寒论讲义》《伤寒论新义》，包含了刘世桢、张山雷、黄竹斋、张锡纯等医家的代表作。这次点校着重以中医传统理论结合著者学术经验予以诠解，汇辑各家注解，但不为古人注释所囿，联系所论的因、证、治疗等加以阐论和分析，凭证论治，论证用药。这套书深挖中华医藏，系统梳理19世纪中医名家代表作，可以为中医研究者提供坚实的文献研究基础，承前启后，为复兴中医药文化、提升中医药社会地位提供理论基础。也进一步贯彻了新时期中医工作重要指示精神：全新、明确地界定了中医药学在中华文化复兴新时期的关键地位，是"打开中华文明宝库的钥匙"。

"近代名医珍本医书重刊大系"是目前最系统地甄选19世纪中医名家代表作的系列丛书，特聘国医大师李佃贵指导，并邀请当今的中医名家、青年临床医师加入，进行严谨的点校重刊，旨在为研究中医药知识提供理论基础，传承发展祖国中医药文化。

全景脉学创始人

2023年2月11日

目　录

脏腑经络先后病脉证第一

问曰：上工治未病，何也？

师曰：夫治未病者，见肝之病，知肝传脾，当先实脾。四季脾王不受邪，即勿补之。中工不晓相传，见肝之病，不解实脾，惟治肝也。夫肝之病，补用酸，助用焦苦，益用甘味之药调之。酸入肝，焦苦入心，甘入脾，脾能伤肾，肾气微弱，则水不行，水不行，则心火气盛，则伤肺；肺被伤则金气不行，则肝气盛，则肝自愈。此治肝补脾之要妙也。肝虚则用此法，实则不在用之。经曰：虚虚实实，补不足，损有余，是其义也。余脏准此。

上工，良医之称，原医有上工、中工、下工、庸劣之别，能洞悉色脉皮肤，臭味顺逆，相生相克，谓之上工，较逊者为中工，下工则所知更少，若庸劣则尧舜其心，桀纣其政矣。未病，病将作也，肝心脾肺肾，谓之五脏。四季脾王不受邪，谓每季有十八日脾胃气充足也。实脾即补脾，《内经·素问阴阳应象大论》曰：木生酸，酸生肝，故酸入肝，肝之病补用酸也。又曰：火曰炎上，作苦，火生苦，苦生心，故焦苦入心。助者，令心火旺也。

又曰：土曰稼穑，作甘，土生甘，甘生脾，故甘入脾。益者，补其脾气，所以缓肝之急也。脾何以能伤肾，脾土克肾水也，心火气盛则肺金受制，故能伤肺也。肺伤则金气不能制肝木，故肝气盛。实则不在用之，谓肝病之实证不可用实脾之法也。虚者泻之，是为虚虚；实者补之，是为实实，补不足损有余，即虚当补，实当泻之义。前者如形不足者，温之以气；精不足者，补之以味。后者如胃家实，当荡涤；血结蓄水者，当攻下是。余脏，谓肝以外之心脾肺肾四脏。

此节须分三段，起首至惟治肝也，为第一段，夫肝之病至要妙也，为第二段，肝虚至末句为第三段。首段言肝病必传于脾，木克土也。上工必先实脾，脾土实不受木克，则肝病以不得传而可愈也。

然脏气之衰旺，与时令相流通。古人以四季辰（三月）戌（九月）丑（十二月）未（六月）四个月，每季土王十八日，合算奇零，以五行各旺七十二日之数，脾土当旺，则不受邪，即勿补之，而肝木亦不得肆其侮也。设过于补脾，又犯实实之戒矣。中工不识五行衰旺传克之义，见肝之病，惟治已病之肝，不知实未病之脾也。

第二段示肝病多虚，盖虚则易受邪也。肝木既虚肺金必侮其不胜，上工治此，必在肺金未侮肝木之先，有以制之。用酸以补肝之本体，用焦苦以助其子心火，使不洩肝木之气，而克制肺金。用甘以益脾土而制水，水弱则火旺，火旺则金制，金制则木不受克，而肝病自愈矣。此亢则害，承乃制，隔二隔三之治，故曰：此治肝补脾之要妙也。

第三段示肝虚则用此法，肝经之实证，则不可用此法也。中工以下，多不明虚实之理，致犯重虚重实之戒。故又引《内经》补不足泻有余，以证其义。而再曰：余脏准此，盖举一肝脏，一隅三反，余可类推也，

厥阴经病中吐蛔、烦呕、便脓血、久利等证，皆由肝虚邪乘。其主方乌梅丸，即治肝补脾之剂。君以乌梅酸平入肝补肝之本体，当归入肝养血通经，人参甘寒益脾之阴，干姜补脾中之阳，令阴阳和，俾脾健而邪不能侵。助以蜀椒、桂枝、黄连、黄柏等，焦苦补心阳，散寒水，降炎上之火以温下，是味备酸甘焦苦，性兼调补助益，故所投辄效。

夫人禀五常，因风气而生长，风气虽能生万物，亦能害万物，如水能浮舟，亦能覆舟。若五藏玄真通畅，人即安和，客气邪风，中人多死。千般疢难，不越三条：一者，经络受邪，入脏腑，为内所因也；二者，四肢九窍，血脉相传，壅塞不通，为外皮肤所中也；三者，房室、金刃、虫兽所伤，以此详之，病由都尽。

若人能养慎，不令邪风干忤经络，适中经络，未流传脏腑，即医治之；四肢才觉重滞，即导引、吐纳、针灸、膏摩，勿令九窍闭塞；更能无犯王法，禽兽灾伤；房室勿令竭乏，服食节其冷热苦酸辛甘，不遗形体有衰，病则无由入其腠理。腠者，是三焦通会元真之处，

为血气所注；理者，是皮肤脏腑之纹理也。

人禀五常，谓人生存于风热湿燥寒五气之中，与儒家之以仁义礼智信为五常者不同。空气流动以成风，故又称为风气。人无空气则窒息而死，故人因风气而生长，即万物莫不有赖于新鲜空气。惟遇暴风贼风，又能害人损物。如人之感风中风，房屋禾稼之为风所损坏，是故曰：风气能生万物，亦能害万物，正如水之能浮舟亦能覆舟也。

元真，谓人之元气，即脏真之气，腠理之根也。通畅，谓气血流通，腠理无阻也。安和，谓健康无病也。客气，谓寒热之邪。邪风，谓暴风贼风。中人，谓伤人之身体也。疢，犹病也，疢难，谓病灾也。

经指十二经言，即足太阳膀胱，手太阳小肠；足阳明胃，手阳明大肠；足少阳胆，手少阳三焦；足太阴脾，手太阴肺；足少阴肾，手少阴心；足厥阴肝，手厥阴心包络。络，谓十二经脉之外城也。邪，指风，寒，暑，湿，燥，火，六淫之气而言。

脏腑，五脏六腑也。五脏见上，六腑即胆，小肠，胃，大肠，膀胱，三焦也。脏腑在人身之内，病因邪伤脏腑，故曰：为内所因也。

两手连肘臂两足连胭胫，谓之四肢，两眼两耳两鼻孔，口，前阴，后阴，谓之九窍。五脏六腑之气分流四肢者，谓之脉，即所谓十二经脉也。表皮曰：皮，表皮内之真皮曰：肤。房室伤，谓男女房事过度，伤及肾系，因而患梦遗、滑精、淋浊、肌削、肢软、神疲、盗汗、齿痛等证也。金刃伤，谓被枪、刀、铜铁器所伤，致疼痛，流血，或致破伤风也。虫兽伤，谓被蜈蚣、蜂、蝎、壁蟢、毒蛇、虎、豹、豺、狼、狂犬等物所咬伤，若不救治或治之稍缓，则毒归脏腑殒命者是也。病由，谓病之所经道路也。养慎，谓保养身体，凡事谨慎，食饮有节，起居有常，不妄作劳，远酒色，避风雨寒暑，偶有小恙，即医治之。

即此节所谓：不令邪风干忤经络，适中经络，未流传脏腑即医治之。四肢才觉重滞，即导引吐纳针灸膏摩，勿令九窍闭塞，无犯王法禽兽灾伤，房室勿令竭乏，服食节其冷热，苦酸辛甘，不遗形体有衰是也。重滞，谓不轻舒也。导引，吐纳，皆古运气法，而今不传矣。针，谓用金属所制之针刺穴道以治病也。灸，谓用灯火、艾火灸穴道以治病也。膏，即《内经》马膏桑钩之法。摩，谓按摩，或以药末搽敷患处也。不遗形体有衰，谓毋使伤其形体也。腠，即是三焦内外之网膜，乃交通会合五脏元真之处。理，即网膜上之文理也。

此节要义，实以五脏元真三焦腠理为主，所谓千般疢难，不越三条，指出三条路径，以见百病总在腠理之中。故末句，又将腠理申明，谓但知腠理之路道，即知病之出入，治法自然不误也，欲明腠理，须知三焦为何物，考焦本作臁。

一作臁，乃人身内外之网膜，其根即肾系也，由肾系入胁，联于肠胃膀胱，其下焦油网中之夹室，是为精室血海，前连脐，后连脊，上循胸前为大膈，后连于肝，上循腔至肺系，抵心为包络，又上于咽喉，盖周身筋肉皮肤之间，所见白膜皆三焦之腠理也。脏腑肢体内外，血气交通之路，皆在乎此。因其膜有文理，故名之曰：腠理，而示腠乃交通会合五脏元真之处也。人身气血贵乎流通，如无致病之因阻其流通，则五脏元真（即腠理）必通畅而人乃安和也，若有疢难，皆腠理不通畅使然。

凡病气出入之路途有三：一者经络受邪，各循其腠理之部分而入焉，此为脏腑受邪之路径，故曰：为内所因也（此与陈无择所谓三因中之内因有异，不可相混）。二者四肢九窍，血脉相传，而竟壅塞不通，此外皮肤所中之邪，亦能由腠理而入也。三者房室伤肾系之元真，是伤腠理之根，金刃，虫兽，啮断肤膜，或毒留膜中，亦皆在腠理。以此三者详之，病之道路都尽在腠理之中矣。

次示调治腠理之法，邪初中于经络者，即当治之，不令循腠理以入脏腑，若四肢才觉重滞，即导引吐纳针灸膏摩，勿令循腠理以入九窍，并导守国法，勿犯刑章，勿为禽兽汤火所伤，则皮毛内之腠膜，不致断裂，饮食嗜味，均由肠胃化液，传入网膜以达脏腑，故宜节制以免病及腠膜。

末句复申明腠理者，盖示腠理为脏腑，病气往来之所由，已括尽全书之病机，故此节实全书之纲领。由是可知致病之因甚多，陈无择三因方，分内因、外因、不内外因三种，兹简分作内因、外因两种，如同一身热，有风，有寒，有痰，有食，有阴虚火升，有郁怒忧思，有劳伤，有虫痊之不同，此即因也。风寒痰食，均由外感而来，谓之外因，阴虚火升，郁怒忧思，劳怯虫痊，均由内伤而来，谓之内因。

同此身热，而所以致热之因，不同如是，则不得专以寒凉之药治发热矣，不仅此也，同一感风，有风寒、风热之不同。同一病湿，有湿热、寒湿之各异。痰证有寒痰、热痰之分。伤食有肉食、谷食之别。一证偶异，用药迥殊。其病因不同者，治法自异，若病有兼证，又当求兼证之因。如身热腹痛，是腹痛又为一证，而腹痛之因，复有不同，如感寒而身热，其腹亦因寒而痛，此腹痛之因与身热之因相合者也，如身热为寒，其腹痛又为伤食，此腹痛之因与身热之因不相合者也。

又病证两字，须分开看，病是病，证是证，凡证之总者谓之病，病之分者谓之证，故一病必有数证，如疟疾，是病也，而往来寒热、呕吐、恶风、口苦胁满，是证也。合之而成为疟疾，此为疟疾之本证。若疟疾而兼头痛，胀满，咳嗽，便秘，此为疟疾之兼证。若疟而又下利，此乃是兼病而非兼证，因疟是一病，痢又是一病，二病各有本证，各有兼证，须一一细心探索，何病为急，何病为缓，或宜分治，或宜兼治，慎勿草率从事。

问曰：病人有气色见于面部，愿闻其说？

师曰，鼻头色青，腹中痛，又苦冷者死。鼻头色微黑者，有水气。色黄者，胸上有寒；色白者，亡血也。色微赤，非时者，死；其目正圆者痉，不治。又色青为痛，色黑为劳，色赤为风，色黄者便难，色鲜明者，有留饮。

此示医家望色之法，按通面周身，俱有色可察，此独取之鼻与目者，盖示以简要也。

夫色为气之华，望色可以辨气之盛衰，故名曰：气色。鼻头即准头，《灵枢》所谓明堂者是也。肺、心、肝、脾之候，皆在鼻中。下极居两目之中，心之部也，心为君主，故曰：王宫。惟五脏和平而安于胸中，则其正色自致，病色不见，明堂必然清润。此节取鼻头及目者，以此。

按鼻头居面之中央，故属土而应脾。自膈下至少腹，名曰：腹中，属肝属脾。鼻头色青，显属木（青为肝木之色）来克土。故主腹中痛。苦冷者，谓周身肤冷不温，乃阳亡而阴寒内盛，故主死。鼻头色微黑者，乃脾负而肾气胜之象，盖肾色黑而主水，故可断定其人有水气也。黄者土之色，鼻头色黄，为脾病生饮，故主胸上有寒。血脱者色白，以无血荣于面，血生于中焦脾土，故亡血则鼻头色白也。

若鼻头微赤，固属非亡血者，然赤者火之色，若秋月金旺，及冬月水令见之，是为非时，彼此不相生而相克，故主死。目正圆，谓两目直视而黑珠不能转动也。痉，风强病也。凡风热之邪中于项，入深则随眼系以入于脑，故邪气拥盛，冒其正气，使其神志不慧，脏精之气，不上荣于目，故两目直视，而黑珠不能转动，自属无药可治之证，故曰：不治。

色青，谓白眼色带青也，目受血而能视，今色青为血涩滞之征，故主痛。目为五脏之精华，劳则伤肾，黑者肾之色，故色黑为劳。风从火发，火色赤，故白眼带赤为风。若目黄则为脾失健运之职，故大便难解出，留饮。水蓄聚于心下或他处，留而不去，谓之留饮。饮留于内则津血不能灌注患处，乃循目系而上注于目，故目色较无病时为鲜明。

喻嘉言谓胸上有寒之寒字，作积痰解。并谓《伤寒论》中之寒字，多半指痰。然痰是痰饮，寒是寒邪，乃六淫之一，二者判分天壤。且金匮论痰饮有专章，仲景下笔谨慎，断不至书痰为寒，喻氏之言，未免武断。又谓色青为痛，以下是指面色言，然以文句考之，色青为痛上有一又字，紧接其目正圆者痉一句，则其指目色而非指面色，已极灼然。

兹附《内经》有关望色之文，及历代诸名家之言论于后，借为学者一助。

《灵枢五色篇》曰：庭者，首面也（后人谓之天庭，天庭最高，色见于此者，上应首面之疾）。阙上者，咽喉也（阙在眉心，阙上者，眉心之上也。其位亦高，故应咽喉之病）。阙中者，肺也（阙中俗名眉心，中部之最高者，故应肺）。下极者，心也（下极者，两目之间，后人谓之山根。心居肺之下，故下极应心）。直下者，肝也（下极之下为鼻柱，后人谓之年寿，肝在心之下，故直下应肝）。肝左者，胆也（胆附于肝，故肝左应胆。言其在年寿之左右也）。下者，脾也（年寿之下，后人谓之准头，是为面王，亦曰：明堂，准头属土，居面之中央，故以应脾）。方上者，胃也（准头两旁为方上，即迎香之上鼻隧是也，后人谓之兰台廷尉。脾与胃为表里，脾居中而胃居外，故方上应胃）。

中央者，大肠也（中央者，面之中央。谓迎香之外，颧骨之下，大肠之应也）。挟大肠者，肾也（挟大肠者，颊之上也。四脏皆一，惟肾有两，四脏居腹，惟肾附脊，故四脏次于中央，而肾应于两颊）。当肾者，脐也（肾与脐对，故当肾之下应脐）。面王以上者，小肠也（面王，鼻准也。小肠为腑，应挟两侧，故面王之上，两颧之内，小肠之应也）。面王以下者，膀胱、子处也（面王以下者，人中也，是为膀胱、子处之应。子处，子宫也，以上皆五脏六腑之应也）。

颧者，肩也（此下均是肢节之应，颧为骨之本，而居中部之上，故以应肩）。颧后者，臂也（臂接乎肩，故颧后以应臂）。臂下者，手也（手接乎臂也）。目内眦上者，膺乳也（目内眦上者，阙下两旁也，胸两旁高处为膺，膺乳者，应胸前也）。挟绳而上者，背也（颊之外曰绳，身之后为背，故背应于挟绳之上）。循牙车以上者，股也（牙车，牙床也，牙车以下主下部，故以应股）。

中央者，膝也（中央，两牙车之中央）。膝以下者，胫也。当胫以下者，足也（胫接于膝，足接于胫，以次而下）。巨分者，股里也（巨分，在口旁大纹处；股里，在股之内侧）。巨屈者，膝膑也（以屈，夹下曲骨也；膝膑，膝盖骨也。此盖统指膝部而言）。此五脏六腑肢节之部也，能别左右，是谓大道。男女异位，故曰阴阳（阳从左，阴从右，左右者，阴阳之道路也，男子左为逆，右为从；女子右为逆，左为从，故曰阴阳异位）。

察人之病，先留心望其面部脏腑之所，如心部见黄，肝部见赤，肺部见黑，肾部见青，乃是子气袭于母部，名之曰：乘袭。如心部见黑，肝部见白，肺部见赤，肾部见黄，此是贼邪来克也。青黑之色为痛，黄赤之色为热，白色为寒，五色各有所主病也。

五色配五脏，青为肝，赤为心，白为肺，黄为脾，黑为肾。肝合筋，心合脉，肺合皮，脾合肉，肾合骨。色见青如草兹者死，青如翠羽者生；赤如衃血者死，赤如鸡冠者生；白如枯骨者死，白如豕膏者生；黄如枳实者死，黄如蟹腹者生；黑如炭者死，黑如乌羽者生；赤欲如帛裹朱，不欲如赭；白欲如鹅羽，不欲如盐；青欲如苍璧之泽，不欲如蓝；黄欲如罗里雄黄，不欲如黄土；黑欲如重漆色，不欲如地苍。

凡面黄目青，面黄目赤，面黄目白，面黄目黑，皆不死。面青目赤，面赤目白，面青目黑，面黑目白，面赤目青，皆主死。色周于面者，宜辨其有神无神；色分于部者，当审其相生相克。暗淡者，病从内生；紫浊者，邪自外受。郁多憔悴，病久瘦黄，山根明亮，为欲愈，环口黧黑，为肾气绝也。

面目之外，尚有舌色，亦宜细察，爰简述之于下：

舌之本身，曰：舌。舌上之垢浊，曰：苔。舌与苔须分别看，苔有黄白灰黑，舌有紫绛深淡干润晦明，细辨舌质、舌苔，即能审病之在表、在里，在气、在血，属虚、属实，是寒、是热，是风、是湿，是燥、是火，是痰、是瘀。再体察脉象证候，则察病既详，庶免误诊矣！

舌本无华，是心脾伤也；舌苔垢腻，是胃浊生也。

若舌光滑如镜，则胃无生气，如不毛之地，其土已枯。邪热入营，舌色必绛，邪入胃化热，苔必黄。风为无形之气感，湿为有形之浊邪，故表为风伤者，苔必不厚；脾胃为湿热壅遏者，苔必厚腻。风寒则薄白，风热则薄黄，脾湿则白腻，胃浊则厚黄。

冬季温病，苔多薄白，夏季湿热主令，中气实，病在阳明，苔多厚黄；中气虚，病在太阴，苔多白腻；至通常外感风寒，苔多薄白而滑，舌质如常，发热恶寒，头痛咳嗽而脉必浮也。若苔薄白而滑，舌质红赤，发热恶寒，咳嗽，口干，夜不得眠，是内热外寒也。若薄白而干者，肺津伤也；薄黄而滑者，风热津犹未伤，若薄黄而干，是胃津已伤；白润为寒湿，非大温不去。口腻则湿渐化热，若口苦而渴，则湿已化热。

苔白腻者，脾阳为湿邪所困，若舌本无色，苔白滑亮，面色苍白，浊沫多，此中虚正不化浊；若苔白滑亮，舌质色红，浊沫多，心中烦，难寐，溲黄，大便难，此肺失清肃，肝热内扰也；苔白中心黄厚而干，呕恶便坚，此胃弱浊逆火升；苔厚垢浊如酱，口腻似干，乃浊热为冷饮所遏，膈有停水；苔白不渴，多挟痰湿，胸前拒按者，必先开泄，若舌本不赤，苔色灰白，或黄白相兼，外证不渴，此乃阳气不化，阴邪壅滞，慎不可乱投苦寒滑泄以伤阳。

苔黄或浊，须要有地之黄，其苔黏而砌，不甚光滑。若光滑者，此乃竭光，系无形湿热，中有虚象，舌苔如沉香色或灰黄色或中有断纹，皆当下之。舌上苔滑者，不可攻之，至黑苔有虚、实、寒、热之不同，虚则神清而倦怠，实则神昏而言壮，喜饮者为热，不喜饮者为寒。舌上黑燥而中心苔厚者，乃胃浊邪热干结；舌上黑燥而苔微薄者，乃津枯火炽；舌根黑燥者，乃热在下焦；舌尖黑燥者，乃心火自焚。

苔黑薄而滑润，舌本不赤者，此阳虚寒证；苔黑如淡墨水，肢冷脉微者，无论润燥，总属虚证，有黑胎生刺，望之虽燥，但其边或有白苔，其舌本淡而润者，均属假热；苔黑而润四边灰紫者，虚寒舌也。有凝黑而枯，上如鳞甲者，大虚大寒舌也；苔黑薄而欠润，舌本鲜赤者，此阴分不足，木火内燔。更有因曾食酸甜咸物，染苔成黑者，必润而不燥，且刮之即退，凡视病人舌苔燥润，禁饮汤水，饮后则难辨矣。淡舌白苔亦有热证，黄厚满苔，间或为寒，舌绛无津，有属于痰，当以脉证便溺参勘。又白苔食橄榄即黑，食枇杷即黄，灯下看黄苔，每成白色，均宜谛察。

舌现人字纹，苔黑而枯，多因误投寒凉；舌苔白滑，宛如刀划，亦系误服凉药。但舌色红而有裂纹如人字形者，乃热毒上炎，宜酌用凉膈散。黑苔之外，又有蓝苔，舌本色淡而苔微蓝或现蓝纹者，是心脾气竭之虚证；若满舌纯蓝者，乃病久先伤心脾，继伤肺肾，木色尽行外露，不可救药。

热邪传营，舌色必绛，初传时气分之邪未尽，多中兼黄白之苔，若舌纯绛，则气分之邪已尽，绛而不泽，营为热烁，绛而润泽，胸有痰浊，宜于清营中参入开泄，舌纯绛而中心干者，乃胃津受灼，心胃火燔；舌绛而光亮，胃阴亡也。若见肢冷脉伏，是胃阳亦亡，难于挽回。

舌痿色绛者，肾阴涸也；舌绛而有碎点白黄者，乃营热化毒，当生疳也；舌绛而有大红点，或舌上出血如溅，乃热毒乘心；独舌尖绛干者，此心火上炎；舌绛望之若干，扪之有津，此津亏湿热熏蒸，将成浊痰蒙蔽心包也；舌心干苔黄或白，四边色红，烦热渴饮者，此乃上焦气热烁津，宜凉膈散。苔白底绛，湿遏热伏，当先泄湿透热。若苔白如粉而滑，舌四边色紫绛者，温疫病初入膜原，未归胃腑，急急透解。

温热病，舌绛而白苔满布，或中心有一块白苔不退，皆宜清肃化痰。舌本色紫，关系血滞变色，舌全紫而干，色如煮熟者，此热邪传厥阴，用黄连阿胶救之。若舌紫短而团圞，脘中满此食滞中宫，挟热陷入厥阴，黄芩汤去大枣加莱菔海蜇救之。舌紫而中心干黄，此多酒家蕴毒，外伤于寒，若紫而干晦者，乃肾肝色泛，精血已枯。若舌紫苔微而轻滑，脉微肢厥面黑或加下利者，此寒邪中在厥阴、少阴。舌边布裂紫黑块者，此瘀血积在脾经。舌生芒刺，苔多焦黄，喜饮食，是上焦热极，其芒刺用青布蘸薄荷水揩之即去者轻，旋生者重。

若表邪挟食而生芒刺者，其苔必不老黄，舌上必不干燥，当解表消食，若以寒凉郁抑，则必变证。有满舌红刺，苔色老黄，渴喜热饮，寒热夜甚，便秘，此暑湿为油腻食滞阻遏，宜疏清导滞。有舌苔黄或白，两边生小赤瘰，或生尖红刺而热痛，身热夜甚者，卫邪有入营之渐，宜气营两解。舌上白苔粘腻吐出浊厚涎沫，其口必甘，此乃湿热气聚，与谷气相搏，土气有余也，宜芳香化浊。

有苔舌如常，频吐稀粘白沫者，脾虚不能为胃摄液也，若舌上苔如碱者，胃中宿滞挟浊秽郁伏，当急急开泄。苔白微薄而舌淡红无色，心脾两虚也，干而舌色不荣者，胃津伤而气无化液也，皆当培养气液。有舌淡红无华，苔微滑亮者，痢后疹后最多，病邪虽去，正伤难复也。有吐泻后，脾胃之阳受伤，湿浊之邪再聚，舌虽淡红无华，苔则腻浊，宜化浊和中。

病久正虚，舌剥中段如脱者，肝肾伤也。舌中心脱液，四边苔厚者，肺胃之液虽亏，膈上有痰饮也。初病舌上津液即干者，其原因甚多，治法不一。有因阳为风遏，胃津不升，致身热恶寒，头痛脉浮者，宜解表升津。若脘闷脉滑，系痰浊阻中，宜疏化之。如舌红目赤，烦热而渴，系里有伏邪，宜凉泄里热。舌卷囊缩，病在厥阴，如苔白舌淡足冷脉微，此寒邪袭入厥阴。如苔焦舌红脉数实大便秘或热狂者，此阳明之热，陷入厥阴。

　　舌本短缩，舌名：团圞。其舌色无神，形貌枯瘁者，为脾肾气败。舌色有神，形貌不枯瘁者，为痰阻舌根。舌本细长，舌色干红者，舌名：枯细。此心脾气阴告竭。舌红柔软而不能动掉者，名曰：痿舌。乃少阴真脏受伤。舌色鲜红颤掉不安者，名曰：战舌。由于劫汗亡阳，心脾气络失宁，故蠕蠕眴动也。舌色鲜红，频频外出而舔鼻尖者，名曰：弄舌。此热邪陷心，至笃之兆。舌红胀大，长出口外，名曰：舌胀。此痰热上壅，心脾气络失宣，宜用小陷胸汤，一面针令血出，再用冰片人中白掺之。但食木瓜中毒亦能令舌胀满口，须饮甘草荸荠汁解之。舌本板硬失音，此灵机失运，不拘何色，总属恶疾。

　　凡舌本不赤不燥，虽有烦热口干，未可误认为伤津也。凡舌淡为虚，舌红为热，然虚有先虚而后病，有先病而后虚，热有从表之里，有从里之表，均不能混同施治。表证初起，苔多舌白，舌白多属寒，寒邪化热，则白苔渐转为黄，热愈甚则黄亦愈甚，热退则黄苔又渐转为白。黄白二苔，其舌本不绛者，病在气分也。黄白苔去而舌绛者，胃无浊结，邪已离卫入营矣。再舌苔欲局限于舌中，不欲散满于边尖，盖舌中属胃，是心脾气充，正胜邪也。舌尖属心，是心脾气负，邪胜正也。

至舌苔之退，则欲其渐退而不欲其骤退，骤退忽见大红舌者，君火毕露也，不久即化灰紫，脉微肢冷者不治，脉和肢温者间有可生。平人清晨胃浊未降，故舌苔稍厚，迨浊降清升，则苔薄明润矣，又因气秉不同，有平素厚苔者，有微苔者，有中心生黑块者，有中心无苔如脱液者，皆与病证无涉也。

师曰：病人语声寂寂然，喜惊呼者，骨节间病；语声喑喑然不彻者，心膈间病；语声啾啾然细而长者，头中病。

寂寂然，谓静谧无声也。喜惊呼，谓触事易惊，时时呼喊。骨节，指全身骨头关节。喑音荫，喑喑然，声不扬貌。不彻，谓不能透彻。啾音遒，啾啾，虫鸟鸣声。啾啾然，声细长貌。

医家闻法之大要，其义有二，一曰：闻声，谓听病人之声音也；一曰：闻气，谓嗅病人排泄物与分泌物之气味也。陆士谔氏闻声要诀，闻气要诀颇精简，摘录之于后，以为学者一助。

一，闻声要诀。诊脉之时，病者时时呻吟者，病必盛也。言迟者，风也，声如从室中言者，中气有湿也。气不相续，言未终止而复言者，此夺气也，《伤寒论》所谓郑声，即是指此。衣被不敛，言语骂詈，不避亲疏者，神明之乱也。自言见鬼者，邪入厥阴也。谵妄而人事不知者，热入心包也。出言懒怯，先轻后重者，内伤中气也。出言壮厉，先重后轻者，外感邪盛也。

攒眉呻吟者，舌头痛也。呻吟而不能行起者，腰足痛也。叫喊而以手按心者，中脘痛也。呻吟而不能转身者，腰痛也。摇头而呻，以手扪腮者，唇齿痛也。行迟而呻者，腰脚痛也。诊脉之时，病者时时吁气者，郁结也。纽而呻者，腹痛也。形羸声哑，痨瘵之不治者，咽中有肺花疮也。暴哑者，风痰伏火，或暴怒叫喊所致也。久病而声嘶血败者，不治之证也。坐而气促者，痰火为哮也。久病气促者，危险之候也。中年之人，声浊者，痰火也。

诊脉之时，病者独言独语，首尾不应者，思虑伤神也。气促喘息，不足以息者，虚甚也。平人无寒热，短气不足以息者，实也。新病闻呃，非火逆，即寒逆也。久病闻呃，胃气欲绝也。大抵气衰言微者为虚，气盛言厉者为实，语言首尾不相顾者为神昏，狂言怒骂者为湿热，痰声漉漉者死，声音清亮，不异于平时为吉，反者为凶。

二，闻（含嗅字义）气要诀。四诊之闻，不专主于听声也，凡病证必有秽浊之气，可以闻而知之，问答可辨其口气，有痰须辨其臭味，痈疡脓血，审气即知其重轻，余如齁息肠鸣矢气之类，皆当以耳闻以鼻察者。

师曰：息摇肩者，心中坚；息引胸中上气者，咳；

息张口短气者，肺痿唾沫。

此示闻声当辨息。息，呼吸也。息摇肩，谓气急息数致两肩摇动也。心中坚，谓胸以上有实邪也，此即所谓喘急（指喘之实证）。胸中上气，谓肺气多上而少下，逆而不收也。声咳之谓咳，喉中淫淫如痒，习习如梗，声咳冲喉而出，此咳之外状也。气急而短促，名曰：短气。其外状呼吸频数不能相续，似喘而不摇肩，似呻吟而无疼痛，热在上焦咳而成肺痿吐沫，气管为痰沫所阻遏，致呼吸不利而短气。

《难经·四难》曰：呼出心与肺，吸入肾与肝，此节所谓息虽兼呼吸而言，然所示皆心肺病，而下节又专言吸，足征此节偏重在呼。其不言呼而言息者，盖出气虽大，中无小还，不能大呼，故不得但言呼，爰揭出摇肩，息引，张口六字以示其病之在呼也。

师曰：吸而微数，其病在中焦，实也，当下之则愈，虚者不治。在上焦者，其吸促；在下焦者，其吸远，此皆难治。呼吸动摇振振者，不治。

此示闻病人之吸，而知病之虚实及其在上、在中、在下。吸而微数，谓吸入气时轻微且急也。中焦实也，胃实也。因胃实则气不得降，致吸而微数，故下之则气降而病愈。如燥屎证之宜投承气，结胸证之主以陷胸，按之心下满痛之用大柴胡是也。

虚是指中焦虚。中焦虚者，内无阻塞，气本得降，今吸而微数，知其气不返舍，疾不可为矣，故曰不治。在上焦者其吸促，谓病在胸肺者。如其吸气短促，乃肺阴大虚，故求愈殊难。在下焦者其吸远，谓病在肝肾者，如其吸气较慢，乃元阳已衰，真气被夺，故亦难治。

呼吸动摇振振，谓呼吸时周身动摇振振不能自持也。如有此现象，是营卫往返之气已索，形气不能相保，故无论其病之在上、在中、在下，或属虚、属实，皆不必治矣。

师曰：寸口脉动者，因其王时而动，假令肝王色当青，四时各随其色。肝色青而反色白，非其时色脉，皆当病。

两手寸关尺统名寸口。动谓脉跳动，非指关中如豆摇动之动脉也。两动字同义。王时，谓肝王于春，心王于夏，肺王于秋，肾王于冬，脾则寄王于四季也。因其王时而动，谓春脉弦，夏脉钩，秋脉毛，冬脉石也。肝木色青，心火色赤，肺金色白，肾水色黑，故肝王色当青，心王色当赤，肺王色当白，肾王色当黑也。

四时各随其色，谓春令面色青如翠羽，其脉微弦而和缓；夏令面色赤如鸡冠，其脉微钩而和缓；秋令面色白如豕膏，其脉微毛而和缓；冬令面色黑如乌羽，其脉微石而和缓。四季脾王曰：面色黄如蟹腹，是脉色应时，主无病。

若肝色青而反色白，脉当弦而反浮涩，是金克木；心色赤而反色黑，脉当钩而反如石；肺色白而反色赤，脉当毛而反浮大；肾色黑而反色黄，脉当石而反缓软无力；脾色黄而反色青，脉当缓而反弦；是为非其时色脉，皆主病也。简言之，凡色反时，色反脉，脉反色，脉反时，则必病也。推之证与脉相合者顺，相生者吉，相反者则难治矣。

问曰：有未至而至，有至而不至，有至而不去，有至而太过，何谓也？

师曰：冬至之后，甲子夜半少阳起，少阳之时，阳始生，天得温和。以未得甲子，天因温和，此为未至而至也；以得甲子，而天未温和，此为至而不至也；以得甲子而天大寒不解，此为至而不去也；以得甲子而天温如盛夏五、六月时，此为至而太过也。

上之至谓时令至，下之至谓气候至，时令则有一定，气候则或有变化也。冬至，乃二十四节气之一。冬至之后甲子，谓冬至后六十日也。古历以十一月甲子朔夜半冬至为历元，依此推算，则冬至后六十日，当复得甲子。而气盈朔虚，每岁递迁，于是至日不必皆值甲子。当以冬至后六十日，花甲一周正为雨水之候为正。

盖雨水者，冰雪解散而为雨水，乃天气温和之始也，故为少阳之时。此时阳气尚微，万物始生，故曰阳始生。天得温和，所谓气候合乎时令，乃天气之常也，因冬至日甲子夜半为起算之时，故其时为少阳起也。若未得甲子即未届雨水节，而天气已温和，则为时令未至而气候已至也。若已得甲子，即已交雨水节，而天气犹未温和，为时令已届而气候不至也。若已得甲子，即已交雨水节，而天仍大寒不解，为时令已届而严寒之气候当去而不去也。若已得甲子，即已交雨水节，而天热如盛夏五、六月时，则为时令至而气候太过也。

此节论时令与气候正常时则疾病少，若未得甲子而天气已温和，或已得甲子而天大寒不解或如盛夏五、六月时，则人疾病必多，而医者治病，应随时制宜，所谓必先岁气无伐天和是也。

读此节须兼明三阳三阴之王时日大要，《难经·七难》曰：冬至之后得甲子少阳王，复得甲子阳明王，复得甲子太阳王，复得甲子太阴王，复得甲子少阴王，复得甲子厥阴王，王各六十日，六六三百六十日以成一岁，此三阳三阴之王时日大要也。冬至后得甲子少阳王一句之解释，已言之矣，复得甲子，则阳已盛，故应阳明，再得则阳极盛，应乎太阳，极则阴生，故复得则应太阴，复得则阴已盛而应少阴，复得则阴极盛而应厥阴也。

师曰：病人脉浮者在前，其病在表；浮者在后，其病在里，腰痛背强不能行，必短气而极也。

脉举之有余，按之不足。轻手一诊，形象彰彰曰浮，主表邪。足太阳膀胱主一身之表，故脉浮为太阳表证。前，谓两手关脉以前，即从关至寸也。关以前者，阳之动也，故关前脉浮，自系太阳表证。后，谓两手关脉以后，即从关至尺也。浮在关后，则主太阳之里。所谓太阴之里，即少阴肾也（肾与膀胱为表里）。

腰者，肾之府，肾主骨，足少阴肾脉贯脊，故主腰痛背强，足痿不能行。短气者，气急而短促也，其外状呼吸频数，不能相续，似喘而不摇肩，似呻吟而不疼痛，短气有因气为水阻者，如茯苓杏仁甘草汤证，苓桂术甘汤证，十枣汤证之短气。若此节之短气，则为肾之元气虚，致呼吸短促而臻危笃，故曰：极。

问曰：厥阳独行，何谓也？

师曰：此为有阳无阴，故称厥阳。

此示人身阴阳之宜调和，盖阴平阳秘，精神乃治，阴阳离决，精气乃绝。厥，犹逆也，阴虚阳亢，逆而不顺，故谓之厥阳独行。有阳无阴也，如阴虚火炎面赤咽痛，产后血虚阳越汗淋，高年亢阳等证皆是。

问曰：寸脉沉大而滑，沉则为实，滑则为气。实气相搏，血气入脏即死，入腑即愈，此为卒厥，何谓也？

师曰：唇口青，色冷，为入脏即死。如身和汗自出为入腑即愈。

寸脉指两手脉之寸部言。左寸候心主血，右寸候肺主气。与寸口之赅，寸关尺者范围广狭不同，脉重手寻按始感于指，曰：沉。脉形阔大，曰：大。数而流利滑溜如珠，曰：滑。脉沉属脏属阴血，大者细小之反，沉大属实，故主血实而曰：沉则为实。滑则主痰气食气，故曰：滑则为气。脉沉大而滑，故曰：实气相搏。心肺乃主血气之脏，脉沉大而滑主血及邪气皆实，且脉沉属脏寒，血气并寒邪入藏，五脏者藏而不泻，血气寒邪入则难出，致脏真之精气不行，升降出入之道皆绝。故唇口青周身肤冷而死，因其来也暴，包括手足逆冷之厥证在内，故名之曰卒厥。

与《内经》之大厥，《伤寒论》之脏厥不同。盖大厥乃血气并走于上，上者，膻中以上也。脏厥乃少阴阴寒，脉微，至七、八日肤冷躁无暂安时也。尤在泾谓此节之卒厥即《内经》之大厥，疏矣！至薄厥、煎厥、蛔厥则更异于卒厥，可一望而知。若六腑者，多传而不藏，故血气寒邪如入六腑，虽亦手足逆冷，然俟气还血行，则身和汗出而愈。

问曰：脉脱，入脏即死，入腑即愈，何谓也？

师曰：非为一病，百病皆然，譬如浸淫疮，从口起流向四肢者可治，从四肢流来入口者不可治，病在外者可治，入里者即死。

脉脱，谓脉微细欲绝。显属虚证，与上节脉沉大而滑之实证相对。入腑则病转轻，因腑不藏邪，故可愈。

如病邪已入脏，邪留不能去，至脉脱则真脏之气将绝，故死。此则百病皆然，非仅卒厥如是也。浸淫疮，即棉花疮，杨梅疮之类。四肢是人之外部，口是入内脏之道路。从口流向四肢，其毒气由内走外，故可治；从四肢流来入口者，是毒气由外渐归内脏，故不可治。从而可知凡病在外者易治，入里者即不死亦危。

注家对脉脱二字解释不一致。陈修园作脱换解，不知汉以前解脱字无此义。唐容川训脉脱为细微散涣，夫脉已散涣是真气已漓，即无病亦死，焉有入腑可愈之理乎！喻嘉言氏谓脱宜训为去，脉乃经脉，为脏腑之隧道如被寒气所逼，故经气脱去其脉。不知此节所谓脉，当指寸关尺三部之脉言，非指十二经脉也。又有谓脉脱是言脉缓和，考脱字固可训作舒缓，惟在医籍中则多指虚脱、脱形、脱肉、毛脱等而言，如脉缓和则直曰脉缓，脉柔和，必不书为脉脱也。

从而以上各家所训脉脱之意义，均嫌未当，吾从本经、《伤寒论》《千金方》《脉经》诸书研究之，脉脱盖指脉微（或细）欲绝也。

问曰：阳病十八何谓也？

师曰：头痛，项腰脊臂脚掣痛。阴病十八何谓也？

师曰：咳，上气，喘，哕，咽痛，肠鸣，胀满，心痛，拘急。五脏病各有十八，合为九十病，人又有六微，微有十八病，合为一百零八病。五劳，七伤，六极，妇人三十六病不在其中。

清邪居上，浊邪居下，大邪中表，小邪中里，馨饪之邪，从口入者，宿食也。五邪中人，各有法度，风中于前，寒中于暮，湿伤于下，雾伤于上，风令脉浮，寒令脉急，雾伤皮腠，湿流关节，食伤脾胃，极寒伤筋，极热伤络。

阳病，谓太阳病、阳明病、少阳病。项，后颈。脊，背脊骨。掣，筋牵引也。足太阳之脉上额交颠，下脑后，挟脊，抵腰，下至踝，终足小指。手太阳之脉起手小指之端，循手外，上肘绕肩，足阳明之脉循额颅，由髀关下膝膑循胫足跗中指。手阳明之脉起手大指、次指之间，循臂肘，支从缺盆上入颈。足少阳之脉上抵头角，下耳后，循颈，下合髀厌髀阳出膝外帘，至足入小指之间。手少阳之脉起手小脂、次指之端，循腕出臂贯肘，故三阳经皆有头痛项腰脊臂脚掣痛之证。

额颠脑后连项痛者，为太阳头痛。但头额痛者，为阳明头痛。两头角痛，为少阳头痛。因三阳经均有头痛、项痛、腰痛、脊痛、臂痛、脚掣痛六证，三六为十八，故阳病有十八证也。

阴病，谓太阴病、少阴病、厥阴病。上气，肺气上逆而为咳嗽。肺痈、肺痿，面浮肩息，咽喉不利，肺胀等证。喘之外状，冲冲而气急，喝喝而息数，张口抬肩，摇身滚肚也。哕音月，呃逆也，胃气上逆，吃吃然有声也。咽头作痛曰：咽痛，足太阴脾脉上挟咽，足少阴肾及足厥阴肝之脉均循喉咙。肠鸣，腹中作响也。胀满属太阴脾土，腹中横充曰：胀。直溢曰：满。心口作痛曰：心痛。拘急，谓筋挛缩急，乃肝血枯槁，咳喘上气，皆关于肺。

哕为脾胃之疾，以上咳、上气、喘、哕、咽痛、肠鸣、胀满、心痛、拘急九证，皆有实证，有虚证，合为十八病。

脏腑受风、寒、暑、湿、燥、火六淫之邪而为病，有在气分者，有在血分者，有兼及气血者，六而三之，亦为十八。故曰：五脏病各有十八，合为九十病。六微，谓风、寒、暑、湿、燥、火之邪入于六腑，腑病较脏病为轻，故曰：六微。亦有气分、血分兼及气血三者，三六十八，六个十八，合为一百零八病。

五劳，谓五脏之劳，即肺劳、心劳、肝劳、脾劳、肾劳。陈修园以久视伤血，久卧伤气，久坐伤肉，久立伤骨，久行伤筋为五劳。《千金方》石苇丸方后载高阳负对黄帝语，以志劳、思劳、心劳、忧劳、疲劳为五劳。同书肾脏门补肾论则又以想易思。《巢氏病源》，五劳同高阳负。

愚意陈氏所谓，乃本经血痹虚劳病脉证并治章大黄䗪虫丸证节之劳伤。高、孙、巢三氏所谓之忧劳，盖即同节之忧伤。疲劳，即同节之劳伤。此所谓五劳，当系指五脏之劳而言。七伤，则大黄䗪虫丸证已有明示，即食伤、忧伤、饮伤、房室伤、饥伤、劳伤、经络荣卫气伤。

陈氏以七伤为大饱伤脾，大怒气逆伤肝，强力举重坐湿地伤肾，形寒饮冷伤肺，忧愁思虑伤心，风雨寒暑伤形，大怒恐惧不节伤志。《千金方》肾脏门补肾论以肝伤善梦，心伤善忘，脾伤善饮，肺伤善痿，肾伤善唾，骨伤善饥，脉伤善嗽为七伤。又以远思强虑伤人，忧恚悲哀伤人，喜乐过度伤人，忿怒不解伤人，汲汲所愿伤人，憾憾所患伤人，寒暄失节伤人。

而高阳负则以阴衰，精清，精少，阴消，囊下湿，腰胁苦痛。及膝厥痛不欲行，骨蒸，远视，泪出，口干，腹中鸣，时有热，小便淋沥，茎中痛或精自出为七伤。《巢氏病源》又以阴寒，阴萎，阴急，精连连，精少，阴下湿，精清，小便苦数，临事不举为七伤。愚意以为高、巢之说，泰半可包括于房室伤之内。孙说不外指忧伤、饮伤、饥伤、经络伤而言，陈说亦可以食伤、劳伤、忧伤、荣卫气伤赅之。

六极者：气极、血极、筋极、骨极、肌极、精极也（极谓极虚）。妇人三十六病，谓十二瘕。九痛。七害。五伤。三因。

十二瘕者：谓所下之物，一如青泥。二如青血。三如紫汁。四如赤皮。五如脓痂。六如豆汁。七如葵羹。

八如凝血。九如清血似水。十如米汁。十一如月浣。十二如经度不应期也。

九痛者：一阴中伤痛。二阴中淋沥痛。三小便即痛。四寒冷痛。五月水来腹痛。六气满注痛。七汗出阴如虫啮痛。八胁下痛。九腰胯痛。

七害者：一害食。二害气。三害冷。四害劳。五害房。六害娠。七害睡。

五伤者：一乳痛。二中寒热痛。三小肠急牢痛。四脏不仁。五子门不正。

三因者：一月水闭塞不通。二绝产乳。三羸瘦不生肌肉（妇人三十六病名称，系据《千金方》所载）。

清邪乃无形之燥热，如温暑之证，必首先犯肺，治宜用轻清，而不宜攻下温燥补腻，故曰：清邪中上。浊邪乃有形之湿秽，如湿温、寒湿等证，气之重浊，下凝者为地，湿为地气，故曰：浊邪居下而多腿酸脚软之证，治宜芳香逐秽驱湿。

大邪即风寒暑湿之邪，中表，谓先犯肤表也。小邪，谓房劳，饮食不谨或情志不怡等而得之病是。多为里证而无表证，故曰：小邪中里。縠，读如馨。縠饪之邪，过食馨香可口之物而致停食为患，故曰：从口入者宿食也。

五邪，指风、寒、热、湿、雾言，各有法度，谓五邪中人之时，所伤之部位，及所呈之脉各有一定。风为阳邪，故中于午前；寒为阴邪，故中于黄昏薄暮之时；湿为地气重浊之邪，故伤于下，而有腿酸足软痹不仁之证。雾为天气轻清之邪，故伤于上，而有头闷咳嗽等证。风为阳邪，故脉必浮缓（浮为主表，属腑属阳，轻手一诊，形象彰彰）。寒为阴邪，寒邪外束，则脉亦紧急（绷急如转索之状故曰：急，即紧脉也）。

雾邪轻清，故只能伤皮肤腠理，湿邪重浊，故流于各肢节，关节，即四肢各骨节也。胃主纳食，脾主运化，故宿食则伤脾胃。经指十二经脉，络即十二经之外城，故络亦有十二。此外尚有胃之大络，脾之大络及奇经之大络。

太阳膀胱经为寒水之化，主一身之表，而统营卫，极寒之时，寒邪易袭，先犯肤表，以太阳经为受病之始，渐次传入其他各经，故曰：极寒伤经，极热之时，暑热之邪易犯肺胃而不传经，故多伤络，况热甚汗出令络伤，故曰：极热伤络。伤寒之方，经药居多，如麻黄、细辛、柴胡、附子，皆经药也。温热之方，络药居多，如薄荷、荆芥、青蒿、桑叶，皆络药也，观此节可知其意义之所在矣。

病在络者，非经药所能奏效，病在经者，非络药所能见功，推之为寒为热，为风为湿，在表在里，在腑在脏，无不然矣。

头项强痛恶寒脉浮，此太阳经病也。若止头痛恶寒脉浮而项不强腰不痛者，此病在太阳之络。盖太阳经脉上连风府，挟脊抵腰，病在经者，头项必痛腰脊必强也。目疼鼻干不得卧，身热，汗出，不恶寒反恶热，脉尺寸俱长者，此阳明经病也，若止身热汗出不恶寒，而无目疼鼻干诸证，此病在阳明之络，不在阳明之经，以阳明经脉挟鼻络于目也。口苦、舌干、目眩、胸胁痛而耳聋，脉尺寸俱弦，寒热往来，此少阳经病也。若止口苦、舌干、目眩、寒热往来、脉弦而胁不痛耳不聋者，此病在少阳之络，不在少阳之经，以少阳经脉循胁络于耳也。

腹满，嗌干而吐，食不下，自利益甚。时腹自痛，尺寸俱沉细者，此太阴经病也，若无腹满嗌干之证，是病在太阴之络，以太阴经脉布胃中（指腹中），络于嗌也，口燥舌干而渴，欲吐不吐，心烦，但欲寐，脉微细者，此少阴经病也，若无口燥舌干而渴之证，是病在少阴之络，以少阴经脉贯肾络于肺系舌本也。消渴，气上撞心，心中疼热，饥而不欲食，食则吐蛔、烦满、囊缩、下之利不止，此厥阴经病也。若无烦满、囊缩之证，是病在厥阴之络，以厥阴经脉循阴器络于肝也。

问曰：病有急当救里、救表者，何谓也？

师曰：病，医下之，续得下利清谷不止，身体疼痛者，急当救里，后，身疼痛，清便自调者，急当救表也。

下之，谓投攻下剂也。续得，谓又得也。下利清谷不止，谓虚寒洞泻清水完谷不化而不止也。后，谓救里之后。急，首先需要之义。清便自调，谓大小便已如恒也。

病有急当救里救表一句，谓病兼有表里证而里证较重者，应先救里。救里之后表证未罢再救其表也。例如某病经医误下伤其脾胃，又得下利清谷不止之里证，及身体疼痛之表证，则当先以四逆汤救其里，救里后，清便自调。如仅身体疼痛之一表证，再用桂枝汤法救其表，则病必痊矣。

按尚有宜先解表而后始能治理者，如太阳病不解，热结膀胱，其人如狂，血自下，其表不解者，尚未可攻，当先以桂枝汤解表，表解已，但少腹急结者，乃可用桃仁承气汤攻之。又伤寒大下后，复发汗，心下痞恶寒者，当先以桂枝汤解表，表解乃可用大黄黄连泻心汤攻其痞。总之凡病之兼有表里证者，医者必须权其轻重缓急而分其先后，当先救里者，应先救里，当先治表者，应先治表也。

夫病痼疾，加以卒病，当先治其卒病，后乃治其痼疾也。

痼音顾，痼疾，久病之不易治者。卒，仓没切，卒病，暴病也。上节言病有表里之不同，治者宜权急缓而分其先后，此节示病有新旧之不同，治者宜审察难易而分其先后。夫卒者易攻，痼者难拔，有痼疾而又加卒病，自宜先去其易攻之卒病，以减病人之痛苦，若先治难拔之痼疾，则痼疾未愈，而卒病已深，不死何俟。但治卒病时关于痼疾禁用之药，及其人之体质，仍应加以斟酌。例如久淋不愈，又加卒病当汗，则仍应守淋家不可发汗之戒是也。

问曰：五脏病，各有所得者愈，五脏病，各有所恶，各随其所不喜者病，病者素不喜食，而反暴思之，必发热也。

五脏病谓心肝脾肺肾五脏中之一脏以上有病也。得，合也。各有所得，谓各有所合，如肝病苦急者，得甘缓之剂则病愈。肝病欲散者，得辛散之剂则愈。心病苦缓者，得酸收之剂则愈。心病欲软者，得咸软之剂则愈。脾病苦湿者，得苦燥之剂则愈。脾病欲缓者，得甘缓之剂则愈。肺病苦气上逆得苦降之剂则愈。肺病欲收者，得酸收之剂则愈。肾病苦燥者，得辛润之剂则愈。肾病欲坚者，得苦坚之剂则愈是也。

各有所恶者，心恶热，肺恶寒，肝恶风，脾恶湿，肾恶燥是也。不喜，谓凡与其不相得者皆是，不仅其所恶者也。病者素不喜食三句，谓病人平素不喜食某物，今反卒然思食，此乃脏气为邪气所变，食后转助病气，增长胃家邪热。胃主肌肉，故必致蒸蒸发热也。

夫诸病在脏，欲攻之，当随其所得而攻之，如渴者

与猪苓汤，余皆仿此。

攻，治疗也，诸家多作攻下解，非。所得即所合。此节盖示病在脏者，当随其所合而治疗之。渴者，饮水多而饮能解渴也。渴系肾脏之病，猪苓汤乃利膀胱之剂，肾合膀胱，渴者与猪苓汤，即是随其所合而治之也，此处举猪苓汤，以明随其所得而攻治之之法。其言余皆仿此，则知心病宜治小肠，肺病治大肠，肝病治胆，脾病治胃矣。

渴何以为肾病，盖肾主五液，以布五脏，在肝为泣，在心为汗，在脾为涎，在肺为涕，自在为唾，则胸中津润。所以溉喉舌而滋呼吸者，皆肾之所布，故肾液不能上滋，则渴证作。又寒去欲解，肺胃大肠有热，亦有渴证，其治法各不同。

此节所谓渴，系水气被阳逼迫，欲得阴和而未能，故用猪苓汤起阴气以和阳化水，非谓一切渴证皆宜与猪苓汤也。

痉湿暍病脉证并治第二

太阳病，发热，无汗，反恶寒者，名曰刚痉。

太阳病，发热，汗出，而不恶寒者，名曰柔痉。

痉字坊本多作痓，兹依《内经·素问》气厥五常政等篇及《伤寒论》旧本作痉。《考玉篇》，痉，充至切，恶也。意谓恶候。《说文》无痓字，仅有厔字，云碍止也。殆言邪气碍止不去乃见恶候。痓盖厔之讹欤。痉，渠井切，音敬。风彊病也，是痓痉音义各别，二字相似，当系传钞之误。

观其因，由于误汗或误下有头摇口噤背反张等证，显属误治所变之恶候，自应作痉。惟口噤背反张，强直有似劲象，劲字去力加疒即为痉，是知痉者病名，痓者证名，痓乃痉之总号，痉乃痓之一端耳。

此节首冠太阳病，必有头项强痛之证，发热无汗为表实，故名曰：刚痉。发热汗出为表虚，故名曰：柔痉。二者，皆伤寒病之兼证而非痉之本病，故冠以太阳病三字以示与痉病有别。

太阳病，发热，脉沉而细者，名曰痉，为难治。

此证名之曰：痉。必有背项强直之证，脉重按始显曰：沉。其形细如毛发曰：细，沉细属阴，太阳发热，脉不宜沉细，今脉见沉细，是阳证见阴脉，故难治。

按此证与少阴麻黄附子细辛汤证不同，彼为少阴病，此为太阳病，彼乃伤寒，此属于痉，彼但沉而不细，此则沉而兼细，二证大异。有谓此证可酌投麻黄附子细辛汤者，盖未加谛辨之过耳。

太阳病发汗太多，因致痉。

夫风病下之则痉，复发汗，必拘急。

疮家虽身疼痛不可发汗，汗出则痉。

此节示痉病之成因。

汗为血所化，发汗太多，则血液凝涩，不能养筋，因之头项强急，目脉赤，头摇，口噤，背反张而成痉病矣。

风病指六经中风感证言，宜用桂枝法解肌，如误投下剂，必致亡阴。阴亡，则风阳无所制，遂灼筋而成痉病，若再发其汗，则卫阳亦虚。阳气者，精则养神，柔则养筋，筋受灼而阳气又虚，则身必拘急而不舒缓矣。

素患疮疥者曰：疮家。疮家脓血出多，故虽具肢体疼痛之表证，亦不可发汗更耗其血液，否则筋无血养，势必干枯，内风动而痉病作矣。

此节已暗示痉病纯由于亡阴血而来，非生津养血和筋脉不为功。从而一切病证，虽于法宜发汗，亦不可太多，邪尚未入里者，不可误下，亦可憬然矣。

病者身热，足寒，颈项强急，恶寒，时头热面赤，目赤，独头动摇，卒口噤，背反张者，痉病也，若发其汗者，寒湿相得，其表益虚，即恶寒甚，发其汗已，其

37

脉如蛇。

此示痉病之证状，及误汗后之变证变脉。

终日全身皆热，曰：身热。与发热之时作时止者不同。足寒，两脚不温也。后颈曰：项。强急，酸硬而不柔也。恶寒，虽天暖无风，亦觉冷也。头热，头部热较甚也。此面赤谓通面红热与戴阳之两颧绯红而有竭光者异。目赤，谓白珠变赤。独头动摇，但头时时摇动而他处则否也。口噤与噤口异，口噤，是不能言，噤口，是不能食。卒口噤，卒然不能言语也。背反张，谓胸高突背曲硬如弓，即俗所谓角弓反张是也。头摇口噤背反张，均系恶候，故名曰：痉病。寒湿相得，谓寒与湿相合也。表指卫阳言。脉如蛇，谓脉来滑不值手，按之不可得。陈修园解为脉形屈曲似蛇，唐容川解为寸关尺三部各有抑扬高下之殊均非。

说见下：

阴血虚则风阳无所制，因于风者上先受之，故头热面赤，目赤，独头动摇，上身热而足寒，本属太阳病，因误治而血枯筋失所养，故颈项强急，背反张，强急则筋不舒，加以风客会厌，致卒然牙关紧闭而语言不出（口噤）。恶寒为太阳表证未罢。痉病由于误汗或误下，致亡阴血而成，自不可再行汗下。若误以为太阳表证而投汗剂，则卫阳必益虚，阳气不足则恶寒更甚，汗出沾濡衣被，则为湿。湿与寒相合，故证益重，《内经》所谓诸痉项强皆属于湿者是也。

阴血已虚而成痉病，再发其汗，则太阳之气益不足而脉滑不值手，按之不可得，有如蛇象，可断其不起矣。唐容川谓系发汗得法，脉变紧急缓曲如蛇状，为欲解征大谬。盖痉病系因误汗或误下亡阴血而来，庸能发汗。唐氏亦有治痉正法，不可汗下，宜生津血和筋脉之言，而于此处又谓发汗得法致脉如蛇为欲解，自相矛盾。

暴腹胀大者，为欲解，脉如故，反伏弦者，痉。

暴，陡然也。横充曰：胀。膨隆曰：大。欲解，将差也。脉如故，谓脉仍按之紧如弦，直上下行也。脉沉而着骨曰：伏。形如琴弦，指下挺然，曰：弦。

暴腹胀大者，是病已入腑，邪尚可出，非若在脏之邪一入难出也。变重为轻，故为欲解，斯际可用厚朴、人参、甘草、芍药等味促其速痉，学者尚应注意者，即痉脉按之紧如弦，直上下行，其痉欲解者，脉必较和也。至脉如故，谓脉仍紧如弦，反着于骨，则虽其腹胀大，其痉病仍不解也。

夫痉脉，按之紧如弦，直上下行。

此节补示痉病之脉。

脉来有力，左右弹人手，刚劲之概可掬，谓之紧。紧如弦直上下行者，谓其长直挺硬也。因痉病筋脉强急，故有此脉。

痉病有灸疮，难治。

此示痉病非仅不可汗下且不可灸，盖痉病由亡阴血所致，筋无血养，如用火攻，必致枯竭，故曰：难治。

《伤寒论》火逆诸方，施于此证，均不相宜，陈修园谓用风引汤减姜桂研末煎服可救，余意宜去姜、桂、赤白石脂，加芍药、竹茹、枸杞、沙参、归身、鲜石斛等味。

读此节可悟凡辛香燥热之药，皆不可用于痉病，非仅不可汗灸也。

太阳病，其证备，身体强几几然，脉反沉迟，此为痉，栝蒌桂枝汤主之。

按栝蒌桂枝汤即桂枝汤加栝蒌根三两。就其用此方可推知所谓太阳病其证备，系指桂枝证即头项强痛、发热、恶风、自汗之证悉备。身体强，谓周身木强不柔和，强之甚者曰：几几。脉重按始显而一息三至者，曰：沉迟。

此证即前所谓柔痉，外候宛似桂枝加葛根汤证，第彼但项背强，此则全身无一处不强，加以脉沉迟而不浮缓，显属津血不足，故痉病之证虽未具，而亦可谓之痉。然究系太阳中风之证而非痉之本病，故经文冠太阳病其证备六字以别之，而仍用桂枝汤加善挹阴津之栝蒌根以治之。

按此证由于太阳桂枝证误治，以致阳证见阴脉，而成恶候。然桂枝尚未罢，故仍用桂枝汤加栝蒌根以治痉之燥，而非痉病之正方也。

太阳病，无汗而小便反少，气上冲胸，口噤不得语，欲作刚痉，葛根汤主之。

此太阳病指脉浮、头项强痛、恶寒而言。无汗则小便当利，今小便亦少，故曰：反。由于表实，邪气不得外达下行使然，邪气不得下行，故气逆而上冲胸咽，因而口噤。口噤不得语，谓虽能发声而语则未能，乃风阳在上所致。欲作刚痉，谓将成刚痉而未成也。

此亦太阳伤寒感证，故首冠太阳病三字，而用治伤寒之法，与上节之证同，非痉之正病。惟彼有汗且已成柔痉，故用桂枝汤加栝蒌根。此无汗为表实，尚未成刚痉，故用麻黄，其不用麻黄汤而用桂枝汤加麻黄者，以桂枝汤能养阴血和筋脉也。特兼有项背强口噤之恶候，故主能解肌生津驱邪之葛根以治之。

痉为病，胸满，口噤，卧不着席，脚挛急，必齘齿，可与大承气汤。

胸间气塞满闷曰：胸满。胸满多属表证。此则由于里热气壅，卧不着席，反张甚也。筋为热灼，故脚挛急。齘齿，磨牙作声，乃胃热也。痉病本忌下，此证可与大承气汤者，以有胸满、口噤、齘齿之证，纯系阳明里热，乃痉之变证，故以变法治之，而用大承气汤泄热救阴。虽痉病在筋脉，亦可酌投也，若服后证犹未尽蹰，还当审病之缓急，或令再服，或酌用白虎加人参汤，或竹叶石膏汤加减，俾获全功。

按太阳病发汗太多，疮家误汗，风病误下，及妇人产后亡血（见妇人产后病脉证并治章），皆能致痉。痉之正病，身热，足寒，颈项强急，恶寒，时头热，面赤，目赤，独头动摇，卒口噤，背反张是也。从而可知痉病纯由于亡阴血而生，法当生津养血和筋脉，此其正治也。若此节乃痉之变证，自当变法治之。

至刚柔二痉，则为太阳感证之变证，而太阳本病未罢，故仍用麻桂加味，并冠太阳病三字，以示与痉之正病有别。但出葛根、栝蒌、承气三方者，因正病正治易明，故从略，惟变证变法，恐人不知，故指示较详。徐洄溪氏谓痉病乃伤寒坏证，其实者或因下而得生，虚者竟无治法，金匮诸方，见效绝少，云云。此殆未加深研，不知痉病有生津养血和筋脉之良治，又不知本章所列三方系治变证之方也。

近世所谓之脑膜炎，其证初起头痛、恶寒、身热、口噤、龂齿、腿脚挛急、神昏如醉、角弓反张、死者接踵。此类似古之痉病，海上诸名家所议治法，实者，用犀连承气汤（即大承气汤加犀角、川连）。热盛者，用犀羚镇痉汤（犀角、羚羊角、鲜生地、连翘、元参、银花、粉草、滁菊、莲心、人中黄），不出此节大承气汤之范围。虚者酌用滋液救焚汤（犀角、鲜生地、玄精石、麦门冬、西洋参、麻仁、阿胶、柏子仁、紫石英、甘草、西牛黄），即生津养血和筋脉之法，用多获效，足征徐氏之说不确。

太阳行身之背，痉病颈项强，背反张，兼之本经各节有冠太阳病三字者，故昔贤多谓痉病属太阳一经，不知胸满、口噤、齘齿，皆阳明里热，要之三阴三阳，皆足以致痉，如肺移热于肾传为柔痉，身踡不能仰为少阴之痉，本经虽未一一列举，然引而不发之旨，未尝不跃然心目也。

太阳病，关节疼痛而烦，脉沉而细者，此名中湿，亦名湿痹。湿痹之候，小便不利，大便反快，但当利其小便。

湿为六淫之一（风、寒、暑、湿、燥、火。谓之六淫），非寒非水，乃水与火交而成。尤在泾、陈元犀谓：水与湿非二，谬矣。而湿气又有清浊之分，雾露之气，为湿中之清者，故其伤人皆中于上。若地上之湿，为湿中之浊者，故其伤人皆中于下。前者当令其微似汗而解，后者当利其小便。

称太阳病者，以其具有头项强痛、恶寒之证，且亦系由营卫而入，营卫皆属太阳也。烦乱不简谓之烦，此证之烦，乃阳为湿遏而不能舒所致。湿流关节，痹闭不通，故肢节疼痛，而谓之湿痹。因其由于湿气内蕴，故名中湿。湿上甚为热，膀胱之气化为湿热所壅而不行，既上之湿难于下趋，故小便不利。湿在内，故大便反快。治宜利其小便，俾上焦遏郁之阳气通，其湿自从膀胱下注而出矣。第仍应察病之虚实，若小便色白，不时淋漓汗多而津液少者，不可妄施渗利，而犯虚虚之戒也。

此节示湿流关节之病，仲景未列方，徐洄溪、陈修园谓可用甘草附子汤。然必寒湿阳虚自汗而病在太阳之经者始宜。盖桂枝、白术、附子温经固卫散湿，甘草存津缓急，协白术能祛脾土之湿，而桂枝、白术，皆利小便之品也。至湿热之在络者，则宜五苓散加豆卷、薏苡。

《内经》云：伤于湿者，下先受之。盖言地湿之中人，先从足而渐及于上，其流入四肢百节，未入于脏腑，则关节酸痛。又云：湿上甚为热，此则下受之湿袭入三阳胸背之间，从上焦之阳而化热。其证夏月最多，因夏月地之湿气，上合于天之暑气，因而炎蒸，人身应之，故斯时湿证多也。

湿家之为病，一身尽疼，发热，身色如熏黄。

一身尽疼，谓周身无一处不痛甚也。怫怫然发于肌表之间，熇熇然散而成热，时发时止者，曰：发热。与全身皆热而不恶寒，其热无时或歇，潮热之来去有定时者不同。身色如熏黄，谓其人周身之肤色如烟熏之状，黄而带黑也。

湿盛于外，郁于肌肉之间，故一身尽疼，而肤色如熏黄也。湿与阳气合并而渐化热，则发热也。

按熏黄色暗黑，属于阴，黄系湿热入深，故一身尽痛，而重于身黄如橘子色之阳黄也，后人每用温补药治阴黄，误矣。

按温病被火，时瘈疭如惊痫，若火熏之色，则为误治之坏病，与此节之证大异。

治此证宜表里双解，茵陈五苓散最妙，盖其擅解郁、利湿、除热、退黄之长也。再酌加大豆黄卷、薏苡、蚕沙、木防己之类，更佳。若茵陈蒿汤、栀子柏皮汤、猪膏发煎、大黄硝石汤，均为治里之剂，不可施于此证。因一身尽疼乃表证，表证未罢，不可攻里也。至麻黄连翘赤小豆汤，虽亦系治湿热在肌肉间而发黄之剂，第彼始为伤寒而此由于平素有湿，彼为瘀热在里，此为湿盛于外，彼为发黄，此为熏黄，证治各别，药不可混用也。

湿家，其人但头汗出，背强，欲得被覆向火。若下之太早则哕，或胸满，小便不利，舌上如胎者，以丹田有热胸上有寒，渴欲得饮而不能饮，则口燥烦也。

但头部汗出，他处无汗者，曰：头汗。背脊酸胀僵硬感，曰：背强。下，谓用攻下之药。哕，呃逆也。胸间气塞满闷，曰：胸满。小便欠畅，谓之不利，与小便不易解出之小便难，小便量及次数皆少之小便少均不同。舌上如胎，谓舌上白滑湿润，似苔而实非胎也。脐下，曰：丹田。口干喜水而又恶水，曰：口燥。

湿家病在太阳，太阳之脉上额交颠，雾露之湿，清邪中上，着于太阳，阳气着而不行，故但头汗出。太阳之脉挟脊背，湿邪滞碍，致其经输不利，故背强。湿为阴邪，阴气盛于表，故欲得被褥覆体而喜近火。凡病必俟邪已入里始可议下，此证邪在上在表而不在里，自不可下。若误下则寒湿下陷于胸胃，湿邪踞胸中阳位，则胸满。干胃则胃虚而哕作矣。

湿滞气机，则气化不行而小便不利，寒湿之邪陷于胸膈，故舌上呈白滑湿润如苔。湿邪郁遏下焦之阳气而渐化热，而胸中之寒湿仍留，故曰：丹田有热，胸中有寒。因其丹田有热，故渴欲得饮，第胸中有寒，故欲饮而不能饮，喜水而又恶水，湿遏阳气，郁而不达，故口燥而烦。

此示湿家病在上、在表而误下后之变证。读此节可悟凡病之不在里者，皆不可递投攻下，不独湿证为然也。

湿家下之，额上汗出，微喘，小便利者死。若下利不止者亦死。

脾与胃为表里，素有湿邪之人，脾胃必虚，故本经治湿，多用补土之品，今误以攻下伤其脾胃，必致危笃，足阳明胃之脉循额上，若额上汗出，则胃液欲竭，足太阳膀胱与肾相表里，误下伤里之肾，致气喘小便利，加之额上汗出，胃肾两绝，故死。若下后下利不止者，是脾胃已败，故亦主死。

以上二节，皆示湿家不可下，上节言误下后之变证，此节言误下后之死证。

风湿相搏，一身尽疼痛，法当汗出而解，值天阴雨不止，医云：此可以发其汗，汗之病不愈者，何也？盖发其汗，汗大出者，但风气去，湿气在，是故不愈也。若治风湿者，但微微似欲汗出者，风湿俱去也。

汗出当风，或久伤取冷，因而一身尽疼，发热，日晡所剧者，名曰：风湿。所以然者，汗出当风，则汗闭而留为湿，此风湿之所以得名也。汗大出，谓汗出过多。夫风为阳邪，汗后则阳气虚而风邪亦祛，惟汗过多则清，留为湿，而病不愈也。然则治风湿之法当奈何？曰：当取微似汗，俾不至留为湿，则风湿俱去也。

按湿家发热，旦暮无殊，风湿发热，日晡增甚。湿家身烦疼，风湿一身尽疼。湿家身色有如熏黄者，风湿则不发黄。湿家乃湿郁于内而为病，风湿则由于汗出当风或久伤取冷所致。二者病因证状不同，治法亦异。

湿家病上身疼发热，面黄而喘，头痛鼻塞而烦，其脉大，自能饮食，腹中和无病，病在头中寒湿，故鼻塞纳药鼻中则愈。

上身疼，谓但胸膈以上疼，此乃雾露之湿犯上焦，所谓清邪中上是也。上焦为肺部，湿邪壅遏肺气，故发热而喘。但面黄而非身色熏黄。湿滞胸中之阳，湿气上蒸，故头痛。肺气通于鼻，肺和则鼻能知臭香，今肺为湿邪所壅，故鼻塞而香臭莫辨。胸中之阳为湿所遏，不能舒展，故烦。湿邪止在上焦，未尝犯里，故脉形洪大。因中焦无病，故能饮食，因此证病在上焦，故腹中和无病，病在头，中寒湿二句，示此证由于雾露之邪中上，乃寒湿而非湿热。内药鼻中，谓宜用辛香之药纳于鼻中，以宣泄上焦之寒湿而通肺气，则鼻塞等证自瘳。

按湿乃火蒸水而成，故湿之中人，有寒闭于外，热郁于内之证，有寒湿之证，有湿热之证，此节之证属于寒湿，寒湿固不止雾露之清邪，此不过举一邪伤高表者以为隅耳。而寒湿之治法，亦不仅内药鼻中一法，尚有当调经络脏腑者在焉。熟读此节，则寒湿伤通身者之证治，自可知矣。

湿家身烦疼，可与麻黄加术汤，发其汗为宜，慎不可以火攻之。

考《神农本草经》，术味苦温。夫温能燠寒，苦能燥湿，故必寒湿之证始可用术。此证既可与麻黄加术汤，则其身烦疼，乃湿而兼寒，寒从阴化，故属于太阳而宜发汗，且此烦由于阳为湿所遏，故必用麻黄汤散寒发汗通阳，加术以驱寒湿，厥疾自瘳矣。若用火攻逼汗，恐湿化为热，而有发黄致衄之虑，故谆谆告诫不可用火攻也。从知麻黄桂枝白术以外之温燥药品，亦非所宜矣。

术为除湿之特效药，《神农本草经》谓术主风寒湿痹，然仲景治风寒湿痹方多不用术，如乌头汤、抵当乌头桂枝汤等，皆其例也。检其用术诸证，非兼烦，即兼重，如此节麻黄加术汤治身烦疼，防己黄芪汤证其身重，桂枝附子汤去桂加白术汤治身体疼烦，甘草附子汤主骨节烦疼，掣痛，甘姜苓术汤治肾着腹重如带五千钱。

夫风胜则烦，湿胜则重，是术善治风胜湿胜之痹。第风湿二者，必挟寒始成痹，然则术之主风寒湿痹及因寒湿脾虚泄泻者为确论矣。

病者一身尽疼，发热，日晡所剧者，此名风湿。此病伤于汗出当风，或久伤取冷所致也，可与麻黄杏仁薏苡甘草汤。

晡，申时也。阳明旺于申酉戌。土恶湿，风为阳邪，风湿之邪干阳明。当其旺时，邪正相搏，则发热乃剧也，湿无去来，风有休作，是以一身尽疼无休止时。而发热则有时剧有时轻也。此病由于汗出当风，汗出则腠理开，当风则风乘腠理，风邪既入，汗不得出，以离经之液，既不得外出皮毛，又不能内返经络，遂留于肌腠为湿，故名风湿。久伤取冷者，谓当炎热出汗之时，伤于纳凉太过，使欲出之汗不得外泄，留著肌腠而生湿，与汗出当风无异，故亦为致此病之因。

一身尽疼与身烦疼不同，身烦疼者，湿而兼寒，一身尽疼者，湿而兼风，寒从阴化，风从阳化，故身烦疼者属太阳。发热日晡所剧者，属阳明。属太阳者宜发汗，属阳明者宜清热，故一用桂、术以发汗，一用薏苡以清热也。

考《神农本草经》薏苡主久风湿痹筋急拘挛不能屈伸，此证由于汗出当风，久伤取冷，知其非暴病而为久病也。发热日晡所剧，风与湿势将化热，故以薏苡合麻黄杏仁甘草迎其机而夺之（用麻黄杏仁薏苡甘草汤时，应谛察病人之形脉色质，如不宜麻黄即勿与，可与二字宜留意）。然风湿相搏，骨节疼烦，不得屈伸，风湿相搏，身体疼烦，不能自转侧，皆不用薏苡何耶？盖风湿相搏之上冠有伤寒八九日字样，其非久病可知，且既曰伤寒，又无热证，自不宜甘寒之薏苡。故或有取乎姜、附，或有取乎附、桂，皆用术以逐寒湿焉。

论者谓术与薏苡，同有益气除湿和中健脾之功。然术苦温，薏苡甘微寒，性味既殊，其所主之病自亦寒温各异，故用此即不能用彼也，引术性急，薏苡性缓，合而用之，恐其应速则嫌于缓，应迟又伤于躁也。

按遍身疼有由于血气凝滞者，宜用延胡索、当归、肉桂行血调气。

江应宿用当归拈痛汤治遍身疼痛，体热，脚肿，面赤之由于风湿相搏者，然必挟血虚，故不用麻黄杏仁薏苡甘草汤，而用补血之当归为君也，此等处当细心研究。

风湿，脉浮，身重，汗出，恶风者，防己黄芪汤主之。

脉举之有余按之不足，曰：浮。浮为风邪，一身重滞非若未病时之轻舒。曰：身重。身重属湿，汗出恶风为表虚，此证乃湿从风而颓土，故用术、草扶脾胃以除湿，防己通气驱湿以除身重。然恐其性过急，且脉浮身重为病在表，不如发之使近从表出之为愈，此所以用黄芪、姜、枣欤。

考本经水气病脉证章有风水，脉浮，身重，汗出恶风者，防己黄芪汤主之一节，与此节仅一字之差，即以水易湿也。夫水与湿不同，水者，洋溢四射者也。湿者，雾露弥漫之气也。水有质而湿无质，何以两节脉证，治法均同。盖风激水而啮土，湿从风而颓土，为祸者虽不同，受病者无以异，故二者脉证治法悉同也。

按防己黄芪汤方下加减法，有喘者加麻黄半两；胃中不和者，加芍药三分；气上冲者，加桂枝三分；下有沉寒者，加细辛三分。服后当如虫行皮中，从腰下如冰，后坐被上，又以一被绕腰下，令微汗，差，等句。夫风湿表证之喘，自非麻黄莫办。胃中不和，如腹中痛胀不舒皆属之，此为阴结，舍芍药莫开。桂枝能利关节，调和腠理，下气散逆，故此证气上冲者，宜加之。下有陈寒，谓其人下焦夙有寒，故当用善自阴经提寒邪之细辛。服后如虫行及腰下如冰云云，皆湿气下行之征也。令微汗者，恐下行过急。其土仍啮且颓，故使之近从表出以求十全也。

伤寒八九日，风湿相传，身体疼烦，不能自转侧，不呕不渴，脉浮虚而涩者，桂枝附子汤主之。若大便坚，小便自利者，去桂枝加白术汤主之。

首冠伤寒，则其初必有恶寒、体痛、呕逆之证。九日少阳主气之期，宜从少阳之枢而外出矣。乃因汗出当风，而成风湿相搏，风胜则烦，湿胜则身体疼而不能转侧。惟其仅浸淫于躯壳，湿止流入关节，而未犯高颠脏腑之界，上无邪而内无热，故不呕不渴，脉浮虚而涩也。然脉虚（浮而无力曰：虚）涩（迟而不流利曰：涩），究属阳虚有寒而非湿热，故用桂枝附子汤。以桂、附能温经助阳，固护表里，止痛除湿。佐以生姜、甘草、大枣者，姜能散寒去表邪，草、枣保脾胃存津液也。

若脾受湿伤，不能为胃行其津液，故大便坚。此非胃家实，乃脾家虚也。盖脾家若实，腐秽当自去，胃家若实，必见腹满潮热谵语等证。故此证大便坚乃脾虚，由于湿流肌肉，小便自利者，乃脾土失职，不能制水，但化成小便耳。其大便坚小便自利，既系脾土为湿所伤，法当培土胜湿，故去化气行水之桂枝，而代以培土胜湿之白术也。

风湿相搏，骨节烦疼，掣痛不能屈伸，近之则痛剧，汗出短气，恶风不欲去衣，或身微肿者，甘草附子汤主之。

烦者，烦乱不简也。此烦由于疼不可耐而生，然亦风湿俱胜，阳气被遏所致。掣痛，抽掣而痛也。近之则痛剧，谓触物则痛更甚也。短气，气急而短促也。恶风不欲去衣者，乃微具畏寒之意。

此亦伤寒合并风湿为患。古文简奥，因上节已冠伤寒二字，故不赘。按汗出恶风，宛似太阳中风证，惟骨节疼烦，掣痛不得屈伸，显属风湿相搏，且为阳虚寒湿，而非湿热，故汗出或身微肿也。风寒湿邪阻遏正气，不令宣通，故骨节疼烦掣痛，不得屈伸，近之则痛剧而短气小便不利也。此证风湿已深入，妙在缓攻。故君甘草之缓以治之，附子则负驱寒助阳止痛之责。至汗出恶风，骨节疼烦，又皆桂枝所主。因其寒湿较重，脾阳复虚，舍白术其谁能治，古人制方之精密如此。

按外感中风，有汗出、发热无身体疼痛。伤寒，有发热、身体疼痛而汗不出。三者相兼，唯风湿有之。

风湿证发热、汗出、身重者，虽有用防己黄芪汤、甘草附子汤或白术附子汤之别。然三方中皆有术，是术专主风寒湿病之发热汗出者甚明。若汗出而渴、发热、身痛肢酸者，如不恶风、不恶寒，反恶热，则又为湿温之候。乃湿蕴久而从时令之感以化热也。当酌用豆卷、木防己、薏苡、竹叶、滑石、白薇、鲜石斛、花粉、连翘之属，术、芪、桂、附，非所宜矣。

春夏之交，人病如伤寒，汗出、身重、体痛、转侧难、小便不利，此名风湿。阴雨之后，卑湿或引饮过多，多有此患，宜服五苓散，俾小便利，湿去而愈，切忌汗下。

本章治湿诸方，多属温剂，只能治寒湿之证。其于湿热为患，如所谓丹田有热，胸中有寒，发热如熏黄等，皆未列方。岂非因《伤寒论》已有论列，故不赘述欤。

溽暑之时，人因畏暑贪凉，瓜果过度，或汗出当风，虽无雨湿相杂，湿亦自内而生，所以暑每易于挟湿、暍、伤暑也。故于论湿证之后，即继之以暍，又因痉亦属湿，故痉湿暍合为一章焉。

太阳中暍，发热恶寒，身重而疼痛，其脉弦细芤迟。小便已，洒洒然毛耸，手足逆冷；小有劳，身即热，口开前板齿燥，若发其汗，则恶寒甚，加温针，则发热甚，数下之，则淋甚。

脉如琴弦，端直以长，指下挺然者，曰：弦。脉来细直而软，累累萦萦，曰：细。芤，苦候切，葱之别名，脉浮取沉取俱无力而中候空，有如葱管，曰：芤。

脉一息三至以下，曰：迟。洒洒然毛耸，谓身背森然若寒，耸然振动也。手足逆冷，谓两手足皆不温也。小有劳，谓稍作劳也。身热谓全身皆热，其热无时或歇者也。前板齿，门牙也。燥，干燥无津也。加温针，谓投以雷火神针等是。淋，病名，小便如粟状。小腹弦急，痛引脐中为淋病。

暑亦六淫之一，故先伤太阳，盖太阳膀胱经主皮肤而统营卫，所以为六淫受病之始。暑邪伤皮肤之表，故发热恶寒身重而疼痛。热伤气（热气内逼，则汗出而伤卫气），故脉弦细芤迟。膀胱与肾为表里，上应毫毛，故小便之后洒洒然毛耸也。热深厥逆深，暑邪入里，故手足逆冷。暑伤元气，故稍稍作劳，身即发热，阳热既动，则阴液不能上滋，因而口开不合，前板齿燥而无润色也。

热炽而气液两伤，自不可再发其汗以犯虚虚之戒，若误发其汗，则阳气更虚，不能荣身，故恶寒甚（此时可酌用芍药甘草附子汤救之）。若用火针等以益其热，则热更炽，故发热甚。若误用寒凉攻下者，则下虚，胃热下注而成淋矣。

此节示暑病之证状及误汗、误温、误下之变证。而暑病宜以清热生津为治，忌用汗下及火攻。

太阳中热者，暍是也。汗出恶寒，身热而渴，白虎加人参汤主之。

此示中暑不兼湿者之证状及治法。

按中暑即俗所谓日射病，与温热病不同。彼不恶寒而发热，此则身热、恶寒、汗出。再就病作时间言之，先夏至日为病温，后夏至日为病暑，《内经·素问热论》已有明示。盖夏至后正溽暑之际，赤日炎炎，其时所受之热邪，即为暑邪也。暑热伤气，卫气不固，则汗出而恶寒。暑热内蕴，则身热，津生于气，气虚则津少，热炽津少，故渴。主以白虎加人参汤者。因此证不挟湿，故宜知膏清热，人参补气生津止汗止渴，佐以米、草养胃阴，则病愈矣。

有谓栝蒌根生津止渴，仲景《伤寒论》有渴者加栝蒌根之文。何以此证不用栝蒌根，曰：渴之原因甚多，其因于肠胃中痼热，或阴虚火炽，肺肾津液不交而致者，始为栝蒌根所主。此证之渴，由于暑伤元气，不能化津，表里俱虚，故用人参以化气生津，补虚固卫，非栝蒌根所能为力也。

学者尚有应注意者，用白虎法，必热、渴、烦、汗之证备，脉浮大滑数者，始宜。如脉虚胃弱心下痞满者，慎不可投白虎也。

按暑热伤肺，脉虚者，可酌用生脉散（人参、麦门冬、五味子）。暑挟湿而肠胃不清，小便短赤者，宜六一散（滑石、甘草）。又暑伤元气，脉恒微弱，与脉虚不同，宜辨。

太阳中暍，身热疼重，而脉微弱，此以夏月伤冷水，水行皮中所致也，一物瓜蒂汤主之。

疼重指周身疼而且重言。由于夏月饮冷或冷浴，致水行皮肤而身疼重，即所谓暑挟湿也。惟其周身疼重，湿甚热微，非白虎汤、六一散所能治，更非生脉散之滋腻所能尝，主以一物瓜蒂汤者。以瓜蒂去身面四肢水气，水去，则暑无所依而自解，且独用则力宏也。

若膏梁挟暑湿，则又非承气加大腹、滑石等莫能治。若身疼脉浮大滑者，可酌用白虎加苍术汤，暑月因避暑纳凉饮冷而受寒，致肢冷脉伏吐泻腹痛者，应酌用大顺散（甘草、干姜、杏仁、肉桂）、冷香饮子（附子、陈皮、草菓、甘草）之类。

世俗夏月辄服香薷饮祛暑，不知香薷味辛温，能散真气，厚朴辛温走泄。榷陷元阳，招暑引邪，无过于斯二味。常见医者喜用六一散治暑热证，不知甘草性虽和平，而不宜施之于素有中满喘胀，及胸多积滞者。滑石利窍，表虚者，服之则卫气不固。遗滑者，服之则精关不守。学者其慎诸。

前贤论暑，尚分暑厥、暑风、暑瘵、暑疡等类，兹分述如下：

一，暑厥。夏月卒然昏倒，人事不省，手足逆冷，曰：暑厥。乃热邪闭塞诸窍，先以紫金锭凉水磨服一二钱，俟厥回，再进以竹叶石膏汤。夹湿者，白虎加苍术汤（应注意脉证）；阴亏者，麦门冬汤，他如黄连、西瓜、芦根、甘蔗、萝卜等汁，皆可随证采用。

暑厥与寒厥之别，凡四肢逆冷，身冷，面青，蹉卧，手足指甲青黯，腹痛，不渴，小便清白，大便洞泄，脉迟微者，阳衰于下之寒厥也。若四肢厥逆，身热，面赤，唇燥，口干，舌苔黄，目闭或否，烦渴，小便短涩，大便坚燥，脉滑数，则为阴衰于下之热厥。热证虽有肢冷脉伏者，然必有二三部不伏，可细寻也。

更有暑邪热极，脉微而躁，肢肤皆冷，面赤，气短，大汗，舌润，手拘，瞀乱，昏迷，乃邪热逼汗，为阳越之证，急宜参附加童便以回阳。俟甦后，再用清暑养阴法善后。然苟非脉微足冷，汗出，舌润，则仍是热证，误用参、附即死。

二，暑风。暑风由口鼻而入，多见喉痛、发热、恶寒、有汗，宜用辛凉平剂，如翘、薄、豉、蒡、元参、马勃、竹叶之属。剧者谵妄狂呼，手足搐挛，角弓反张，治宜速用熄风泄火，平折其势以抑其暴，不令其煎熬胃液。甚则用釜下抽薪法，若暑风行于脾胃，发热泄泻，渴而溲少宜滑石、竹叶、银花、石斛、生薏苡、生扁豆、沙参、甘草、冬瓜、地浆之属。又暑风流走肢体，则身痛肢软，参入防己、桑枝、豆卷等味。

三，暑瘵。暑月咳嗽，失血，晡热，口渴，头胀，神识欠清，舌白（暑邪伤气），由于劳热不禁辛酒，致暑邪内袭，阴刧络伤而成者，名曰：暑瘵。至危之证，速投北沙参、甜杏仁、川贝母、栝蒌皮、连翘、竹叶、鲜荷叶、白茅根、丝瓜络、竹茹、童便以清络热，俟血止热减，再予育阴。

四，暑疡。夏月头面外项赤肿，或咽喉肿痛，或腿足焮肿，头痛，烦热（按痈疽毒疮，发热晡甚旦止，与此不同），风胜则痒，湿胜多脓水，热胜则红肿坚痛，治用银、翘、连、柏、膏、滑、薄、玄豆根、板蓝根、地丁、竹叶之属，随证酌采。叶天士治暑，喜用滑石、芦根、通草、白蔻仁、杏仁、西瓜翠衣、鲜荷叶、鲜石斛、绿豆衣、丝瓜叶、鲜竹叶、银花露等药，以暑气系从鼻吸入，必先犯肺，故用轻清之品，以解暑邪之上蒙空窍，治上焦而不犯中下。

病证阴阳疑似，最难辨别。前述之寒热二厥，尚不能谓为已能将阴阳二证分辨详尽。李仕材所称阴厥脉沉弱，指甲青而冷，阳厥脉沉滑，指甲红而温。陶氏全生集，谓手足冷过肘膝脉无力者，便是阴证。

然观魏玉璜所撰《续名医类案》，疫门载施幼升六月患时疫，口燥舌干，苔刺如锋，咽喉肿痛，心腹胀满，按之痛甚，渴思冰水，小便赤涩，得涓滴则痛甚，此当急下之证。医者以其指甲青黑，六脉如丝，按之如无，通身肌表如冰，遂进附子汤，服后烦躁极，不逾时而卒。

又王协中《疫疠溯源》载吴门汪某患疫，四肢冷极，脉虚，医用参附四逆等药，遂致周身赤班成片，口中谵妄，形倦脉乱，不可为矣。此皆阳证似阴，误作阴证治而死也，亦有阴证似阳，误作阳证治而死者。

黄退庵《证治指要》载一妇小产后，身大热，苔黄，脉大，口干，大便多日不解，医投白虎汤，服后便通热缓，脉浮大软如丝絮，继用前汤加麦门冬、五味子，下咽不久，即变直视循衣摸床，一昼夜而终。

盖此乃虚寒假热之阴证，陆以湉曰：凡肌寒在内而格阳于外，寒在下而格阳于上，证见烦躁欲裸形，或欲坐卧泥水中，舌苔淡黄，口燥齿浮，面赤如微酣，或两颧浅红，游移不定（载阳与实热之尽面通红异），言语无力，溺少胸闷，咽喉或痛，索水不能饮，肌表虽大热，而重按则不热，或反觉冷，或身热反欲得衣，此为无根之火，其两足必冷，小便清白，下利清谷，亦有大便燥结者，脉沉细或浮大，不耐按，皆宜温热之剂。

成无己曰：凡厥若始得之手足便厥而不温者，是阴经受邪，阳气不足，可用四逆汤，若从四逆而至厥者，传经之邪也，宜四逆散。

余按治病总宜四诊合参，如有疑似，当细心体察。又方书谓黄苔属热，白苔为寒，亦不可尽泥，如黑苔干刺，亦有少阴虚寒真阳不能重腾津液者。

百合狐惑阴阳毒病证治第三

论曰：百合病者，百脉一宗，悉致其病也。意欲食复不能食，常默然，欲卧不能卧，欲行不能行，饮食或有美时，或有不欲闻食臭时，如寒无寒，如热无热，口苦，小便赤，诸药不能治，得药则剧吐利，如有神灵者，身形如和，其脉微数，每溺时头痛者，六十日乃愈；若溺时头不痛，淅淅然者，四十日愈；若溺快然但头眩者，二十日愈。其或未病而预见，或病四五日而出，或二十日或一月后见者，各随证治之。

百合病多见于伤寒大病前后，或为汗、吐、下失法而变。其见于大病后者，由于余邪逗留，血气不润；见于大病前者，乃热气先动，血津受烁；见于汗、吐，或下后者，以汗、吐、下皆伤液而热势仍留也。其不经汗、吐、下者，则系百脉一宗，悉致其病，故名曰：百合病。

所谓百脉一宗者何？《内经·素问平人气象论》曰：胃之大络，名曰：虚里。出于左乳下，其动应衣，为脉宗气，是最近于心，乃着邪焉。是以意欲食复不能食，常默然，欲卧不能卧，欲行不能行，饮食或有美时，或有不欲闻食臭时，皆邪伤心血，致有此辗转不适之状，口苦，小便赤，身形如和，其脉微数，皆心中热郁气愧之征（心为离火，火生苦，心与小肠为表里，脉生于心

61

血，故热邪近着于心，则口苦、小便赤、脉数，以气血少润，故兼微象）。

就意欲食而或美及欲卧欲行观之，显无大邪，正气有时尚得伸也。无寒无热者，余邪或热气甫动不能作势也，得药则剧吐利者，胃液不充，反为药所胜也。心主神，邪近着心，故其状如有神灵者。

每溺时头痛者，盖溺时肺气下导，热邪乃乘虚上冲，故头痛。此阳邪较重者，故必俟六十日，即月再造阴气复时，始能告愈。若溺时头不痛，但觉身上皮毛如水洒淅，即所谓淅淅然者，是邪有外出之势而不攻内，故四十日即可痊。若溺出畅快，但觉头昏眼黑无他苦者，是邪已衰而正气虚，调养至两旬自可康复。由溺快然三字，及小便赤一句，相互参详，可知溺时头痛或身淅淅然者，其溺必短赤而不畅也。

程云来谓：溺时头痛是阳气衰，并举老人小儿溺将出时头必摇动为证，果尔，曷以治百合病诸方无一扶阳者，引头痛与头摇动大异，安能谓是同一原因。陈修园谓溺时头痛是太阳经证，不知太阳表证头痛，当有项强、腰痛、恶风寒之证，此则无之，显非太阳经证。唐容川谓淅淅然，是云头淅淅然，亦误。盖淅淅然系言身上如冷水洒淅，非指头也。

考百合为除邪气利小便之专药，《神农本草经》已著有明文。百合病证状虽变幻不一，要之小便赤一证则有定，故必用百合于无定中求其定，以确立诊治之方针者也。按外感大证，发作前热气先动者，多见百合病证。故曰：未病预见，亦有因外感误汗、吐或下，变成百合病者。故曰：或病四五日而出，又有大病差后余邪未尽，血气不润，而于二十日或一月后见百合病证者。

热气先动者，宜清热。因于汗吐下失法而变者，宜随上下之所伤而救之。病后余邪逗留，血气不润者，宜津血并润。此外尚有平素多思虑，情志不遂，或偶触惊疑，猝临异遇，以致行住坐卧饮食等，皆若不能自主而成百合病者，治宜舒郁怡情，安神定惊，厥疾可瘳，故曰各随证治之。

百合病，发汗后者，百合知母汤主之。

考《伤寒论》凡言太阳病发汗后、吐之后、下之后则甚多，未有更加一者字之例，曰：吐之后者，下之后者，发汗后者，可见其病发于汗吐下后矣。

外感大证，发汗失法，变成百合病，而用百合知母汤者。盖汗则伤气，邪搏于气分，为消渴热中，故于用百合外，更益以主消渴热中益气之知母也。

百合病，下之后者，百合滑石代赭石汤主之。

外感大证，下之不当，变成百合病，主以百合滑石代赭石汤者。因误下将热邪引入血分，故用滑石、代赭石清血脉中之热。惟须注意，此证身必有热，或烦渴，始选用滑石。后有百合病变发热者，百合滑石散主之一节足证之矣。

百合病，吐之后者，百合鸡子黄汤主之。

凡病邪在高分，且脉证形色俱实者，始可用吐法。如不当吐而吐之，则反伤上，其变百合病，必兼烦懊不寐。盖上受伤则邪扰于心，故取鸡子黄补中益气，扶正驱邪以安之也。

百合病，不经吐下发汗，病形如初者，百合地黄汤主之。

此指百合病发于大病之前或后，非由于汗吐下失法致变者。病形如初，谓其证状如第一节所示，而无发热消渴热中，烦懊不寐等证也。此证纯因热邪近着于心，津血不润，故于百合外加生地黄汁，取津血并润也。

盖百合病为虚邪，攻则害正，补则碍邪，惟有润之使正纾邪浮，始可设法逐邪。其逐邪之法，不出伤寒差后，更发热者，小柴胡汤主之。脉浮者，以汗解之。脉沉实者，以下解之数语，决不止百合数方了事也。惟至兹时，则百合病之局势已移，不得仍以百合称，故百合病只此耳。

百合病一月不解，变成渴者，百合洗方主之。

百合病至一月不解，其津伤矣，津伤则必渴，故纵令百合病证已罢，而渴证必起矣。《内经》云：三焦出气，以温肌肉，充皮肤，为其津，故用清润之百合洗其身，洗后并食煮饼，假麦气谷气以输津，则渴自止。勿以咸豉者，恐咸味耗水增渴也。

百合病，渴不差者，栝蒌牡蛎散主之。

曰渴不差，谓已用前百合洗方如法治之而渴不止。显系热炽津伤，故用栝蒌根清热生津，牡蛎吸已化之阳，使下归而化阴，济上之亢，通下之道。俾渴已而溺时得快，则病愈矣。

百合病变发热者，百合滑石散主之。

怫怫然发于皮肤之间，熇熇然散而成热者，曰：发热。其热时发时止，与身热不同。百合病原为如寒无寒，如热无热，今变发热者，是里热盛而淫于肌肤也。故用清里，利小便。而善去肌热之滑石，俾热邪从小便出。因此证除由如热无热变为发热外，其余百合病证尚在，故仍君百合，惟发热究系表证，故以百合滑石二味为散。

百合病见于阴者，以阳法救之；见于阳者，以阴法救之。见阳攻阴，若发其汗，此为逆，见阴攻阳，乃复下之，此亦为逆。

此示百合病治法宜忌大要，并收结上文。

仲景论证，所谓阴阳，多指表里而言。见于阴见于阳，是确指其界，谓血分与气分，表里之间也。见于阴，如上文变成渴而在里也，以阳法救之，如洗方从表治之是。见于阳，如上文变发热而在表也，以阴法救之，如滑石散从里治之是。故见阳之表证而攻治其阴，乃正法也。若发其汗，则里热更炽，故为逆。见阴而攻治其阳，亦正法也。若下之则阴液更伤，故为逆。陈修园注谓：见阳攻阴则阴亦伤，见阴攻阳则阳亦伤云云，是误解阴阳二字之义。又百合病系属热邪，断无补阳和阴之法，程扶生以此节为用阳和阴之法，大谬。

狐惑之为病，状如伤寒，默默欲眠，目不得闭，卧起不安，蚀于喉为惑，蚀于阴为狐，不欲饮食，恶闻食臭，其面目乍赤、乍黑、乍白。蚀于上部，则声嗄，甘草泻心汤主之。蚀于下部，则咽干，苦参汤洗之。蚀于肛者，雄黄熏之。

狐惑乃虫病，惑字当系字蜮之误，蜮一作蟈。《诗经》注，蜮，短狐，含沙射人影则病，《诗》曰：为鬼为蜮，则不可得，言其暗中害人也。虫生暗中，故以狐蜮二字为名。

又此节明示蚀于喉为惑，蚀于阴为狐，是狐蜮二字对举，若作惑字解为疑惑，则讬空矣，引虫蚀喉部，何惑之有。由于蜮惑二字，篆文相似，（蜮篆文作𧌒，惑篆文作𢙀，）传写时，难免鲁鱼亥豕耳。

状如伤寒，谓有发热、恶寒、项强体痛等证也。默默，不则声貌。欲眠，思熟睡而不得熟睡也。卧起不安谓时起时卧而不能安定也。此皆虫扰使然。蚀，虫食也。喉在气管上方，为致命部门。阴，前后阴也。蜮善害人，狐性阴险，故蚀于喉者，曰：蜮。蚀于阴者，曰：狐也。不欲饮食，恶闻食臭者，盖虫动于腹中，令人烦心，故有此现象也。乍，犹忽而也。面目乍赤、乍黑、乍白者，因虫动腹痛也。嗄音沙去声，声破也，与哑异。上部，指喉部言，虫蚀喉部，则喉伤而声嗄。下部，指前阴（生殖器）言，前阴属厥阴，厥阴之脉上挟咽，其病自下冲上，故咽干。蚀于肛，谓虫食肛门也。

按湿热肝火生虫而为狐蟨证，故宜清湿热、平肝火。虫闻食臭而动，则心烦而恶闻食臭，不欲饮食矣，故宜泻心以安之。面目乍赤、乍黑、乍白，由于虫交乱于胃中，又当保胃气，因人以胃气为本，故选用甘草泻心汤。君甘草以保胃气，连、芩泻心火，去湿热。虫疾之来也非一日，其脏必虚，卧起不安，知心神欠宁，故用人参补脏阴，安心神。大枣以和脾胃。用姜、夏者，虫得辛则伏也。虫蚀前阴，用苦参汤洗之者，以苦参有去湿热摄水之效也。至蚀肛门之虫，乃由内而外，而内无他患，故用雄黄熏而杀之。狐病用熏洗之法者，皆就其近而治之也。

学者尚有须注意者，即咳嗽失音之证，人皆知为金实无声或金破无声，不知尚有虫咳，即本经所谓蟨病蚀于上部则声嗄也，治宜师甘草泻心汤法，并令常服榧子杀虫润肺。

唐容川曰：乌梅丸用姜、连，乃治虫妙药，甘草泻心汤亦用姜、连，故能治虫，此方原治痞满，予亲见狐蜃证，胸腹痞满者，服此汤立效。谢映庐治虫蚀肛门，用雄黄炒当归各七钱五分，槟榔五钱，芦荟、麝香各二钱五分，麦糊为丸，桐子大，每服二十丸，粥饮下，日三服。余按虫蚀肛门内脏无病者，自以用雄黄熏法外治为宜，若内服丸药，则药力难直达病所，反伤无病之脏腑矣。

病者脉数，无热，微烦，默默但欲卧，汗出，初得之三四日，目赤如鸠眼；七八日，目四眦黑。若能食者，脓已成也，赤小豆当归散主之。

脉一息六至，曰：数。主热。默默欲卧，谓病人闭目不语，但欲以身着床蓐休息也。无热汗出，足征其非表证。鸠，斑鸠，其目甚赤，肝开窍于目，肝脏血分之热，随经上注于目，故目赤如鸠眼。四眦，两目之内外眼角也。病至七八日，目四眦由红变黑，其血分热极可知，热气蒸血乃化为脓，脓成，则热毒渐从外解，肝胃稍和，故能食。

此示狐蜃生虫，蚀其喉或前后阴，致酿成脓血，如痔漏有虫复有脓血是也。狐蜃病化脓者多矣，或疑此节乃阴阳毒，其所见者少也。尤在泾谓系湿热蕴毒之病，其不腐而为虫者，则积而为痈，不发于身面者，则发于肠云云，不知此属狐蜃而非疮痈、肠痈。证以先血后便为近血，乃痔漏有虫而生脓血。引若系痈脓或可能发于肠者，必列入疮痈肠痈浸淫病章，而不列于狐蜃病证矣。此节之证，主以赤小豆当归散者，取其排脓疏郁也。

阳毒之为病，面赤斑斑如锦纹，咽喉痛，吐脓血，五日可治，七日不可治，升麻鳖甲汤主之。

阴毒之为病，面目青，身痛如被杖，咽喉痛，五日可治，七日不可治，升麻鳖甲汤去雄黄、蜀椒主之。

此示阳毒阴毒之证状区别与治之不可姑缓也。

沴厉之气从口鼻入，其毒走上焦阳分，则面赤，发斑，咽喉痛，吐脓血。此面赤是尽面通红，与戴阳之红而娇嫩带白者异，当辨。斑色赤，有触目之形，无碍手之质，稠如锦纹，或布四肢胸腹，不仅在面部也。吐脓血，谓吐出脓及血，有似肺痈。第此无咳嗽吐浊沫胸满振寒等证耳，此证纯系肺胃之热毒。

若沴厉之气中人阴分，而血凝涩不能上荣于面目，则面目呈青色，不能环周一身，故身痛如被杖。咽喉者，阴阳之要会，邪毒由口鼻入，必经咽喉而入肺胃，故阴毒亦有咽喉痛之证。五日，邪气传经未遍，故可救治，至七日，毒气已遍传脏腑，阴阳经气已周而再行，故不可治矣。

夫热毒壅结，无论在阴在阳，并用升麻鳖甲汤治之者，以其病实由于邪毒令血壅结不行而致气机不得升降，故用升麻解毒逐邪通气，而以鳖甲清血热而主降主开，俾上下通和而邪热自然透解，用当归亦系于血分中开其阳气，甘草保胃缓急，解热毒清浮火，雄黄能解土中浮火着于皮肤，阳毒之面赤斑斑如锦纹，盖胃土中之浮火着于皮肤也，若阴毒则无面赤发斑之证，故阳毒用雄黄而阴毒则不用也。

又面赤斑斑如锦纹，咽喉痛，吐脓血，皆肺胃之邪火在上，故必得引火下归之蜀椒，始克尽全功，若阴毒则上无火，故去之也。昧者以雄黄、蜀椒性温，宜于阴毒，不宜于阳毒，而谓经文有讹舛，斯盖不知雄黄、蜀椒之功用，又不知阴毒非宜温之寒证也。

按阳毒即后世之发斑、烂喉等病，阴毒即锁喉风、缠喉风之类。

烂喉乃气分之热，宜用白虎汤加减，外吹以锡类散（象牙屑焙　珍珠各三分　飞净青黛六分　梅花冰片三厘　壁钱二十个木板上者勿用　西牛黄，人指甲共研极细粉，吹患处，流出恶涎即愈，此专治烂喉口舌糜之验方也）。若热入营分，宜先用犀角地黄汤清营分。其阴亏内风动者，初用桑、菊、元参、马勃，外吹锡类散，续用二至、二冬、生地、苁蓉、沙苑、石英、稆豆衣、茯苓等味，滋阴潜阳。又烂喉证轻而热毒不重者，可令食新鲜樱桃（蜜饯者亦可），数十粒即愈。

卒然咽喉肿痛，如蛇缠颈，面目青，痰涎壅塞，牙关紧闭，旋即身冷僵硬者，曰缠喉风，急用雄黄解毒丸（雄黄一钱　郁金二钱　巴豆霜一钱　醋糊丸）合稀涎散

（皂角<small>四挺去皮弦炙</small>　白矾<small>一两</small>）调匀一杯，从鼻灌下，流入咽喉内，俟口动齿开，嗣即以土牛膝捣汁，调元明粉一两，鹅翎卷出其痰，即可发声开目，再与疏风清火药三四剂，一面将生韭菜连根打敷项下，继又频进生津药可安。锁喉风发病前数日，即觉胸膈乍紧，忽然咽喉肿痛闭塞，外无形迹，甚者牙紧气促，痰涎上壅，急用前雄黄解毒丸研细，开水调灌，得吐泻即生。

疟病脉证并治第四

师曰：疟脉自弦，弦数者多热，弦迟者多寒，弦小紧者下之瘥，弦迟者可温之，弦紧者可发汗、针灸也，浮大者可吐之，弦数者风发也，以饮食消息止之。

疟，病名。其状寒热往来，休作有时。其始发也，伸欠乃作，寒栗鼓颔，腰脊俱痛，寒去则内外皆热，头痛如破，渴欲冷饮。有日作者，有间日或间二日而作者，有先热而后寒者，有热多寒少者，有寒多热少者，有但热不寒者，此盖由于受病之原因不同而见证各异也。

六经皆有疟，惟以寒热往来休作有时者为正疟。因寒热为少阳经病，少阳经病脉必弦，已详《伤寒论》，故疟病以弦脉为主。弦中带数者，多属于热，弦兼迟者，多属于寒。小紧，谓脉形不阔数而牵转，主有宿食，故遇脉兼小紧，下之可痊。弦迟多寒，故可用温剂，但尺中迟，则为血少，宜养血，非温散所能用。

又痰滞气机，脉多迟涩，又当展气开痰，若脉弦紧，显系表邪为患，故可发汗或针灸。以针刺其应刺之穴，曰：针。以火烧其应烧之处，曰：灸。若弦兼浮大，知其邪在高分，自当遵《内经》高者越之之旨，而用吐法。惟亦有不可吐者，审证时宜详酌。

如浮大无力，重按少神，均属虚证，忌用吐法，故不曰当吐而曰可吐也。弦数者多热，因伤于风而作，故曰风发，治宜清解，不言可知。末句以饮食消息止之，是言人以脾胃为本，久疟虚疟，法当调其脾胃，即调其饮食，适其寒温是也。

《内经·素问刺疟篇》云：足太阳之疟，令人腰痛头重，寒从背起，先寒后热，熇熇暍暍然，热止汗出难已。足少阳之疟，令人身体解㑊，寒不甚，热不甚，恶见人，见人心惕惕然，热多，汗出甚。足阳明之疟，令人先寒洒淅，洒淅寒甚，久乃热，热去，汗出，喜见日月光火气乃快然。

足太阴之疟，令人不乐，好太息，不嗜食，多寒热，汗出，病至则善呕，呕已乃衰。足少阴之疟，令人呕吐甚，多寒热，热多寒少，欲闭户牖而处，其病难已。足厥阴之疟，令人腰痛，少腹满，小便不利如癃状，非癃也。数便，意恐惧，气不足，腹中悒悒。

肺疟者，令人心寒，寒甚热，热间善惊，如有所见者。心疟者，令人烦心甚，欲得清水反寒多不甚热。肝疟者，令人色苍苍然太息其状若死者。脾疟者，令人寒，腹中痛，热则肠中鸣，鸣已汗出。肾疟者，令人洒洒然，腰脊痛，宛转，大便难，目眴眴然，手足寒。胃疟者，令人且病也，善饥而不能食，食而支满腹大。诸疟而脉不见，刺十指间出血，血出必已。

病疟以月一日发，当以十五日愈；设不差，当月

尽解；如其不瘥，当云何？师曰：此结为癥瘕，名曰疟母，当急治之，宜鳖甲煎丸。

以月，以月计之也。一日发，谓每日一次也。当十五日愈者，以五日为一候，三候为一气，即十五日，人受气于天，天气更，则人身之气亦更，更气旺，则不受邪气而愈矣。设十五日不瘥，当又更一旺气，即再过十五日，共三十日，邪始能解。因每月为三十日，故曰当月尽解。若再不解，乃疟邪与气血痰饮结为癥瘕，僻处胁下，名曰疟母，将成负固不服之势，故宜急治。

按治疟不善有三患，邪留肝络，则为疟母；戕及脾元则为疟鼓；耗乎肾阴则为疟劳。此外温疟、瘅疟，误用温补，致热炽阴亡，邪将劫命，求转上述三患亦不可得矣。医者慎之！

疟母者，内有癥瘕，外有寒热，故主以化癥瘕除寒热之鳖甲。而于外仍不离桂枝汤、小柴胡汤之治，所以有桂枝、白芍、柴胡、黄芩、人参、半夏也。于内则必以开结通血，祛饮行水为辅，所以有射干、紫葳、䗪虫、蜣螂、鼠妇、蜂窠、桃仁、牡丹皮、葶苈、石韦、瞿麦、赤硝、厚朴、大黄也。

其煮鳖甲令泛滥如胶漆者，以尽鳖甲之药力也；纳鳖甲于酒内煮者，以酒能行药势也；置于化癥除邪药内者，能使药性自内达外也；锻灶灰者，具化癥坚之意也。再药性皆偏，配剂不当，则必治此碍彼，欲使其有利而无弊，必有监督斡旋者在焉而后可。

如此证邪气牢固，劫气血而结癥瘕，用射干、厚朴、半夏、桂枝。行气开结，即以人参防其太滥。用紫葳、牡丹、桃仁、䗪虫、大黄、鼠妇，通血破证，即以阿胶挽其过当。破血之药较多者，治营即所以通卫也。破血又以虫类为最，故方中飞者，走者，伏者，咸备焉。

师曰：阴气孤绝，阳气独发，则热而少气烦冤，手足热而欲呕，名曰：瘅疟。若但热不寒者，邪气内藏于心，外舍分肉之间，令人消烁肌肉。

阴气，指少阴心肾之气。孤绝，虚极也。烦冤，心中烦闷不能自道其苦也。心肾之阴虚，故热而少气烦冤，邪气能入于心，而内藏于心中，皆少阴阴气孤绝之证据也。阳气，指太阳膀胱之气。水中之阳，化气为热以卫周身。今阳气独发，则为纯热，合于阳明，则手足热；合于三焦，则欲呕。外舍于腠理分肉之间，则令肌肉消烁。但热不寒者，阳热盛也。余意此证手足热欲呕，肌肉消烁，皆胃热液枯之象，宜借用竹叶石膏汤加黄连、红枣、枸杞、女贞、黑料豆等味，梨汁、蔗汁间亦可佐。

《内经·素问疟论》曰：其但热而不寒者，阴气先绝。阳气独发，则少气烦冤，手足热而欲呕，名曰瘅疟（瘅热极也）。其气不及于阴，故但热而不寒，气内藏于心，而外舍于分肉之间，令人消烁脱肉，与此节并无不同。

湿疟者，其脉如平，身无寒，但热，骨节烦疼，时呕，白虎加桂枝汤主之。

《内经·素问疟论》曰：先热而后寒者，名曰：温疟。其但热而不寒者，阴气先绝，阳气独发，则少气烦冤。手足热而欲呕，名曰：瘅疟。由此可见瘅疟为温疟之一种，故此节所述证状，虽为瘅疟之正证，而非先热后寒之温疟，然究不得谓非温疟之一种也，故首冠温疟二字，其义与《内经》并无不同。

其脉如平，谓似与平人无异，不浮不沉，因此证非纯为表邪，亦非纯为里邪也。骨节烦疼，乃表寒所致。时呕，谓呕有定时，由于胃热也。

此证用白虎加桂枝汤，必具白虎证，白虎证何？脉大，汗出，烦渴欲饮水也，故此证除但热无寒时呕外，必有上述白虎证，否则必不用白虎也。再加骨节烦疼之表证，自当略加表药。因无寒不得用柴胡，因有汗不得用麻黄，因热证多又不得用附子，不用桂枝和营通络而谁用哉。

疟多寒者，名曰牡疟，蜀漆散主之。

多寒，谓寒多热少，甚至有寒无热也。由于无形之寒气，挟有形之痰饮填塞胸中，阻心阳之气不得外通，阳气不能外透于肌表，故多寒，甚至有寒无热。心为牡脏，因名之曰：牡疟。主以蜀漆散者，盖痰涎深伏幽隐，非蜀漆和浆水涌吐之法，无以发越。云母能入阴分逐邪，使之外出，佐龙骨以固护神气，俾遂蜀漆快吐之功，庶胸次得以廓然而病愈矣。

按陈修园氏谓：蜀漆散原是宣通心阳，使气行于肌表，不至偏阴用事，非必欲其吐也，故无吐字。余借用桂枝去芍药，加蜀漆、牡蛎龙骨救逆汤，录此存参。

《外台》牡蛎汤治牡疟，方用牡蛎、麻黄、甘草、蜀漆四味。盖亦蜀漆散之意，然其外攻之力较猛，且麻黄能发阳气，非虚者所宜，又无龙骨固护心主，恐病邪虽逐，神明亦乱，而有刀圭莫济之险，安能如蜀漆散之有利无弊哉。

或曰，各经皆有疟，见于《内经》，而他籍所载，复有暑疟、湿疟、疫疟、寒疟、三阴疟、鬼疟、胎疟之名，乃本章仅示治疟母、温疟、牡疟三方，何其略耶。抑有缺文耶？曰：非略也，亦非有缺文也，夫鬼疟、胎疟，本属虚构，固无庸喋喋，而少阳正疟，以小柴胡汤为主方，细研《伤寒论》，即可了然。至先寒后热（寒疟），或先热后寒（温疟），不必赘叙也。

读痉湿暍章，所谓湿疟、暑疟之治法可知，读《伤寒论·辨六经病脉证篇》，而各经疟之治法亦悟矣，再就脉象论之，本章第一节已明示弦数者宜清，弦迟者可温，弦小紧者，下之差，弦紧者，可发汗或针灸，浮大者，可吐之，脾胃虚者，以饮食消息止之。而清之有白虎、麻杏甘膏等方，温之有理中、四逆、真武诸法，下之有三承气汤，汗之有麻黄、青龙之剂，吐之有瓜蒂散、蜀漆散。由是观之，此章可谓言简而意赅，学者当深思之。

中风历节病脉证并治第五

夫风之为病，当半身不遂，或但臂不遂者，此为痹。脉微而数，中风使然。

此章之中风，是杂病中风，其证状与痹、历节等相似，与《伤寒论》中之中风不同。彼为外感，其证状与痹、历节迥殊，故一则详载《伤寒论》，一则列于本经而与历节并为一章。

风者，空气也，能生长万物，亦能损人，贼风每乘人之虚，卫外之阳不固，而走人之空窍肌肤，内传经络骨髓而入脏腑，患者重必死亡，轻亦成废。故上古圣人之教民也，皆谓之虚邪贼风，避之有时，所谓避风如避箭，而头脑为元神所系，故坐卧须防脑后风。此节示风与痹历节之区别。

夫风之中人，善走空窍，入肌肤而传经络，且彻行于上下，故当半身不遂。半身不遂者，谓偏左或偏右之手足废而不用也。若但两臂或一臂重滞不举，则必挟寒湿而为风、寒、湿三气所合成之痹，此杂病中风与痹两证病状之异点也。再二者之病因亦各别，中风由于体虚为邪风所乘，痹则由于风、寒、湿三气合成。其风气胜者为行痹，以风性善行故也；寒气胜者为痛痹，以寒主收急故也；湿气胜者为着痹，以湿主重滞故也。风则阳先受之，痹则阴先受之。

脉鼓动无力，曰：微。主阳气虚，因脉乃血脉，赖阳气以鼓动，阳气虚，则鼓动无力也。一息五至以上，曰：数。主热邪，因热势躁急，故脉亦疾也。脉微而数两句，是言辨证之外，尚须察脉。外候半身不遂，必脉微而数，始为中风病，因中风乃贼风乘人之虚而入人之身为害，而热从风发，故脉当微而数也。惟须注意者，微而数，乃中风既成之脉。若初起因风气寒冷，伤人必由营卫，心营肺卫，左寸以候心，右寸以候肺，故初起寸口必见浮紧寒虚相搏之脉。详见次节。

又风究系阳邪，其扇动之气虽寒，而自人受之，则为阳邪而渐化热。故风邪中经，则脉又由迟而变缓矣，详见第四节。

按半身不遂与瘫痪有间，瘫痪者，四肢麻木，不能动弹也，若肢体之一部麻木不仁，尚未至于不用者，则既非瘫痪，又非中风半身不遂也。此外又有类中，类者，伪也。言其证状俨如中风，而实非中风。由于痰火，气虚或湿而生。

寸口脉浮而紧，紧则为寒，浮则为虚，寒虚相搏，邪在皮肤；浮者血虚，络脉空虚；贼邪不泻，或左或右；邪气反缓，正气即急，正气引邪，喝僻不遂。

邪在于络，肌肤不仁；邪在于经，即重不胜；邪入于腑，即不识人；邪入于脏，舌即难言，口吐涎。

此寸口指两手寸脉言。脉举之有余，按之不足。

曰：浮。应指有力，绷急弹指，曰：紧。寒邪外束则脉
紧，故曰：紧则为寒。此脉浮，当指浮而无力之虚脉
言，故曰：浮则为虚，虚脉主血虚（脉乃血脉，脉虚则
血必虚）。寒者，风动之冷气。风邪乘虚而入，正虚不
能胜邪，卫行脉外，风邪首先犯卫，故曰：寒虚相搏。
邪在皮肤，血虚则无以荣皮肤而养络，因之络脉空虚，
风邪乃得入内居于膜膜而不去。贼邪即贼风邪气。泻犹
去也。

左边之络脉空虚，则风邪留于左而左边之手足不
用。右边之络脉空虚，则风邪留于右而右边之手足不
用。故曰：或左或右也。风邪中人本速，然留伏有地，
则反缓而不行，正气循行本缓，然机关失利，则反急而
增剧。《考玉篇》㖞同喎。《说文》，喎，口戾不正也。僻，
邪僻，指眼珠歪斜而言。不遂，即半身不遂之简文。正
气引邪，谓人之阳气与风邪相牵引也。

脉之散者，曰：络。在皮肤肌肉之间。风邪客之，
正气不达，而此间之肌肉死，不知痛痒，为肌肤不仁
也。经者，脉之大者也。十二经脉皆起于手或足，风邪
客之，则手足之气不贯不运，即重而不举。血之在手
足者，为风邪所阻，则滞而不行，为死血。气之趋手
足者，为风邪所恋，则流而不返，为痰水。是以重不
胜也。

腑指胃腑，风邪入于胃，胃脉上通于心，风邪生痰

聚血，上迷心窍，即不识人。邪入于脏之脏字，指心脏言。心开窍于舌，其脉络舌本，血脉为风邪所凝涩，故舌强不能言。气聚于空窍，则津结为涎，舌下气不收摄，故口吐涎。

此节乃论中风之正文，示中风有表里、经络、脏腑之别，由浅而递深，凡后人所谓中痰、中气、中寒、类中诸证，皆包在内，尚须注意者，风邪入心系先犯心包，如已犯心君，则不可救矣。

《内经》云：百病之生，必先于皮毛，邪中之，则腠理开，开则邪入客于络脉，留而不去，传入于经，留而不去，传入于腑，廪于肠胃。又云：各入其门户所中，则为偏风，此二节谓风之为病，当半身不遂，或但臂不遂者，此为痹，及风之中人，由渐而深，自表而里，络而经，经而腑，腑而脏，即本《内经》而言也。

夫风之中人，必自卫入营，且必乘人之虚，又风为阳邪，始冷终热，故始则寸口脉浮而紧，迟而缓，及其成也，脉必微而数。惟其初中时，尚为冷风而未化热，在经络而未入于脏腑，故首出侯氏黑散以治之。迨邪已化热，口喝眼斜，半身不遂，所谓瘫痫，则用风引汤。及至如狂，妄行独语，是风邪已入腑，上侵心包，则用防己地黄汤。若已入心脏，舌难言，口吐涎者，则已归不治之证，故不出方。

后人资寿解语汤，系治中风脾缓，舌强不语，半身不遂（羌活、炙甘草各五分，防风、炮附子、天麻、酸枣仁炒各一钱，羚羊角、官桂各八分，水二杯，煎八分，入竹沥五钱、生姜汁二钱，水调服），喻嘉言以此汤去羌活、防风，加元参、菖蒲、枸杞子、甘菊花、制首乌、胡麻仁、天门冬、熟地黄，治肾虚风入，不萦于舌本而不能言之危证。

又有少阴气厥不至而舌喑足废者，两尺脉当细涩，宜用刘河间地黄饮子（熟地黄、肉桂、附子、肉苁蓉、茯苓、麦门冬、五味子、远志、菖蒲、山萸、巴戟天、石斛各五分，薄荷叶七片，水一杯，煎八分，温服）。浊药轻投，惟须注意者，地黄饮子乃治肾虚痱证（舌喑足废），而非治中风之方。若治中风，宜遵《内经》以辛甘凉为主，佐以驱风益血之药，如侯氏黑散之用人参、菊花、桂枝、茯苓等药，而佐以防风、细辛、川芎、当归是也。

治中风尚宜详辨脱、闭二证。闭证，口噤目张，两手握固，痰气壅塞，语言蹇涩，宜用开窍通络，清火豁痰之剂，如稀涎散、至宝丹之类。脱证口张目合，手撒遗尿，身僵神疲，宜用大补之剂如参、附之类。然闭证亦有目合遗尿，神昏身硬，六脉俱绝者。脱证亦有痰鸣不语者。惟闭证必手拳面赤气粗，脱证之脉必微弱虚细，当详辨。

侯氏黑散，治大风，四肢烦重，心中恶寒不足者。

　　贼风乘人气血虚弱，卫阳不固而袭入人体，风本寒冷之空气，作势害人，正不能胜，因而生四肢烦重，心中恶寒等证，故名曰：大风。风寒侵袭，阳气不运，故四肢觉重滞而不轻舒。风寒逼阳气困于内而浮越于四末（四肢），故心中恶寒，而四肢重且烦。不足，谓其人气血虚弱，加以贼风侵袭，致正气益不足也。故当补虚以熄其风。

　　侯氏黑散方中用人参、白术、川芎、当归、大补气血；桔梗通气，俾阳能胜阴，补而不滞；茯苓、桂枝保心气，防风邪之凌心；桂枝、防风同用，能去风寒之在络者；桂枝协白术、细辛、干姜能振作心中之阳；益以牡蛎召四末之阳使归于内，则心中自不恶寒而四肢之烦重除矣；菊花为治风之专药，久服能利血气，俾风邪不能容；尤妙在矾石以固涩诸药，使之积留不散，以渐填空窍。必服之日久，风自以渐而息，初服二十日，用温酒调下者，是借酒力以运行周身，而开其痹著，不欲其遽填也。宜冷食者，盖矾得冷即止，得热则行，故叮咛曰：热食即下，冷食能助药力，使矾能固涩诸药，积留不下，以渐填空窍，空窍既塞，则旧风尽出，新风不受矣。《内经》曰：久塞其空，是谓良工，此之谓也。

　　风引汤，除热瘫痫。

　　瘫，风瘫，筋脉拘急，麻痹不仁也。痫，卒然倒仆，口眼相引，手足搐搦，口吐涎沫，有顷乃甦之疾也。此方主清热以熄其风，瘫痫皆由于风，故曰：除热瘫痫。

夫风引汤亦涩剂也，涩剂而用大黄，似乎相背，且其证缓，既用桂、甘、龙、蛎，又益之滑石、石膏、赤白石脂、寒水石、紫石英，于五脏间，似已网罗良备，然瘫痫而曰热，必其风聚热生，挟木侮土，故脾气不行，积液成痰，流注四末，如上诸味，止及肺、心、肝、肾，而不及脾，故用大黄荡涤脾家所聚，而干姜之守而不走，实以反佐大黄，使之当行者行，当止者止，是大黄、干姜，实一方之枢纽，不阂乎涩者也。

再此证乃贼风乘虚袭入人体，化热而成瘫痫，故虚实错杂，虚者宜补，实者当攻，若撤其一面而遗其一面，则虚因实而难复，实以虚而益猖，是以风引汤中补攻并用，桂、甘、龙、蛎、紫石英，皆补心神之虚，大黄则荡涤脾之所聚也。

防己地黄汤，治病如狂状，妄行，独语不休，无热，其脉浮。

猖狂不宁谓之狂。其外状或登高而歌，或弃衣而走，逾垣上屋。如狂状者，谓其证有妄行，独语不休，有似发狂之状，第尚未至于狂也。妄行，即上述登高，弃衣走，逾垣上屋等。独语，无人自语也。独语不休，谓自言自语不稍休息也。其所以致此者，由于风邪入于胃腑，并于心脏，使神识不清也。无热，足征其非外感。曰脉浮，知非劳伤而为风邪。

故此证宜清心热，养心血，安心气，除风邪。防己地黄汤中，用生地黄久蒸绞汁，因其用在大补心血清心热，熟者其味厚也；桂枝入心，甘草养阴益气，二味合用，能安心气；桂枝协防风，能驱风邪；防己主风寒热气诸痫除邪。

此证属于中风，风本寒冷之气而为阳邪，故风之中人，初则为寒，继则化热，由表而里，由络而经，由腑而脏，故以防己为君，又因其心血已枯，宜清宜补，故以地黄居次而名曰：防己地黄汤焉，其以酒渍防己、防风、桂枝、甘草绞汁，合地黄汁服者，不取其助补剂之力，反取其增散药之烈，是欲其合散药随补药以驱邪，仍不伤正也。

寸口脉迟而缓，迟则为寒，缓则为虚。营缓则为亡血，卫缓则为中风。邪气中经，则身痒而瘾疹。心气不足，邪气入中，则胸满而短气。

此节之证，皆心、肺两经病。左寸以候心，右寸以候肺也，脉一息三至，曰：迟。一息四至，曰：缓。迟而缓者，谓一息三至后又一息四至也。迟为血脉凝滞，故主寒。第此证脉渐变缓，乃系风邪而非寒邪，因风始扇动之气为寒，故始则脉迟。惟风究系阳邪，故脉渐变缓，缓则为虚者，风邪入由于正气不胜也。风伤卫，右寸主卫气，故右寸缓即为中风，若左寸缓则为心虚。心主血属营，故曰：营缓则为亡血。邪气中经，谓风邪入于经脉。痒，肤欲搔也。瘾疹，皮外小起，即后世所谓风疹，俗名风包，或呼为风斑。

言风邪入卫中经，除中太阳等六经为外感中风另详《伤寒论》外，如入皮毛兼及血分，则发为瘾疹而痒甚须搔也。法当消风清血热，可用白藓皮、杭菊花、丹皮、白芍、地肤子、生地、荆芥穗、银花等药。气血虚者，须加当归、黄芪，他如景天、白蒺藜、青葙子、蒴藋、壳荃等味，皆治风痒瘾疹之要药，随证择用可也。

头风摩散

头风，谓风寒使入人之头部，因而被侵之部分作痛也，今谓之偏头风。与外感三阳经及厥阴之头痛不同。头额脑后颠顶俱痛者，为太阳头痛，以太阳经脉上额交颠下脑后也。痛在额前，上述目珠者，为阳明头痛，以阳明经脉循额颅也。头角痛者，为少阳头痛，以少阳经脉上行头角也。但颠顶痛为厥阴头痛，以厥阴之脉会于颠顶也。

盐即食盐。沐了，谓先用水洗净患处然后用药摩之也，以手指推擦也。头风之病在躯壳，故用外治之法，俾奏效捷而无弊。今人多用附子、防风、白芷、菊花、羌活等药治头风，其效力远不及头风摩散。吴鞠通曾用羚羊角、连翘、茶菊花、刺蒺藜、生甘草、薄荷等药治愈一头偏右痛者，彼乃少阳头痛而非风寒侵袭之头风，若系头风，断非上述诸药所能奏效也。

大附子能祛头部之风寒，故能治因于风寒之头风病，以盐合而摩之，可制生附子之毒而令药力易行，且盐摩人身，能令风火消除，肌肉坚固也。

寸口脉沉而弱，沉即主骨，弱即主筋，沉即为肾，弱即为肝。汗出入水中，如水伤心，历节痛，黄汗出，故曰历节。

此寸口指两手之寸关尺言。按之至骨其脉始显著，曰：沉。故曰：沉即主骨。沉而细软，曰：弱。无须按至骨，故曰：弱即主筋。因肾主骨，肝主筋，故曰：沉即为肾，弱即为肝。递历关节而作痛，曰：历节痛。心主血脉，汗出入浴水中，如水伤心，则血脉阻而不流通，因而递历关节作痛，而成历节证。间有一部分之水入于膜腠膏油之间，蒸发脾土之色，则汗出色黄。

惟须注意者，是项黄汗，乃历节病中之一证。与水气病脉证并治章之黄汗证不同。黄汗证乃汗出入水，蒸发脾土之色，致令汗出色黄，乃气分之病，未干血分，故肢节无痛处。历节证乃水伤血分，血伤则不流通，故周身肢节先后作痛。黄汗汗黄，历节之汗或不黄，其有黄汗证者，盖兼气分者也。历节发热，黄汗不发热而间或身热。黄汗有渴，四肢头面肿，口多涎，胸中窒，不能食，反聚痛，暮躁不得眠等证，历节但有足肿黄汗出，二者盖同源异流之病也。

历节与湿痹、湿家亦有异，历节乃递历关节而为痛。湿痹为太阳病，其外候关节疼痛而烦。湿家则一身尽疼。历节或出黄汗，湿家则身色如熏黄。

再历节，痛由于汗出入水，水伤血分。与虚劳里急之四肢酸疼原因既殊，而四肢包括筋骨肉而言，不仅关节，且酸疼与痛亦有别，酸疼乃筋酸胀而筋骨肉又痛甚也。

历节与中风半身不遂之偏左或偏右，手足废而不用更不同。前者乃递历关节而为痛，后者但患处麻痹不仁。因中风历节，同属虚致邪入，且均系四肢间之患，故并为一章焉。

此节前五句，言外见历节证患者，必肝肾素虚，肝藏血，肾主液，肝肾虚则水易干血分，血为水邪所阻，则不流通，因而递历关节作痛也。

跌阳脉浮而滑，滑则谷气实，浮则汗自出。

少阴脉浮而弱，弱则血不足。浮则为风，风血相搏，即疼痛如掣。盛人脉涩而小，短气，自汗出，历节疼，不可屈伸，此皆饮酒汗出当风之所致。

前言汗出入水中，水伤心而成历节。此又言饮酒汗出当风亦能致历节。

跌阳穴名，在足跌三寸之间，是胃脉之下行，复上与太冲之脉合，为人之根蒂。死生之诊，于是最切，故

《伤寒论》《金匮》法趺阳与少阴同诊。一诊先天，一诊后天，每并取以决百病。今人废之，此仲景所斥为按手不及足之庸工也。

少阴指足少阴肾脉，动于太溪，在足踝后根骨上，脉来数而流利，曰：滑。主实邪，胃主纳谷，趺阳为胃脉，故趺阳脉滑，主谷气实，显系胃有积热。浮为主表，亦属阳，胃主肌肉，故趺阳脉浮则汗自出，汗出则易招外风。少阴脉弱，主阴血不足，抵抗力弱，风邪易袭入骨，阻血之流通，致关节疼痛，如有物之掣曳然，肾主骨，故少阴肾脉浮为风也。

盛人，肥胖之人。涩者，滑之对，脉来迟而不流利，曰：涩。脉形细小，曰：小。气急而短促，曰：短气。其外状似喘而不摇肩，似呻吟而不疼痛。不经发散而自然汗出漐漐者，曰：自汗出。弯曲，曰：屈。引直，曰：伸。此不可屈伸，盖谓关节痛甚，致四肢不能随意曲直也。肥盛之人，脉涩小短气自汗出，显系湿滞升降不利使然。汗出招风，风湿相搏，则脉节痛而不可屈伸，以上三者，皆由饮酒汗出当风所致。

盖酒性热有毒，入血分，素躭曲蘖者，则胃中湿热盛而汗出，致令风邪入，阻碍血分之流通而生历节疼痛之证。由此可知汗出入水中，水伤心。及饮酒，汗出当风，皆能致历节。又胃家湿热素盛者，亦可作酒客观也。

诸肢节疼痛，身体尪羸，脚肿如脱，头眩短气，温温欲吐，桂枝芍药知母汤主之。

诸肢节疼痛，谓四肢间之各关节，皆疼或痛也。身体尪羸，谓周身瘦削不堪也。脚肿如脱，谓足肿大有似瓜熟将落之状。头眩，谓头昏眼黑。温温欲吐，谓咽中先哕而后欲吐，仍未得吐。

此证乃邪气水火交阻于下，故脚肿如脱而身体尪羸（凡肿在一处，他处反消瘦者，多由邪气勾留，水火相阻）。

考《神农本草经》，知母除邪气，肢体浮肿下水，补不足益气，是知母为治此证之要药。然阻于下者，非发散不为功，故用麻黄、防风；因系水火交阻为患，故用桂枝、白术治水之阻；知母治火之阻。因此证乃水伤心致营卫不和，经脉阻滞，故诸肢节疼痛。桂枝功能和营通经，保心气，逐水，故以之为君，芍药合桂枝能破营分之结，合附子以破下焦之结，合甘草以破肠胃之结，诸肢节疼痛，营分之结也；水火交阻，脚肿如脱，下焦之结也；温温欲吐，肠胃之结也。

按历节之正证，只是风血相搏，骨节疼痛如掣，其治法不外和血通络，祛风补虚，人所易知，故本经不立方。惟此节与下节，乃营卫虚之历节，变证中之至微者也，故指示较详，且出桂枝芍药知母汤一方，两节之证悉主是方。盖此节之诸肢节疼痛，即下节四属断绝之证，身体尪羸，与下节身体羸瘦无异。脚肿如脱，即下节之独足肿大。惟下节有黄汗证，此节无之，而有头眩短气，温温欲吐，以见或有此证无彼证，或有彼证无此证，要皆营卫不和，水火交阻，血滞不流通所致耳。

味酸则伤筋，筋伤则缓，名曰泄。咸则伤骨，骨伤则痿，名曰枯。枯泄相搏，名曰断泄。荣气不通，卫不独行，营卫俱微，三焦无所御，四属断绝，身体羸瘦，独足肿大，黄汗出，胫冷。假令发热，便为历节也。

《内经·素问宣明五气篇》曰：酸入肝，咸入肾。《内经·素问五脏生成篇》曰：肝之合筋也，肾之合骨也。故饮食酸物较多，则入肝而伤筋，筋伤则弛缓而不能自收持。泄，散也。散而不收，故名曰：泄（泄音曳）。饮食咸物多，则入肾而伤骨，骨伤则髓少而难行立，故谓之痿。犹枯萐之意，因名曰：枯。若食酸咸之物过多，则筋骨俱伤，肝肾两虚，既枯且泄，则难于行动操作。因而血脉不流通，荣之与血，犹热之与火，血滞则荣气不通，荣气不通，则卫亦不独行矣。

荣卫者，水谷之气，三焦受气于水谷，四肢秉气于三焦，今荣气不通，卫气不行，是荣卫俱微，因之三焦气乏而无所御，则四属失养而疼痛如断绝。四属者，四肢也。精微不化于上，故身体羸瘦，阴浊全注于下，致他处瘦小而独足肿大也。

惟于此处须注意，若见四属断绝，身体羸瘦，独足肿大，加以汗出色黄，发热而胫不冷者，方为历节病。若汗出色黄，身热而两胫冷者则为黄汗病，二者俱有四属断绝之证，属于枯泄相搏，故名曰：断泄也。

病历节，不可屈伸，疼痛，乌头汤主之。

按历节病，始则递历关节而痛，继而四肢不能随意挛曲或伸直，稍动则痛或疼，故措辞如是也。

病历节而不可屈伸，是历节兼拘急，乃历节之变证也，历节多是风湿挟热，此则纯是寒，故主以乌头汤。徐忠可谓此节系承上文，大谬。又作似可加黄柏知母之迁就语，是彼亦知其注之未当。陈修园谓系前饮酒汗出当风节之补方，然彼有脉涩、短气、汗出等证，非乌头汤所宜也。

夫不可屈伸而疼痛者，阴之实强者也。阴实强而仍知疼痛，则阳犹盛而仍与之对峙，故以祛寒邪之乌头为君，佐麻黄以兼泄其阳，仍辅以黄芪补气行三焦，俾其阳气不伤，芍药、甘草和肝，通肝脏阴气之凝结，则四肢可以屈伸矣。因乌头、麻黄为峻药，故如大乌头煎法（见寒疝），使甘缓之蜜，变其锋锐之厉也。

按本经论治每详于变而略于正证，盖以正证正治，较易知晓，变证变法，则人多不知，故不惮烦而详诲也。

矾石汤，治脚气冲心。

脚气，病名。始起饮食如故，卒然脚屈弱不能动，自足肿至大腿，由于风湿之气上冲，若冲心，则令人呕吐多死。因脚气既由于风湿，又有脚肿不得屈伸之证有似历节。故殿诸中风历节病之末，惟本经提要钩粹，因脚气病最重者，厥惟脚气冲心，故仅及脚气冲心之治，非谓矾石汤一方，能赅疗一切脚气病也。

历节与脚气相似而实殊，盖历节乃递历关节而为痛，脚气则间或疼痛不仁。历节独足肿大，脚气则由足渐肿至胫。历节间有温温欲吐之证，脚气冲心则令人呕吐。历节发热，脚气则否。历节有头眩、短气、胫冷等证，而脚气则无之。历节由于汗出入水中水伤血分，或饮酒汗出当风，或肝肾虚因而营卫三焦俱病，或纯由寒湿，脚气则由于风湿之气上冲，此二者之区别也。

或有以转筋与脚气混为一病者，殊不知转筋乃脾土虚而为肝木所乘所致，脚气则由于风湿之气上冲。转筋之候，臂脚直，甚至少腹拘急而剧痛，脚气则自足肿至胫，间或疼痛不仁，二证病因证状皆不同也。

矾石汤乃外治之方，矾石能却水收湿，益以味酢之浆水，敛涩之功更胜，故能使湿去而气不上冲，而病自痊。用汤浸脚者，取其直达病所而能速效也。陈修园氏不知脚气、历节系属两证，乌头汤乃寒湿历节之主方。竟谓脚气冲心难以外法倖功，宜内服乌头汤，再用矾石汤浸脚，谬矣。

按治脚气方，除矾石汤外，尚有千金竹沥汤，鸡鸣散。前者长于驱风，后者善除阴湿，（竹沥汤方用竹沥、甘草、秦艽、葛根、黄芩、麻黄、防己、细辛、桂心、干姜、防风、升麻、茯苓、附子、杏仁治两脚痹弱，或转筋皮肉不仁，腹胀起如肿，按之不陷，心中恶不欲食。鸡鸣散治脚气肿浮，风湿流注，脚痛不可忍，方用槟榔、橘红、宣木瓜、吴茱萸、苏叶、桔梗、生姜）。

血痹虚劳病脉证并治第六

问曰：血痹之病，从何得之？

师曰：夫尊荣之人，骨弱肌肤盛，重因疲劳汗出，卧不时动摇，加被微风，遂得之。但以脉自微涩，在寸口，关上小紧，宜针引阳气，令脉和紧去，则愈。

血痹，乃痹病之一种，痹病由于风、寒、湿三气所合而成。风气胜者为行痹，走注历节皆属之。寒气胜者为痛痹，时痛而皮不仁。湿气胜者为着痹，肌肉着重不移也。尚有但臂不遂之风痹。因其痛在筋、在肌肉、在骨之不同，又可别为筋痹、肌痹、骨痹。若其病内不在脏，而外未发于皮，独居分肉之间，气不能周，则谓之周痹。八风伤人，内舍于骨节腰脊膜理之间，则谓之深痹。

夫安居少劳动之人，肾阳不振，则骨脆弱。饮食甘美，脾阴有余，则肌肤盛，重因疲劳，肾阳外泄，肌肤不固而汗易出，卧时或辗转帐幄有所摇动，致又受微风，阳不能卫，阴不能固，遂得血痹。身体疼痛，麻木不仁，脉鼓动无力，曰：微。迟而不流，曰：涩。寸为阳主气，微涩见于寸口，显属阳气不足。关属中土，关上小紧，知其肌肤为寒所滞，致阴血凝泣，故名曰：血痹。爰证因血滞而阳气不足，故宜用针引其阳气，俾阳气足则寒邪除而紧微涩之脉去，血乃通行而身体疼痛麻木不仁之患愈矣。

此节示血痹病之成因及其治法大要。

血痹阴阳俱微，寸口关上微，尺中小紧，外证身体不仁，如风痹状，黄芪桂枝五物汤主之。

血痹证阴血凝涩，由于阳气不达，其脉自应阳寸阴尺，俱见微象，关上必小紧，已如前述，或寸口关上两部脉皆微，而尺中独见小紧，亦是阳气虚阴血涩之象。不仁，肌肉麻木，不知痛痒也。《内经》曰：荣气虚卫气不行则为不仁。质言之，不仁由于营卫气血虚少，不能通行之故。如风痹状，谓臂上有痛处如风痹之状也。

《内经》曰：邪入于阴则为痹。此证由于阳气伤致邪入于阴血之分，必阳气通而后邪始得出。故上节示以宜针引阳气，此节复出黄芪桂枝五物汤以代针引。此汤即桂枝汤去甘草之缓，加黄芪之强有力者于气分中调其血，倍生姜以宣通阳气，阳气行，则血不滞而痹除也。

血痹因其外证身体疼痛不仁，由于出汗生湿，卧不时动摇，受风寒，仍属风、寒、湿三气合成。阴血为寒所凝而脉小紧，故名。又以其由于质虚劳倦，阳气不足，故与虚劳合为一章。

夫男子平人脉大为劳，脉极虚亦为劳。

曰：平人，谓客观似无病者。脉形阔大而按之无力，曰：大。脉浮而无力少神，曰：极虚。

古之所谓虚劳，虚与劳有异，虚由于自然，劳因于有作。譬诸器物,虚者,制造之薄劣。劳者,使用之过当。劳者,精伤而气鼓;虚者,气馁而精微。故劳者脉必大或极虚也,若脉浮弱而涩,或虚弱细微,或沉小迟,皆不谓劳。而虚有阴阳、血气之不同;劳有伤、损之殊异。

伤是七伤(见后);损是传变,自上而下,由肺气虚而及于肾阳竭,乃损脉之为病。损脉者,一息二至,终于二息一至也。又虚损与劳瘵不同,盖虚损自上而下。痨瘵乃至之脉为病,自下而上也。脉来一息五至至十二三,曰:至脉。与损脉一迟一数恰相反,故以治疗劳瘵之法施之于虚损,多转泄泻,以治虚损之法治痨瘵,必致喘促。

又今日所谓之虚劳或指肺劳,或指阴虚浮火上炎,脉细数,暮热骨蒸,心悸自汗者与建中。肾气等证恰相反,若泾渭不分,南辕北辙,必致偾事,故治虚宜遵《内经》,形不足者,温之以气,精不足者,补之以味,阴阳气血俱不足者,当调以甘药。治损宜遵《难经》,损其肺者益其气,损其心者调其荣卫,损其脾者调其饮食,适其寒温,损其肝者缓其中,损其肾者益其精,五劳七伤之有干血者,以大黄䗪虫丸为起死回生之药。劳之耗损心液者,用炙甘草汤,若小建中汤,黄芪建中汤,八味肾气丸,薯蓣丸,酸枣仁汤,皆虚劳兼治者也,至后世治劳用人乳、枸杞、麦门冬、藕汁、莲子肉、十大功劳、生地黄、人参、地骨皮、女贞、龟板、石斛、蜂蜜、甜杏仁、百合等味，均不出炙甘草汤之范围，补虚之四君八珍十全大补汤等，治损之戊己汤等，均从薯蓣丸化出。

脉生于心血，应心而动，心为离火。劳心劳力所伤，则心火上亢而脉形乃阔大，故曰：脉大为劳。虚劳阴阳气血俱不足，则脉必举之软而无力，中取重按益弱如无，即所谓极虚也。故曰：脉极虚亦为劳。惟须注意者，若极虚而微，如风吹毛，或极虚而数，瞥瞥如羹上肥者，是真气已散漫不能收拾，必死。总之脉虚皆气虚不敛之故，所以凡病脉虚者不可吐，虽腹满不可下。病在中，脉虚，难治，脉阴阳俱虚，热不止者死。

虚脉与芤脉、散涩脉不同。虚脉久按虽无力，然尚有根，不似散脉之重按久按而不可得也。虚脉中取重按皆有，但弱而无力，不似芤脉之豁然中空，按久渐出也。涩脉往来不流利，如刀刮竹，举按皆同，且细短而不大也。虚脉与弱亦异，弱脉乃沉而细软也。

男子面色薄，主渴及亡血，卒喘悸，脉浮者，里虚也。

面色薄，谓面上无甚血色，较面无色之全无血色者稍佳。由于津血不足，津不足则渴欲引水自救，血不足多因曾患失血之证。卒暴也，气逆而上行，曰：喘。喘之外状，冲冲而气急，喝喝而息数，张口抬肩摇身滚肚也。悸，心跳而不宁也。阴血亏耗，气不潜纳，故喘。血为心之液，血不足则心悸不宁，此由望色而知之。然亦有不可凭者，必再参之于脉。

若脉浮者，则的系阴虚阳越之候，阴主里，故曰：里虚。愚按遇卒喘者，还当察其兼证。如苔腻痰浓，纵脉虚自汗足冷面红，亦应详辨其是否痰阻枢机，不可遽投补摄，经文未示察兼证者，殆引而不发欤。

此节之证与后小建中汤证似同而实异。彼为阳虚，咽干口燥而不渴，疾行则喘喝而非卒喘，脉沉小迟或革而不浮，乃里急而非里虚，故不可混同施治也。

此节之证，虽未明示治法，亦应了然于胸中。盖渴及亡血，心中悸者，亟应生津补血，如兼喘，宜参潜阳纳气。

男子脉虚沉弦，无寒热，短气里急，小便不利，面色白，时目瞑，兼衄，少腹满，此为劳使之然。

虚沉弦，谓脉虚大而软，沉取带弦而少力也。夫脉乃血脉，脉虚而无寒热，显属血虚。如脉虚身热，在夏秋之间则为暑伤元气。脉虚而沉取带弦无力者，乃里虚有热。若沉弦有力，即为阴寒伏饮或肝火矣。里急，里有虚热。目瞑，目不明也。衄，鼻血也。皆虚火上炎所致，里有虚热不能化气以行，故小便不利，因而少腹满。面色白是面无血色。由于衄血之结果，此证无寒热，面色白，短气里急，时目瞑兼衄，脉虚沉弦，显属劳证。劳则火升，故见证如上也。衄，目瞑，小便不利，均系伤阴，手足不冷，又不吐泻，自非阳虚，陈修园注谓：此证乃劳而伤阳，非。

劳之为病，其脉浮大，手足烦，春夏剧，秋冬差，阴寒精自出，酸削不能行。

脉大为劳，已言之矣。脉浮大为阳浮于外，故手足烦乱而精自出也（不因淫欲而精液自阴茎中出，曰：精自出）。阳精外泄，故阴器寒而不温也。剧为甚。差则安而未全愈也。春夏木火炎盛，阳浮于外，故病剧，秋冬金水相生，令主收藏，气敛于内，则阳不外扰而手足烦精自出酸削不能行等证暂除。酸削应从莫枚士说作痠消，谓痠痹消沮也。夫髓藏于头而会绝骨，绝骨穴在胫外廉，劳心用脑过度，则脑髓损，脑髓损则头痛而胫不能行。考《周礼》春时有痟首疾。郑注，痟，酸削也。首疾，头疾也。《说文》，痟，酸痟头痛也。

男子脉浮弱而涩，为无子，精气清冷。

脉举之有余，按之细软，往来不流利，曰：浮弱而涩。男子得此脉，为血少精伤，必艰嗣，左尺候肾主精气，脉浮而弱，显属阳衰，故精不浓而清，气不温而冷也。

夫失精家少腹弦急，阴头寒，目眩，发落，脉极虚芤迟，为清谷，亡血，失精，脉得诸芤动微紧，男子失精，女子梦交，桂枝龙骨牡蛎汤主之。

失精家谓素有失精之患之男子。脐之下为小腹，小腹两旁，名为少腹。少腹者，精室血海之所居也。弦急，精泄多则内空而不舒，筋脉乃绷急也。前阴为宗筋之所聚，阳气随精而过泄，故阴头无气而自寒。眩，眼黑。夫肾主闭藏，肝主疏泄，失精家之肝肾必虚，肝藏血，开窍于目，黑珠神光属肾，肾之华在发，发者血之余，肝肾虚，故目眩而发落。

脉极虚乃精液耗竭，元阳虚损之故。脉极虚为劳，已详前述，故失精为劳证。脉浮而中空形如葱管，曰：芤。主亡血亦主失精，因脉生于心血，精气足则脉亦实，今脉芤，必亡血失精也。脉一息三至，曰：迟。脉极虚芤迟，乃阳虚有寒，故有清谷之证。清谷者，洞泻澄澈清冷，完谷不化也。

脉滑数如豆摇动见于关中者，曰：动。无力鼓动，曰：微。数而牵转，曰：紧。芤动微紧兼见，为阳虚失精之因劳而阴阳相搏者，而芤动者阳之越，微紧者阴之结，阳不归阴是以阴气结，阴气愈结，则阳愈不归。夫脾土者生阴之源。肾水者，元阳之配。土不藏阳，水不摄阳，则阳之无所依、无所归、无所定，与惊无异。故用龙骨、牡蛎加入调阴阳之桂枝汤而主之，并命名曰：桂枝龙骨牡蛎汤也。

天雄散

天雄散有方无证，附于桂枝、龙骨、牡蛎后，令人莫测其故。然细绅绎上文，亦可知其大概。夫云男子平人脉大为劳，脉极虚亦为劳，以下六节，仅出一桂枝龙骨牡蛎汤，汤后即附天雄散，岂不以六节之中，其证何者合用桂枝龙骨牡蛎汤，何者合用天雄散，令人自择之耶。

考六节中有云：阴寒精自出，酸削不能行者；有云：精气清冷无子者；有云：阴头寒者，是即天雄散之所主也。天雄乃附子之类，其性为阳，故以天雄于至阴中壮其阳，以白术于淖湿中助气扶脾土，苟徒倚以入肾，适足以耗阴，何能生气生精，故用龙骨敛二物之气入脾，使脾充而气旺，气旺则精生矣。

按天雄散，桂枝龙骨牡蛎汤皆阳虚失精之良治。若阴虚失精者，宜三才封髓之类。陈修园谓：桂枝龙骨牡蛎汤是治阴虚，非。盖其证脉极虚芤迟或微紧，显属阳虚也。

男子平人脉虚弱细微者，喜盗汗也。

脉举之迟大无力，愈按愈软，曰：虚。主气虚。脉沉而细软，曰：弱。主血虚。脉形细直如发而软，曰：细。主阴虚。脉鼓动无力，似有若无，曰：微。主阳气不足。睡而汗出，曰：盗汗。与自汗不同，自汗者，不必睡去而汗自出，盗汗则不睡汗不出，才一睡去，汗即湊湊然出，觉则收矣。盗汗分杂病盗汗、外感盗汗两种，此节所论者，杂病盗汗也。

杂病盗汗，属阳气虚不能卫外而为固，阳病则阴不能自长，因之阴亦不足而不能内守，人睡去为阳入于阴，今阳不能固，阴不能守，故盗汗出而脉呈虚弱细或微也。第盗汗亦有因于阴虚火炎者，当谛察脉证辨治，总之盗汗乃阴阳气血不足而致，故属于虚劳也。至外感盗汗，为邪在半表半里，因邪气在表，则自然汗出。此则邪气侵行于里，外连于表，睡则卫气行于里，乘表中阳气不致，津液得泄，故睡而汗出，觉则气散于表而汗止。

《伤寒论》曰：微盗汗出，反恶寒者，表未解也，阳明病，脉浮者，必盗汗。三阳合病，脉浮大，上关上，但欲眠睡，目合则汗，此外感盗汗，不能与杂病混同施治也。

杂病盗汗，以二加龙骨牡蛎汤为最佳。方中龙骨、牡蛎固阳守阴；附子扶阳气；白芍养阴血敛汗；炙甘草益气养胃阴；红枣补脾；白薇能补血，返阳气于浮越失据之际；生姜可行津液，定倾颓。他如黄芪建中汤、参附汤等，亦可酌用。

阴虚火炎之盗汗，可投当归六黄汤（生地黄、熟地黄、黄芩、黄连、黄芪、黄柏、当归）加减。

人年五六十，其病脉大者，痹侠背行，若肠鸣马刀

侠缨者，皆为劳得之。

此人字，指男女年五十以上六十以下之患虚劳病者而言，脉形阔大，曰：大。侠同挟。肠中漉漉作响，曰。肠鸣。瘰之生于颈侧腘肉间者，曰：马刀。缨，颈也。颈之周围生病串者，谓之侠缨。陈修园注谓：生于腋下者为马刀，生于颈旁者为侠瘰，非。又有谓马刀为疮形，长如马刀尤谬，莫枚士斥之甚是。

人年至知命耳顺，阳气就衰，脉不宜大。今脉大者，显系虚阳上亢，而非真阳之有余。太阳为诸阳主气，其经脉行身之背，阳气虚，则背之全部肌肉不柔和而为痹，故曰：痹侠背行，阳气因劳而外张，外张则寒动于中而为肠鸣，虚火与痰气上逆而相搏，则生马刀或侠缨。

脉沉小迟，名脱气，其人疾行则喘喝，手足逆寒，腹满，甚则溏泄，食不消化也。

沉小迟，即迟弱，主阳气衰陷，故曰：脱气。疾行，行路稍速。喘，气急。喝，口张貌。因阳气不足，行稍速则气竭而息促，张口喘气也。阳气虚不能荣于四肢，故手足逆寒。阳虚阴盛，则腹满。满与胀不同，横充曰：胀。直溢曰：满。脾阳虚陷，运化失职，故溏泄而食不消化。

按阳气虚而痹侠背行者，可酌用黄芪桂枝五物汤加减。虚火上亢，挟痰气而生马刀、侠缨者，可酌用《圣济》大活络丹，补虚而消络中之痰滞。阳气虚急行则喘喝者，可酌用人参、枸杞、当归身、白茯苓、黄芪、炙草、胡桃肉、川牛膝、沙苑子等味。如腹满手足逆寒，再加枳壳、干姜。溏泄，完谷不化者，宜用白术、潞党、茯苓、扁豆、炙草、黑姜、谷芽、橘皮之属。

脉弦而大，弦则为减，大则为芤，减则为寒，芤则为虚，虚寒相搏，此名为革，妇人则半产漏下，男子则亡血失精。

脉举之弦急而大，按之豁然，曰：革。半产，小产也。漏下，女子漏血自上下泄而来不骤也。亡血，曾患吐血、咳血、衄血、溺血、便血，或其他血证者。失精，谓遗精、滑精，或色欲过度，射精过多。

脉弦而大，谓举之弦急而大，按之豁然也。弦则为减，减则为寒者，盖弦为阴寒，寒气盛则阳气减也。大则为芤，芤则为中虚者。盖大为虚阳上亢，外盛中干，俨如葱管也。虚寒相搏，谓脉大而弦急，按之则中空，浑如鼓革，故名：革脉。主气血内虚，妇女以血为主，得此脉者，必有漏血之疾，孕妇得之必半产，以中气营血俱虚，不能养胎也。在男子必有精血空涸之患。左尺见革为精空，左寸关见革为亡血，盖左尺候肾，肾主藏精，精空则肾脉必中空也。左寸候心，左关候肝，心主血，肝藏血，亡血则心肝之脉不实矣。

按妇人半产漏下脉革者，旋覆花汤主之。本经妇人杂病脉证并治章已有明示，以血室伤惫，瘀结未尽，非此方莫治也。后人遇半产漏下，动辄以四物八珍养荣诸法，而不顾及瘀结，后患其能免乎。至本章于男子亡血失精之治，以小建中汤为主方者，盖此方能调阴阳和荣卫而补中气。气为血之帅，气足而血亦渐生矣。精不足者，补之以味，方中饴糖、甘草，非补之以味乎！若加黄芪以充虚塞空，精血庸有不生者哉。徐灵胎《脉诀启悟》谓：本经于男子亡血失精无主治，殆未详研之过也。

虚劳，里急，悸衄，腹中痛，梦失精，四肢酸疼，手足烦热，咽干口燥，小建中汤主之。

虚劳，是病也。悸至口燥，是证也。里指里虚，是因也。急指脉弦急而大不柔和，按之豁然，即前所谓革脉也。悸，心筑筑然动，惕惕然不能自安也。腹中，膈以下少腹以上之内部，此部分有痛处，皆谓之腹中痛。梦失精，梦与女交而精泄也，即俗所谓梦遗。四肢酸疼，谓两手连肘腋，两足连腘髀之筋骨酸痛也。咽干，口燥，口中无津而不思水也。

心血虚则心中悸而烦。虚阳上亢，则鼻中出血。里虚内急，故腹中痛。真气虚惫，肾阳不固，则梦与女交而精泄。阳气不充于四肢，则四肢酸疼。里虚内热，精血枯耗，则手足烦热。咽干口燥，以上皆虚劳病应有之证。因阳气不足，精血衰耗，虚火上炎，故脉弦急而大，按之中空，浑如鼓革而呈以上诸证。盖由其人真气虚弱，或素伤思虑，作事过劳，或色欲过度所致，因名之曰：虚劳也。

小建中汤即桂枝汤倍芍药加饴糖，大建中汤亦君饴糖，是建中之力全在饴糖。盖其味甘主补虚乏，夫乏也者，行而无资之谓也。人身之行者为气血，嘘故纳新，环周不休，气之道也。十二经脉，十五大络，血之道也。其资皆禀于脾。则虚乏者，不可谓非脾气不给，脾气不给，参、芪、术、草皆能助之资，然术性温而燥，阴虚里急者不宜。芪能充外而不能充内，参、草能充内滋燥，而不能行当行不行之血而已腹痛，惟饴糖之柔润芳甘，正合脾家，既能充内外而滋燥，扶脾土而缓肝急，且善行当行不行之血，自堪补虚乏而建中州，迥非参、芪、术、草所能比拟。

第饴糖尚嫌其濡滞，故佐和营通血补中止痛之桂枝；养血滋液之芍药；益气生津之甘草；和营卫之姜、枣；若无外邪者，加黄芪以充外塞空。俾能面面顾到，且人以胃气为本，中土既充，无不可复之虚劳也，故小建中汤，较之后世四君子汤、四物汤、八珍汤、十全大补汤等，为妥切也。

此证之悸，为心中悸而非心下悸、脐下悸。所谓心中悸者，乃心中自动，非若心下悸、脐下悸之为他处动而连及于心。前者由于心液虚，后者由于水或饮，故其治法各不同。又治心液虚之悸，有用桂枝甘草汤者，有用炙甘草汤者，有用小建中汤者，其故安在？

盖心液虚之因汗后液随汗泄者，用补心养液之桂枝、甘草二味即可。若伤寒脉结代心动悸，则非加地黄、麦门冬、麻仁、阿胶、人参生血润燥复脉不为功，此所以用炙甘草汤也。至伤寒二、三日心中悸而烦，与夫虚劳里急之悸手足烦热者，则为心液自虚，而以小建中汤为主方矣，因方中饴糖能使火静水生，已烦缓急耳。然则炙甘草汤与小建中汤之界线，即在烦与不烦，至三证之同点，则皆为心液虚，故均用桂枝、甘草也。

小建中汤芍药之量最重，考《伤寒论》腹满痛多加芍药，小建中汤所主有腹中痛一证，是芍药为腹中痛而设矣，不知小建中汤之腹中痛乃急痛而非满痛，满痛多为邪气内传，属于实证，若虚劳产后之腹中痛，则属虚证。且腹与腹中范围有广狭之殊，腹中则自膈以下至少腹皆属之，腹则专指大腹小腹少腹而言。腹属阴故腹满痛非开阴结之芍药不为功。若里急腹中痛，乃肝气侮脾，必用柔润芳甘之饴糖，补虚缓急和其脾胃，厥疾乃瘳。然则小建中汤之重用芍药者，岂非以里急四肢酸疼，咽干口燥诸证，皆由阴气结阳不得入，必令阴气并阳得入，俾浮火归元而后沉疴可愈欤。

吾人于此尚有宜注意者，所谓四肢酸疼，与外感之体痛，身体疼痛，骨节疼痛异。盖四肢酸疼，是两手肘腋，两足腘髀，筋酸骨疼。体痛，是头项强痛，或胸胁痛，或项背痛，或一手一足痛等，身体疼痛，是全身无一处不疼痛，又谓之身疼。骨节疼痛，是全身之骨节疼痛而筋肉不在内。体痛，身体疼痛，骨节疼痛，属于太阳表证。此四肢酸疼，属于虚劳里急。二者病因证状，截然不同。又咽干口燥，与外感阳明中风之口苦咽干，少阴感证之口燥舌干迥殊，均此详辨。

总之，必四肢酸疼，口燥咽干，悸，衄，腹中痛之属于虚劳者，始以小建中汤为主方也。

虚劳里急诸不足，黄芪建中汤主之。

虚劳之因里虚，虚火上亢，而腹中急痛者，曰：虚劳里急。诸不足，谓阴阳气血形脉精色皆虚，因而眩悸盗汗，喘喝，失精亡血等证泛至也。因气为血之帅，且劳者宜温，急者宜缓，失精亡血，宜充虚塞空，故于小建中汤方内加甘温之黄芪补气缓急，充虚塞空，俾能速效也。短气胸满加生姜者，胸中为阳位，阴邪踞于阳位，则胸中气塞满闷而呼吸短促，必借生姜以宣通之，始克宽舒。

陈修园误以短气为少气不足以息，乃有宜加人参之议，又因本经橘枳生姜汤，治胸中气塞短气，而以为胸满宜加橘皮。不知彼为胸痹，由于气积而成，故用橘皮以通之。此为虚劳气血不足，橘皮之香散，胡可用耶！腹满去枣者，以甘能壅满也。其不去饴糖、甘草者，以此二味为主要之药，若去之，则建中之本义失，且腹中痛、梦失精、衄血、咽干口燥诸证，胥不能已矣。

此腹满仍属虚满而非实证，故不用枳实泄满，而用茯苓升清以泄浊也。其疗肺虚损不足者，以茯苓实为补肺之良药也。至补气加半夏二两，愚意以为胃气虚寒，呕吐不纳，自非加和中降逆之半夏不可。盖呕吐止能纳食，则胃气易复，而沉瘵可起也。

《伤寒论》曰：呕家不可用建中汤，以甜故也，又酒客不喜甘云云。然则呕家酒客患虚劳里急悸衄诸证者，当用何药？曰：是证以小建中、黄芪建中二汤为主方，方中之甘药饴糖、黄芪、甘草，均系不可或缺之要药，已详前述。

用药当审病之大端，大端当用，则不必拘于小小禁忌。例如呕家本渴，若有支饮，则得温药反不渴，于此可见用药贵乎适时。虽不宜犯其所忌，亦不可守禁忌而失机宜。从而虚劳里急悸衄喘喝失精之疾，即使其人为呕家，为酒客，仍应用建中汤可也，如恐其呕，可加半夏、砂仁以防之。

建中汤为阳虚立法，若阴虚火升者，慎不可投。

阴虚液耗，元气有伤脉细者，亦宜调以甘药而用炙甘草汤，详见后。

虚劳，腰痛，小腹拘急，小便不利者，八味肾气丸主之。

腰为肾之外腑，肾为作强之官，肾气虚则腰痛。肾与膀胱相表里，肾阳不足，不能通腑，则小腹拘急，小便不利。主以肾气丸者，以地黄、山药固肾脏之阴；山茱萸、附子补肾脏之阳；桂枝化腑气；茯苓泽泻行水；因肾兼畜水火，小便不利，则火不宣而馁，故用气寒味辛之丹皮治之。夫如是则腰痛，小腹拘急，小便不利之证愈矣。

惟腰痛之因甚多，有风湿腰痛，跌打腰痛，肾着腰痛，阳维腰痛等，非只肾虚，宜谛察脉，色，兼证，痛之缓急休作以别之。如非属于虚劳，无小腹拘急，小便不利之兼证者，慎勿率投肾气丸也。

虚劳诸不足，风气百疾，薯蓣丸主之。

虚劳之人，百脉空虚，易为贼风所乘，因而内外俱病。风气百疾，指一切因风而致之疾病。

按虚劳是一病，风气百疾是一病，虚劳而兼风气百疾，则必用补虚兼驱风气之药，故薯蓣丸类萃气血双补之品以治虚劳。因恐虚不受补，复以消导开结之药佐之。于风气百疾，则桂枝以行皮腠；大豆黄卷以行肌肉；防风以行筋骨；柴胡以行肠胃；白敛以行血脉。

又因人之元气在肺，人之元阳在肾，既剥削，则难遽复，端赖后天之谷气，以资益其生，是荣卫非脾胃不能宣通，而气血非饮食无由平复也。故重用薯蓣，以理脾胃，则上损下损，咸可支撑，助以参、术、苓、草、大枣、益气补中；当归、芍药、地黄、麦门冬、阿胶养血滋阴；柴胡、桂枝、防风、豆卷去其外邪；杏仁、桔梗、白敛下气开郁。俾虚而有热者，亦能纳受，配合得宜，故取效如鼓之应桴也。

此证来非一日，故宜缓图而用丸，空腹酒服者，取不妨碍饮食之消化也，以百丸为剂，日服一丸，百日服完者，以每日服量若多，反足窒滞气机，有失补益。

虚劳，虚烦不得眠，酸枣仁汤主之。

虚烦不得眠，谓心中郁郁而烦，虽能安卧而不得熟寐，由于正气虚也。

虚烦与心中烦不同，虚烦者，间或烦乱，乃肾水虚而不能上济于心。心中烦者，常多扰乱而不得静谧，乃邪火燔盛。虚劳虚烦不得眠，心病也，心属火而藏神，正气虚而水不济火，则神不安而虚烦不得眠，故宜补虚安神益水。酸枣仁补虚安神，能引水上滋，故为此证主药。助以茯苓、知母，一益下焦之水，一守于中而化之；用芎䓖以达隔阴之阳；至甘草不过为补虚调剂之助耳。

按栀子鼓汤亦主虚烦不得眠，第彼为外感，由于邪结气聚，因其在发汗、吐、下后，正气已虚，故亦谓之虚烦。夫发汗、吐、下后，是阳邪内入，故用栀子鼓汤清虚热而使阳邪外达。若酸枣仁所治之虚烦不得眠，则为缓疴虚证。二者相去霄壤也，至黄连阿胶汤证之心中烦，不得卧，与虚烦不得眠迥殊，已言之矣。况外感与虚劳讵容混论，且少阴仅在二三日以上，其急疾抑又可想，故君黄连以泻火，而用阿胶鸡子黄安心定血。若阴虚阳盛之目不瞑，则宜饮半夏秫米汤调其虚实，通其阴阳。

五劳虚极羸瘦，腹满不能饮食，食伤、忧伤、饮伤、房室伤、饥伤、劳伤、经络荣卫气伤，内有干血，肌肤甲错，两目黯黑，缓中法补虚，大黄䗪虫丸主之。

五劳七伤之说不一，陈修园注引《内经·素问宣明五气篇》久视伤血，久卧伤气，久坐伤肉，久立伤骨，久行伤筋，是谓五劳。《千金》石韦丸方后载高阳负对黄帝语，以阴衰、精清、精少、阴消、囊下湿、腰胁苦痛，及膝厥痛不欲行，骨蒸，远视泪出，口干，腹中鸣，时有热，小便淋沥，茎中痛，或精自出为七伤。志劳，思劳，心劳，忧劳，疲劳为五劳。同书肾脏门补肾论所述五劳，除以想易思外，与高说同，惟以肝伤善梦、心伤善忘、脾伤善饮、肺伤善痿、肾伤善唾、骨伤善饥、脉伤善嗽，为七伤。又以远思强虑伤人，优恚悲哀伤人，喜乐过度伤人，忿怒不解伤人，汲汲所顾伤人，憾憾所患伤人，寒暄失节伤人，亦为七伤。

陈修园注本经第一章第十三节，则以大饱伤脾，大怒气逆伤肝，强力举重，坐湿地伤肾，形寒饮冷伤肺，忧愁思虑伤心，风雨寒暑伤形，大怒恐惧不节伤志为七伤。《巢氏病源》，五劳同高阳负，七伤则为阴寒，阴萎，阴急，精连连，精少，阴下湿，精清，小便苦数，临事不举，彼此各殊。

考《病源》肺劳者，短气面肿，鼻不闻香臭；肝劳者，面目干黑，口苦，精神不守，恐畏不能独卧，目视不明；心劳者，忽忽善忘，大便苦难或时鸭溏，口内生疮；脾劳者，舌苦直不能咽唾；肾劳者，背难以俛仰，小便不利，色赤黄而有余沥，茎内痛，阴湿囊生疮，小腹满急。

虚极羸瘦，谓因劳而正气虚极，致身体尫瘠，瘦削无肉也。腹满不能饮食，谓腹直溢不能饮水、食物也。食伤，谓因食物不慎致脾胃受损也。饮伤，谓因饮茶、酒过多伤及脏腑也。忧伤，谓其人素多忧虑，情怀悒悒，致心肝脾受伤也。房室伤，谓欲事过度，致有失精、早泄、阴痿或举而不坚等证也。饥由于食不饱，致气血阴阳俱不足而成伤也。

劳伤，谓五劳所伤，即久视伤血，久卧伤气，久坐伤肉，久立伤骨，久行伤筋是也。经络荣卫气伤，谓邪风干忤经脉络脉，风伤卫，寒伤营，久而不愈，致转成怯证。如肺络伤则咳血，脉伤则嗽，伤风不愈则成劳损等是。

干血者，瘀血凝结，被劳热煎熬而成干枯之血也。瘀血之来，由于上述各伤，以致荣卫凝泣，血为之瘀，新生之血，不能周灌，与日俱积，反为害也。因有干血，故肌肤不润如鳞甲之交错也。黯，无光也。目得血而能视，血干故两目黯黑。缓中补虚，是言治法，盖此证虚极，故宜补之，内有干血，其里甚急，故宜缓中。

夫五劳七伤不能饮食，是既有干血，脾胃复败，至危之证，故制大黄䗪虫丸润以濡其干（地黄、甘草、芍药、杏仁），虫以动其瘀（蛴螬、桑虫、䗪虫、土鳖、蛗虫、牛蛗、水蛭、蛴蟥），通以去其闭（桃仁、大黄），庶干血去而新血生，则里急除而虚亦渐复，故曰：缓中补虚，此实干血劳之良治，五劳七伤之佳方也。血结于内，手足脉相失者宜之，与润补之琼玉膏同用尤妙。

或曰，昔贤金谓伤寒金匮诸方，用药悉本《神农本草经》，无一味游移假借之处，考同经有肉苁蓉主五劳七伤补中益精气之文，何以不用乎？曰：肉苁蓉乃强阴益精之药，五劳七伤之伤气伤精者始宜。若大黄䗪虫丸证，则系干血为患，宜润之去之补之通之，非不入血分之肉蓉所能治矣。读书当细心体会全文，不可因上有五劳七伤四字而率认为即斯病之主药也。

按桂枝龙骨牡蛎汤、天雄散、小建中汤、黄芪建中汤、八味肾气丸，皆治阳虚。薯蓣丸则为阴阳气血俱不足之治。酸枣仁汤、大黄䗪虫丸，系以阴虚立论，学者会心。

炙甘草汤（千金翼附方）**治虚劳不足，汗出而闷，脉结，悸，行动如常，不出百日，危急者，十一日死。**

此虚劳不足，指心血大虚言。因炙甘草汤是大补心血之剂，汗出闷悸，皆心血虚少之见证，脉按之来缓而时一止复来者，名曰：结。脉生于心血，心血虚少，阴凝燥气，故见结脉。

按汗为血所化，血为心液，汗出不收，则心血虚少，因而烦闷。心无血养，则跳跃如舂而为悸，故告危甚速。因用人参、阿胶、地黄、麦门冬、麻仁、大枣养心血；桂枝引之；生姜宣之；君炙甘草者，补虚养液缓急也。此亦阴阳两补之法，较后人所制十全、八珍等汤，周密多矣。今之医者，但喜用胶、麦而畏用姜、桂，不知脉结乃阴凝，心闷由于郁气，若不用姜、桂而纯投滋腻，恐闷结反甚且悸，亦不能宁矣。虚劳一证，调治最难。兹附各名家治虚劳验案足师法者于后。

叶天士治一郑姓脉数垂入尺泽穴中，此阴精未充早泄，阳失潜藏，自汗，少气，面赤火升，胃弱少谷，精浊下注，溺管疼痛，肝阳吸其肾阴，善怒多郁，肾虚如绘，议有情之属以填精。仿古滑涩互施法，用牛骨髓、羊骨髓、猪骨各四两，熟地八两，人参、麋角胶、黄肉、芡实、山药、湖莲、茯神各四两，五味子、金樱膏各三两，以胶髓法丸，旋愈。

又治一人劳心耗液，致手足心热，咽干烦渴，用人参、生地、天门冬、麦门冬、丹参、茯神、灯心、竹针，滋清制亢，理心之用，以复五液，果即霍然。

吴鞠通治陈姓少年左脉搏大，下焦因肝肾病而吐血，上焦咳嗽，中焦不食，乃三焦俱损，例在不治，勉拟三焦俱损先建中焦法。用茯苓、沙参、莲子、芡实、扁豆、冰糖、胡桃肉各三钱，桂枝、桑叶各二钱，焦白芍一钱五分，服四帖后能食。

又治一傅姓六脉弦细而紧，吐血遗精，阳气不摄，胃口不开，法当与建中复其阳，奈酒客中焦湿热壅聚，不可与甘，改用辛淡微甘以和胃，服后胃开食进，诸证渐安，其方即生薏苡、神曲、半夏、茯苓、白芍各五钱，麦门冬、桂枝、广皮各三钱，姜汁三小匙也。

王孟英治许子厚之庶母，晡热发于上焦，心悸头痛，腰酸胘软，饥不欲食，暮则目如盲而无所睹，时或腹胀，自汗，带多，脉弦细而弱，气短不足以息，舌赤无苔乃营血大亏使然。授人参、熟地、酸枣仁、枸杞、归身、麦门冬、牡蛎、龟板、乌贼骨、沙苑蒺藜、白芍、杜仲、淫羊藿等药，数十剂而康复如常。

又治屠某阴虚劳嗽，嗽久而冲气不纳则吐，用温养法。与西洋参、熟地、苁蓉、天门冬、麦门冬、茯苓、龟板、牡蛎、紫石英、菱蕤、枇杷叶、橘皮，服之果安。

陈希恕治徐氏子四肢不举，昏昏欲寐，食后益甚，乃谷劳也，由饱食即卧而得。以川椒、干姜焙麦芽为丸，服之而瘳。（此亦食伤之类）

肺痿肺痈咳嗽上气病脉证第七

问曰：热在上焦者，因咳为肺痿，肺痿之病，从何得之？

师曰：或从汗出，或从呕吐，或从消渴，小便利数，或从便难，又被快药下利，重亡津液，故得之。

曰：寸口脉数，其人咳，口中反有浊唾涎沫者何？

师曰：为肺痿之病，若口中辟辟燥咳，即胸中隐隐痛，脉反滑数，此为肺痈，咳唾脓血，脉数虚者为肺痿，数实者为肺痈。

此节分三段，起首至故得之为第一段，示肺痿病之原因。寸口脉数至此为肺痈为第二段，示肺痿肺痈之区别。余为第三段，示肺痿肺痈皆有咳唾脓血之证。一虚一实，可凭脉而断之。

胸以上为上焦，肺之部位也，热在上焦，肺津涸而虚热生也。肺为娇脏，遇风、寒、热、湿，皆能致咳，故肺痿、肺痈、肺胀等证，皆有咳也。

痿者，萎也。肺津涸则虚热生，而肺叶如草木之萎而不荣，故名肺痿。

皮毛者，肺之合。腠理开发，汗出凑凑，是谓津，故汗出多者，肺津多枯涸，肺胃之阴，即津液也。呕吐大伤肺胃之阴，故能令肺津竭。消渴小便利数，亦最耗肺津。便难，指大便或小便不利由于津液不足者。快药，指峻下剂或渗利剂。下利谓大便难经服峻下剂后，致泄，或小便难，服渗利剂后致小便多。津液本不足，又被快药利之，则津液更涸，故曰亡津液也。肺痿由于肺津枯涸而成，故汗出，呕吐，消渴，小便利数，便难又被快药下利四者，皆能致肺痿也。

寸口乃手太阴肺之动脉。肺热则咳而寸口脉数。唾者，肾之液，涎者脾之液，脾为肺之母，肾为肺之子，肺热津枯，则脾肾亦惫，而浊唾涎沫出矣。涎与沫有别，联绵不断者曰：涎。轻浮而白者曰：沫。咳甚则肺络伤而吐血，热炽则肺叶由腐生脓。肺痿乃津涸生虚热而成，故脉数而虚，若脉数实，咳唾脓血，则为肺痈矣。

痈者，壅也，如土之壅而不通。风热壅聚于肺，致气阻而血不行，因而成毒化脓，故名：肺痈。火热之毒上攻，口中辟辟而发空响，谓之燥咳。咳声振动胸部，伤及络脉，故胸中隐隐痛。肺痈为痰热实邪，故脉滑数而实，气阻不宣，则肺溃而咳唾脓血也。

肺痈肺痿之区别：

（一）原因不同。肺痿由于汗出，呕吐，消渴，小便利数，便难又被快药下利，致肺津涸，虚热生而成。肺痈，由于风热壅，肺气阻而血不行聚而成毒，久则溃。

（二）证状不同。二者皆有咳证，咳而口中有浊唾涎沫或唾脓血者为肺痿。若口中辟辟燥咳,胸中隐隐痛,口干,喘,不得卧,胸满振寒,咽燥不渴,咳唾脓血腥臭,久久吐脓如米粥者,为肺痈。

（三）脉象不同。脉数虚者曰:肺痿,数实者为肺痈。故肺痿为虚证,肺痈为实证,惟当痈脓已成,正伤毒溃之际,亦为虚证。

问曰:病咳逆,脉之,何以知此为肺痈?当有脓血,吐之则死,其脉何类?

师曰:寸口脉微而数,微则为风,数则为热,微则汗出,数则恶寒。风中于卫,呼气不入,热过于荣,吸而不出,风伤皮毛,热伤血脉,风舍于肺,其人则咳,口干喘满,咽燥不渴,多唾浊沫,时时振寒。热之所过,血为之凝滞,蓄结痈脓,吐如米粥,始萌可救,脓成则死。

此节示肺痈病之原因。

寸口,指右寸肺之动脉而言。微者,显之对。脉形不显,曰:微。此微脉非阳气虚,乃风伏于内,故曰:微则为风。数者,一息五至以上,故主热。风热伏肺,故脉微而数。汗出,谓自汗出也。恶寒者,不因天冷或有风而畏冷,甚至下帏向火而犹不能遏其寒也。微则汗出者,风性散涣也,数则恶寒者。

肺主皮毛,风热壅肺,故恶寒涩涩也。风中于卫,呼气不入者,气得风而浮,利出而难入也。热过于荣,吸而不出者，血为热所壅，则气亦为之不伸也。风伤皮毛，热伤血脉者，风伤卫，卫行脉外，即皮毛间也，血得热则壅而不行，因之成疾也。风伤皮毛，皮毛者肺之合，肺为娇脏，遇邪则发声为咳，故曰：风舍于肺，其人则咳。时欲润口，而得饮即止者，曰：口干。

肺气逆而上行，冲冲而气急，喝喝而息数，张口擦肩，摇身滚肚，名曰：喘。喘而胸膈间气塞满闷者曰：喘满。咽中不润而枯燥曰：咽燥。风热壅聚于肺，则肺气阻而不宣，故口干喘满。气阻则血亦不行，热在血分，故咽燥不渴。唾，指口津。肺津为风热所逼而上逆，故多唾浊沫，森然若寒，耸然振动而恶寒者，曰：振寒。时时振寒，谓一日之内，几无时不振寒也。风热伏肺，肺主皮毛，故有是证。

热之所过四句，谓风热壅聚，致气阻而血不行，结成痈毒化脓，由口吐出，其色状如米粥也，始萌可救，脓成则死者。盖肺痈初起，尚未化脓，可治而愈，若脓成毒溃，即肺已腐烂，正气大伤，故死。

上气面浮肿，肩急，其脉浮大者，不治，又加下利，尤甚。

诸气凑肺者谓之上气。故肺痿、肺痈、咳嗽病皆有上气证。而此节则非肺痿、肺痈、咳嗽之上气，亦非火逆上气，乃上气之脱证。列于此而比较论之也。面浮肿，乃肺虚气上浮也。肩息，谓气促甚而摇肩，渐至气有出无入也。是不但肺不制，且肾气脱也。脉浮大，谓脉形阔而全浮在表面，重按必空，是元阳之根已拔，故曰：不治。又加下利，则脾胃亦败，故尤甚也。

上气喘而躁者，此为肺胀，欲作风水，发其汗则愈。

此略示肺胀病之原因证状及治法。并示肺胀亦有上气证，与肺痿、肺痈、咳嗽、火逆、脱证之上气不同。

喘而躁，谓因喘而躁扰见诸行，或扬手掷足，或搥胸打桌，或循衣摸床，或去衣被等是也。故此躁非足少阴肾经之证，乃风热挟水饮上逆，故喘而躁。欲作风水者，谓风势孔亟，将致一身悉肿，恶风汗出，而成风水证也。发其汗则愈者，盖使风从汗解，则水自然就下而病斯愈矣。

按肺痈肺胀皆有喘，肺痈喘不得卧，肺胀喘而躁；肺痈有口干咽燥、唾浊沫脓血、胸中隐隐痛等证，肺胀则无之；肺痈为风热蓄结不解而成，肺胀则为风热挟水饮乘肺也。

肺痿，吐涎沫而不咳者，其人不渴，必遗尿，小便数，所以然者，以上虚不能制下故也。此为肺中冷，必眩，多涎唾，作甘草干姜汤以温之。若服此汤渴者，属消渴。

吐涎沫，谓口中吐出清涎或白沫也。与唾浊沫吐浊异，盖浊沫乃肺津所化，故曰：唾。吐浊则为口吐胶痰也。遗尿小便数，谓未溺时则尿自遗出，溺时小便反短而时时解也。上虚不能制下，谓上焦肺阳之气虚，不能约束下焦之阴水也。肺中冷，谓肺中阳气虚冷也。眩为眼黑。肺气虚冷，故多涎唾也。

此节示病有吐涎沫似肺痿，然不咳不渴，且有遗尿，小便数，目眩之证者，则为肺中冷之病而非肺痿也。因肺痿必咳渴而无遗尿小便数目眩等证，引肺痿由于肺津枯涸生虚热而成。此证则为肺中之阳气虚，原因既异，证亦不同。故此证用甘草干姜汤以温肺，邹润安、魏念庭、陈修园、陈灵石金以此证为肺痿，大谬。唐容川斥陈氏诚是。

服甘草干姜汤渴者，为《内经》饮一溲二之肺消证，以其不甚渴而小便数且遗也，此非肺中冷，亦非肺痿，故曰：属消渴。

此章有肺痿之论而未立治法，旁引肺痈、肺胀咳嗽上气之方，隐见肺痿已成，法在不治也。其将成者，急宜清润上焦，《千金方》生姜甘草汤、桂枝去芍药加皂荚汤二方，皆与经旨相戾，惟喻嘉言之清燥救肺汤，或可有效，其肺枯干咳无痰者，宜琼玉膏。

再考《名医别录》，蒺藜子主咳逆、伤肺、肺痿。《药性论》谓人参、天门冬、麦门冬、薏苡，皆治肺痿。似肺痿非无药可治之证，然考之《神农本草经》则无主肺痿之药，足征肺痿法在不治。

咳而上气，喉中水鸡声，射干麻黄汤主之。

邪气凑于肺者，谓之上气。曰咳而上气，其咳之由于肺有邪气可知，然风、寒、暑、湿、燥、火，皆邪气也。此证系何种邪气为患，不可不求之。从喉中水鸡声及主以射干麻黄汤两点观之，必为寒邪挟痰。何者？喉为气门，喉中连连作声如水鸡鸣，乃寒痰为呼吸之气所激也。故此证与肺痈、肺痿及其他咳证不同，治法自亦各别。

又因非在中之水饮，无表证，身不浮肿，不可用小青龙汤，允宜散寒、降气、祛痰、开结为治，故以擅长上四者之射干冠一方之首。麻黄温能散寒，主因寒之咳逆上气。盖肺者皮毛之合，麻黄能从皮毛而泄肺邪；故次于射干，至紫菀、款冬花，皆温肺降痰之品；半夏下逆气；细辛驱寒；大枣和中，保脾胃；而干姜、五味子，乃治外感咳证之必需品，以其一开一阖，能清咳嗽之源。然必脉浮不渴，否则非五味子、细辛、半夏、麻黄所宜矣。

咳逆上气，时时吐浊，但坐不得眠，皂荚丸主之。

时时吐浊，谓频频嗽出胶稠之痰也。不得眠者，不能熟睡也，因咳嗽痰多，卧下则痰浊上壅而咳嗽更甚，故必危坐则稍安也。此证时时吐浊，但坐不得眠，较上节之证为重。

咳逆上气，由于肺中有邪气，已于上节言之矣。惟此证主以皂荚丸，以皂荚性温，一嗅辄嚏，能引肺中风寒外出，服之则吐浊自止。为丸以枣膏和汤送下者，盖抑皂荚之峻免伤中气也。

咳而脉浮者，厚朴麻黄汤主之。脉沉者，泽漆汤主之。

此节不曰咳逆上气而曰咳，其非咳而上气可知。此证之咳，与肺痿、肺痈之咳无异。即口中辟辟燥咳，多唾浊沫，胸中隐痛，口干咽燥是也。惟其脉或浮或沉，与肺痿、肺痈之脉不同。浮为表邪挟饮，沉为水饮上逆，自不得以疗肺痈、肺痿之药治之。

咳而脉浮，为表邪激动内饮，饮气上凌，则心肺之阳为之蒙，故宜解肤表之邪，降逆上之饮。厚朴麻黄汤方中，麻黄散表邪；杏仁润肺止咳；半夏、干姜、细辛之温以涤饮降逆；石膏能清寒饮之人，每有浮热；五味子敛肺气，免伤正气；尤妙在用小麦保护心主，除客热咽燥，领诸药上行下出，攘外安内；惟邪聚致胸中逼仄，故主以厚朴耳。

脉得诸沉，当责有水，咳而脉沉，为水饮上逆，自宜用降水止咳法。惟脉沉与脉弦有别，终不得与五苓、十枣同科。泽漆汤以泽漆为君，使水气还归于肾，不致上冲而为咳，先煎久煎，则其力缓厚；佐以人参、甘草，俾邪去而正不伤；复参入和阳化饮之当归。故水无不行，咳无不止矣。总之，水猖于咳者，当镇水为先，若咳甚于水，则以治咳为急，医者宜详参脉证以辨治也。

考《伤寒论》凡咳者皆不用人参。泽漆汤为治咳之剂，反用人参何也？盖人参主补五脏，除邪气，病邪之在里者可用，表邪则非所宜。《伤寒论》之咳，多属表邪，故不用人参。若泽漆汤证脉沉为里邪，故用之。

按医者治咳，喜用杏仁，考《神农本草经》杏仁甘温主咳逆上气。《伤寒论》《金匮》两书，多以之治表邪之咳喘，故凡咳而不上气，或非由于表邪者，用之无益也。若里证水饮虚损之咳，非杏仁所能治，更无待言。故厚朴麻黄汤用之，而泽漆汤、十枣汤、小青龙汤、真武汤、小建中汤皆不用也。

火逆上气，咽喉不利，止逆下气，麦门冬汤主之。

火逆上气，是病因。咽喉不利，是证状。止逆下气，是治法。咽，食户，属胃。喉，气门，属肺。咽喉不利，谓咽与喉俱不利。其中如有阻碍，由于肺胃之虚火上逆，故曰：火逆上气。此证不咳嗽，无表邪，与前之咳逆上气、肺痈、肺痿均异。此证为火逆上气，自当用止逆下气法治之。

麦门冬汤以麦门冬为君，因此证为肺胃之津液干枯，虚火上炎，若投苦寒降火之剂，反致燥津而火益升。用麦门冬养胃家阴津润泽心肺，以通脉道，以下逆气；且协人参、甘草、粳米、大枣大补中气，以生津液；尤妙在半夏之辛以开胃行津，兼革麦门冬滞腻之性。引此证非纯在上焦，故以半夏降中焦之逆，俾咽中之气阻除，更以其既无表邪，亦不咳嗽，且胃肺之津液少，非用人参不可。粳米为益气止烦之品，夫咽喉不利，不可谓无烦，且胃液干枯者，中气必不足，法当益气，是以用之。惟其烦终近于上，故用量少耳。甘草生用能养胃阴，清咽中之火，大枣和中，生津液补不足。夫如是，服后焉有水不升火不降者乎！

由上观之，麦门冬汤只能治上气之因于火逆者，若因于风、因于痰而气上逆，咽喉利或兼外邪者，非此汤所宜也。

肺痈，喘不得卧，葶苈大枣泻肺汤主之。

首冠肺痈，而主以葶苈大枣泻肺汤，则除喘不得卧外，必有咳唾脓血，胸中隐隐作痛，口干等证。脉必数实，因葶苈气味辛寒，性滑利，寓巴豆、大黄二物之性，故极速降，能大泻肺中之痰饮脓血，诚猛药也。如无上述脉证，必不用之。

协大枣者，恐葶苈太峻，将肺中之津液一并泻出，故以大枣抑之，借以约束营气而存津液也。与十枣汤之用大枣，皂荚丸之饮以枣膏同义。

咳而胸满，振寒脉数，咽干不渴，时出浊唾腥臭，久久吐脓如米粥者，为肺痈，桔梗汤主之。

此肺痈之脓已成者，故脉证如斯（详见本章第二节）。桔梗入肺，能宣肺气；甘草生用，清火解毒。火清则热行，气宣则腐去，故服后则吐脓血而病有可愈之希望矣。然此说犹浅焉者也，肺痈未溃，喘不得卧，纯为实邪，脉必数实，故用葶苈逐之。此证痈脓已成，阴气内损，实已变虚，非峻剂所能投也。

按肺痈始萌时，邪实而正未伤，可一击而去之。若痈脓已溃，则肺腐而不可为矣。此节之证属于后者，前已明示为死证，今又出桔梗汤一方，不以病之不可为而弃之，实医者济人无已之苦心也。

附千金苇茎汤治肺痈，咳，有微热，烦满，胸中甲错。

此证乃湿热之邪结在肺经气分，阻其气血不行而成之肺痈。

咳有微热，表证未罢也。胸中甲错，谓胸之内部枯紧如鳞甲之交错，乃气阻而血不行也。苇茎汤以苇茎为君，苇茎者，芦苇之茎也。能解肺经气分之热结，导痰热下流而治肺痈；薏苡入肺能清肺经湿热；桃仁善治因邪气而致气阻血滞之疾；瓜瓣即冬瓜子，为排脏腑痈脓要药。余用治热证肺痈之已溃者多效。由上观之，凡痰热伏肺，咳嗽痰黄，胸中不舒者，皆可用苇茎汤，不仅肺痈也。

咳而上气，此为肺胀。其人喘，目如脱状，脉浮大者，越婢加半夏汤主之。

本章第四节已示肺胀亦有上气证，乃风水相搏，当发其汗，俾风从汗解，水自然就下而愈。此节及下节，更详示肺胀之见证及治疗之汤药。此节之证，主以越婢加半夏汤者，以越婢汤乃治风水之主方。方中石膏治因风鼓荡之热，协麻黄能泄热去水；甘草、大枣和中；生姜散邪；加半夏可以下气涤饮也。

肺胀，咳而上气，烦躁而喘，脉浮者，心下有水，小青龙加石膏汤主之。

此证与前异者，有烦躁，无目如脱状，脉但浮不大也。与《伤寒论》小青龙汤证异者，亦以有烦躁也。此证之喘乃热盛于中，气被逼于上，故宜石膏化其在中之热，俾气得下而喘平。此证脉不大，知水在心下（即胃）而不在上，又当温胃，故不用越婢加半夏汤，而用有温胃之干姜、细辛、五味、半夏之小青龙汤加石膏也。

此二节证似肺痈，然脉浮而不数实，胸中不隐隐作痛，咳而不吐脓血浊腥，病名肺胀。由于风水相搏，治宜用越婢青龙加减。与肺痈治法，又有不同，故出于肺痈治法之后，俾后学便于比较。

按咳嗽证，《金匮》两见。一在肺痈、肺痿之下。一在痰饮之下。盖示杂病之咳，有由于风者，有由于寒者，有由于热者，有由于痰饮者。因肺痿、肺痈皆有咳，肺痿由于虚热，肺痈由于风热，故以咳之由于风寒热者，列于肺痿、肺痈一章，并以似肺痿之肺中冷，似肺痈之肺胀，归入同章以比较之，其纯因痰饮而咳嗽者，则与痰饮合为一章，可知咳嗽不外风寒热邪及痰饮，故经方以祛邪蠲饮二法为主也。

按咳嗽上引头痛，乃肺阴已伤，振动肝胆之阳，宜加青蛤散（青黛二分、蛤壳十分）。先胁痛而后咳者，肝伤肺也，宜用旋覆花、桃仁泥、丹皮、栀子炭、广郁金、川贝母、杏仁、苏子、冬瓜子、枇杷露等味。咳嗽夜重，风寒伤于肺，劳碌伤于肾，肾气上逆，故咳重于夜也，宜杏仁泥、浙贝母、橘红、京半夏、旋覆花、紫菀、茯苓、沙苑、沉香、胡桃肉、肉苁蓉等味。咳嗽白痰味咸，是肾虚水泛为痰，宜用蛤壳、橘红、茯苓、牡蛎、狗脊、十大功劳、甜杏仁。久嗽汗出，诸药不效者，用宁肺散（粟壳一两六钱醋炒、炙乌梅四钱）。

咳血为阴火所迫，汗出为阳气失卫，宜用西洋参、黄芪、牡蛎、龙骨、白芍、白茯苓、白薇、五味子、甜杏仁、竹茹、小麦、百合、蛤壳等味。咳嗽面白为金伤，脉数而浮大属虚火，宜养肺阴平虚火，如北沙参、薏苡、怀山药、白茯苓、麦门冬、冬虫夏草、潞党参、炙甘草、黄芪、五味子、白芍、陈皮等。晨起咳嗽属肺虚，宜甜杏仁、沙参、生白扁豆、玉竹、石斛之属。久嗽阴伤，用玉竹、石斛、甜杏仁、扁豆、沙参、茯神颇效。伤风咳嗽，自汗淋漓，脉虚，不可投表散，宜玉屏风散。

喘咳遇寒即发，背微恶寒，喉间作水鸡声，右寸浮紧，可用小青龙法加减，愈后宜灸肺俞、大椎、中脘等穴，可不复发。咳嗽由于感寒者，鼻塞流涕，微恶寒，宜生姜，葱白。挟热者，咳嗽较甚，喉痒，口或微渴，宜服淡盐汤，初起服此汤者，不致久延，甚验。再寒邪伤肺而咳，必面色白，鼻流清涕，痰清，宜杏、苏、参、枣、浙贝、橘皮。

肺热咳嗽，二便必秘涩，或热赤，口必干渴，舌苔必薄白或黄而干，脉必浮、洪、数、滑，痰黄气秒，宜花粉、川贝、冬瓜子、桑皮、知母梗、通草。肺风咳嗽，肺中满贮风痰，致身热，咳声不扬，鼻煽喘促，喉中有痰如水鸡声，舌苔黄腻或白润，甚者头摇直视，胸高口噤，喘促肢冷，危象毕呈，有汗者，葶、杏、郁、半、星、芥、紫苑、桂枝、天将壳。无汗去桂加麻黄。

奔豚气病脉证治第八

师曰：病有奔豚，有吐脓，有惊怖，有火邪，此四部病，皆从惊发得之。

奔豚，病名。豚，江豚，江豚遇烈风则出，遇暴雨亦出。奔，上突也，以之名证。盖谓肝主风，风为阳邪，肝风生火而上逆则为火逆之奔豚，如江豚因风而突出是。即下节奔豚汤证也。肾主水，水为阴邪，肾气生寒而上逆，则为水气凌心之奔豚，如江豚因雨而出是，即第三节桂枝加桂汤证也。

吐脓，谓口吐出脓也，病肺痈胃脘痈者，均有吐脓之证。心主血，脓乃血气化者也。故诸疮痛痒，皆属于心。心血耗则虚，易被惊，故吐脓为从惊得之。

火邪，谓误用火攻（如用火炙，或加温针）。致热气入内伤荣，荣气通于心，引热邪内逼神明，必至惊惶而神乱。如太阳伤寒脉浮，医以火迫劫之，亡阳必惊狂。此与骤闻声响致惕然而惊者虽有间，然火邪亦外邪，故火邪侵入致惊，仍系自外而来，其状皆为心无所依，神无所归，虑无所定，与恐之无外因而自然悚惧者迥异。

学者所应注意者，即误用苍术、白芷、羌活、独活、附子、肉桂、炮姜、乌药、丁香、麝香、肉豆蔻、川椒、乌头等温热之品，亦可视为火攻。又火邪伤人，或令腰以下重而痹，或令圊血，或令大小便难，或令躁扰，或令发黄，或令痿疚，或令咽燥唾血，或令谵语，不止致惊也。

此章论奔豚病证治而言及吐脓惊怖火邪者，以吐脓、惊怖、火邪，皆从惊发得之，奔豚亦然，病因相同，故书于首，并借宾以定主。

惊怖，凡耳闻骤声，目视骤色，即能怖其神魂，醒时受怖，寐则惊惕，谓之惊怖。其人神怯不安，允宜养心安神益气。如洋参，酸枣仁（炒），朱茯神，炙远志，炙甘草，苍龙齿之类。小儿极易受惊，见证惊哭多泪，忽啼忽止（若啼叫无泪，声长不扬者，是腹痛，宜详辨）。又人遇意外之险，或目睹怪异，因而大惊，则气血分离，阴阳破散，经络厥绝，诸失其常，此乃心胆受伤，神气散乱，治之当以收复神气为主。如茯神，人参，炙甘草，麦门冬，红枣，酸枣仁（炒），白归身等味。

惊与恐不同，恐者，耳不闻异声，目不睹异色，亦惶然自惧也。若惊者除因火邪或心无所倚者外，必闻声响或睹怪异始成，故张子和氏谓：惊自外来，恐由内起。实为至理名言，故治恐宜责之心肾也。

师曰：奔豚病，从少腹起，上冲咽喉，发作欲死，复还止，皆从惊恐得之。

此节示奔豚病之本证及原因。

奔豚谓：如江豚之奔突，已言之矣。少腹，脐下小腹之两旁也。少腹为胞中血室，发作欲死，谓发时如江豚之上突冲急且痛，令人不能忍受也。复还止，谓气上冲至咽喉后，复退归本位也。

冲脉起于胞中，上挟咽，胞中属下焦。肾阳不能化水，寒水之气随冲脉上逆，而为肾水凌心之奔豚。冲脉经胸肺上至咽，故其气必冲胸肺而至咽喉。胞室又肝所司，若胞中肝血不静，肝火上逆，则为下节之奔豚上气，俗谓肝气横胸者是也。肾水肝火皆会于胞中，故奔豚有水火二证。

奔豚从惊恐得之者，以肾气凌心，则心伤而无所倚，心无所倚，为惊。而恐亦为心肾之疾。肝火上逆属于火邪，治惊责之肝胆。气冲究伤肾气，且气上冲胸，心气必伤，故凡奔豚病，皆从惊恐得之。惟所谓惊，非指骤有所见闻而受吓之惊而言，恐亦非指内心悚惧，乃谓病因皆由于心肝肾受伤也，学者当会通之。

奔豚气上冲胸，腹痛，往来寒热，奔豚汤主之。

气上冲胸，谓气从少腹起随冲脉上冲至胸部也。腹痛，指大腹小腹少腹皆痛而言。往来寒热，谓寒时即不热，热时即不寒也。

此证为肝火上逆之奔豚，腹藏肝，肝气逆，故腹痛。往来寒热是少阳病，足少阳胆与肝为表里，肝有邪，其气通于少阳，故有往来寒热之证。

按厥阴之为病，气上撞心，见于《伤寒论》，说者谓即指此节之证。第彼外感也，此杂病也。厥阴脉挟胃贯隔，气逆则上撞心，此则为肝气上逆，随冲脉上冲至胸。厥阴为肝之经，肝为厥阴之脏，故彼无往来寒热，而此有之，二者不得混为一证。

证见往来寒热，本柴胡证。因其气上冲胸，可见肠胃中无结，如用柴胡更疏土气，则上冲之气道愈空，适足以增其热。故易以葛根，振其胃肠，遏其冲气，顺其脾阴，而不助热，辛甘能散，寒热自除，肺气通调，冲逆自定。因其腹痛知其血分必有结，而当比用川芎、当归、芍药。腹痛去胁痛无几，故不用大枣，虽不言烦与否，然用止烦逆之李根白皮，则又可知其必烦，人参亦当去矣。

又以气急促而奔突，乃津不随气，故重用生葛为一方之主，而用甘李根白皮佐之，以运津而缓气之逆，而名为奔豚汤焉。

发汗后，烧针令其汗，针处被寒，核起而赤者，必发奔豚，气从少腹上至心，灸其核上各一壮，与桂枝加桂汤主之。

烧针令其汗，谓其用灯火或艾火烧，或用雷火神针等逼其汗出也。发汗后烧针令其汗者，谓已用药发出汗，复用烧针逼令再汗也。针处被寒二句，谓加烧针后，针处为寒邪所袭，致身起色赤形圆而硬如果实之核。由于一再发汗，阳气重伤，寒邪易入，而汗为心液，汗出多则心液虚，心液虚于内，寒邪薄于外，故心火之色见也。心火衰，则肾气乘外寒而上冲于心，故曰：必发奔豚。炙其核上各一壮者，谓于每核上各炙一壮，旨在助其心火，散其外寒也。主以桂枝加桂汤，亦不外外解寒邪，内壮心阳而泄肾气也。

奔豚冲气，即《名医别录》所谓肾邪者也。肾邪之动，有挟水者，有不挟水者，挟水者用茯苓，不挟水者，不用茯苓，如下节所示发汗后，其人脐下悸者，欲作奔豚，茯苓桂枝甘草大枣汤主之。此用茯苓者也。本节发汗后，烧针令其汗，针处被寒，核起赤者，必发奔豚，与桂枝加桂汤，此不用茯苓者也。

发汗后动水，《难经·第四十九难》所谓：肾主五液，入心为汗者也。烧针不动水，本经所谓从惊恐得之者也。病皆涉心，故茯苓可不用，桂枝不可不用。《内经·灵枢五色篇》所谓：肾乘心，心先病，肾为应是已。若夫冲气，则如《伤寒论》若吐若下后，心下逆满，气上冲胸，起则头眩脉沉紧，发汗则动经，身为振振摇者，茯苓桂枝白术甘草汤主之（见《伤寒论·辨太阳病脉证篇》）。

青龙汤下咽已，多唾口燥，寸脉沉，尺脉微，手足厥逆，气从少腹上冲胸咽，手足痹，其面翕热如醉状，因复下流阴股，小便难，时复冒者，与桂枝茯苓五味甘草汤治其气冲（见本经痰饮咳嗽脉证并治章），亦俱用茯苓、桂枝。第在吐后下后，则因中虚致水气上逆，故需术之堵御。在汗后，则水气先动，冲气随之，故需五味之降摄。然上数者，病皆由肾，故用药大致相同，不过随证加减耳。

奔豚与冲气，均系气从少腹上冲胸咽。所不同者，奔豚由于肝火上逆，或因发汗后复加烧针而致肾气凌心。冲气由于吐下后中虚致水气上逆，或下虚之人误服温散而动其冲气，此原因不同也。奔豚气之上冲，有如江豚之奔突，来甚急促，发作时令人难受欲死。而冲气之上冲则较缓，此缓急不同也。奔豚由于肝火上逆者，尚有腹痛、往来寒热之证，冲气则或心下逆满，起则头眩，或面翕热如醉，手足厥冷，肢痹不仁，时复冒，此见证之不同也。其因下虚，致气从少腹上冲出喉咙而发声为噫者，又与上述冲气证不同，惟皆属于虚也。

凡发表误入寒药，服后反加壮热，肌肤起赤块，畏寒，腹痛，气逆而喘，或汗时盖覆未周，被风寒复侵，面红喘逆者，用桂枝加桂汤良验。

按桂枝加桂汤，当系桂枝汤加肉桂二两。引肉桂气厚亲下，能温肾散寒而发心阳，实肾气乘寒凌心之对证良药。坊本多作加桂枝，甚有作更加桂（牡桂，即桂枝）二两一句者，谅系传为写之误。

发汗后，脐下悸者，欲作奔豚，茯苓桂枝甘草大枣

汤主之。

　　汗为心液，发汗后心气虚，肾气乃动，肾邪将上凌心，故先见脐下悸。此时当用药饵预伐肾邪，俾奔豚不至作，主以茯苓桂枝甘草大枣汤者。以茯苓能伐肾邪，保心气，为汗后动水之对证良药；桂枝宣心阳下气；甘草、大枣缓其迫促，和其冲潮也。

胸痹心痛短气病脉证并治第九

师曰：夫脉当取太过不及，阳微阴弦，即胸痹而痛，所以以然者，责其极虚也。今阳虚知在上焦，所以胸痹、心痛者，以其阴弦故也。

太过指邪实。不及指正虚。阳微，谓寸脉微。阴弦，谓尺脉弦。胸痹，病名。其外证喘息、咳唾、胸背痛、短气。胸痹而痛之痛字指心痛而言。极虚指阳气虚。知在上焦，谓胸中阳气虚，则邪气乘之，而病胸痹心痛。

此节示凡诊病当察其脉象而探其病源。如何部虚，则可知其病在何部，盖邪之所凑，其气必虚，如正气不虚，抵抗力强，必无病也。例如寸脉微，尺脉弦，知其阳气虚，阴邪实，阴邪乘于阳位，必有胸痹、心痛之病，以胸中为阳位，痹与痛为阴邪也。责其极虚，谓因其胸中之阳气极虚，不能胜邪，致生此证。寸脉在上，主上焦，寸为阳，寸脉微，知其为上焦阳虚，而病亦必在上焦也。尺脉属阴，尺脉弦，显系阴寒乘上焦之虚，故胸痹、心痛。

平人，无寒热，短气不足以息者，实也。

平人，无病之人也。无寒热，示无新邪也。短气不足以息，谓气急而短促，似喘而不摇肩也。由于痰饮、食积，碍其升降之机而然，故曰实。

按胸痹亦有短气证，故引平人之短气，以示二者有差别也。从而肺饮、支饮及水停心下之短气，亦可忆及而比较矣。以其另有专节在痰饮咳嗽病章，故不赘。

胸痹之病，喘息咳唾，胸背痛，短气，寸口脉沉而迟，关上小紧数，栝蒌薤白白酒汤主之。

此示胸痹之证状及脉象。以后凡言胸痹，皆当以此概之，仅兼证微有差别耳。

喘息，气逆而上行也。咳唾，咳嗽唾涎沫也。胸背痛谓前胸后背皆痛。短气，气急而短促也。寸口者，脉之大会，阳之位也。《内经·素问脉要精微论》曰：上竟上者，胸喉中事也。上附上，右外以候肺，内以候胸中，左外以候心，内以候膻中。此节所谓寸口脉沉而迟，关上小紧数，寸口即《内经》所谓上竟上也。沉为在里，迟为虚寒，关上即《内经》所谓上附上也。紧为阴邪，数为阳气，显系胸中阳气，被阴寒阻塞，致前后之气不相贯通，故见喘息咳唾胸背痛诸证，而名之曰：胸痹。

栝蒌薤白白酒汤方中栝蒌开胸结，仍流动凝结之阴；薤白通胸中之阳；尤妙在白酒散痹通阳，引气血环转周身，使前后之气贯通无碍，则胸次廓然矣。

按此证与小结胸病，虽皆为阴中有阳，且踞于阳位者，然一在上焦，一在心下；一则有喘息咳唾之证，一则无之；一则心下拒按，一则胸背不按亦痛；一则为

痹，一则为结。夫胸背痛，较按之方痛为甚，痹则较结
为轻，咳唾喘息为上逆之动者，心下拒按者，似反静而
不动，此其机总缘寒与热相纠，热甚于寒者，其束缚反
急而为结；寒甚于热者，其蔽塞自盛而为痹。是故结胸
之病伏，胸痹之病散，伏者宜开，散者宜行，故虽皆用
开胸之栝蒌实，一则佐以黄连、半夏之泄热逐饮；一则
佐以薤白、白酒之滑利通阳。

**胸痹，不得卧，心痛彻背者，据栝蒌薤白半夏汤
主之。**

首冠胸痹，则喘息、咳唾、胸背痛、短气之证具。
心痛彻背，谓心痛牵及后背亦痛也。此心痛非真心痛，
乃胸中之阳气不宣。若系真心痛，则其手足青至节，旦
发夕死，夕发旦死，乃阴寒直犯心主，无药可救。若此
证之心痛彻背，即胸背痛之互辞，开结通阳即愈矣。此
证不得卧，由于水饮上冲气逆甚，卧则气更逆而难受
也，故于胸痹证主方栝蒌薤白白酒汤，加半夏涤饮降逆
和胃而通阴阳。

按胸痹不得卧，与支饮之咳逆倚息不得卧，内饮外
寒之咳逆倚息不得卧，肺痈之喘不得卧不同。胸痹有胸
背痛之证而支饮等证则无也。胸痹由于胸中阳气虚而阴
邪乘之，至气阻而为痹。支饮则纯由于水饮腾肺，内饮
外寒则又兼外邪。肺痈乃风热蓄结于肺而成。原因既
殊，见证自亦有异。支饮其形如肿；肺痈则胸满振寒，

咳则胸中隐隐痛；胸痹则胸背痛；内饮外寒则咳甚，其喉必痒也。

胸痹心中痞，留气结在胸，胸满，胁下逆抢心，枳实薤白桂枝汤主之；人参汤亦主之。

此证除喘息、咳唾、胸背痛外，又加心中痞满，胸部亦气塞满闷，胁下之气复上逆冲心，此乃羁留不去之阴气结于胸间。其证甚急，治宜急通其痞结之气。惟当审其虚实，实者由于邪气搏结，蔽塞心胸，允宜开泄，故用枳实泄其胸中之气；厚朴泄其胁下之气；桂枝通心阳；合以栝蒌、薤白开结宣气。病邪自去。

以其由于里气壅逆，故心中痞。胸满，胁下逆抢心，乃气欲下归而不得，故以枳实为首，因枳实之性原向下也。若虚者，则由于阳气虚极，阴气上弥，故不用开泄之剂，而用人参汤补虚除邪，使阳气足则阴邪自散矣。以其虽有心中痞胸满之证而不由于表邪，故不惧补益也。总之，枳实薤白桂枝汤、人参汤二方，一去邪，一补虚，去邪之实，即所以安正。补阳之虚，即所以逐阴。是在审其病之久暂，与气之虚实而决之。

胸痹，胸中气塞，短气，茯苓杏仁甘草汤主之；橘枳生姜汤亦主之。

此证亦有喘息胸背痛之证，而胸中时觉气塞不舒，呼吸不利而短气，乃水与气并壅于上，故用茯苓化气行水，转升为降，因协杏仁旁搜溢入之饮，佐甘草安和脾气，则饮化而喘息气塞短气自除。

茯苓杏仁甘草汤气味甘淡平和，宜于无寒邪之弱者。若系寒邪搏动内饮，充塞于至高之分，以致气路闭塞，而为胸痹，非重用芳香利气之橘皮，佐以枳实之苦降，则闭塞无由开，胸痹无由除也。又因气逆于胸膈，不行于四肢，故用生姜以降逆通阳，名为橘枳生姜汤。

由"橘枳生姜汤亦主之"一句，可知茯苓杏仁甘草汤，橘枳生姜汤，皆此证之主方。医者当于临时审证择用，陈修园、唐容川、林礼丰金以短气用茯苓杏仁甘草汤，胸中气塞用橘枳生姜汤。非。

按橘枳生姜汤，治胸痹之壅，已如上述，去枳实，减橘皮四分之三，则为橘皮汤，治胸膈之壅，以半夏易橘皮，倍生姜汁，则为生姜半夏汤，治胸中之壅，如半夏多于生姜，则为小半夏汤，治心下之壅，一加一减，所治有殊。

胸痹缓急者，薏苡附子散主之。

缓急二字，注家或指为筋之引纵，或指为痛之休作。然胸痹而并有筋病，则非引即纵，非纵即引，未必乍纵乍引。若痛则固有休作，断无一昼夜之内痛无暂安时者，此证之缓急。盖由于胸中阳气虚，致寒气乘虚而上冲胸膈，寒冲于左，逼热于右，则左急而右缓；寒冲于右，逼热于左，则左缓而右急。一缓一急，同时俱发也。

胸痹缓急，则胸痹之证必具，主以薏苡附子散者。以薏苡有下气之功，附子具逐痹之能，因寒气自下而冲上，故下气之薏苡，不嫌倍蓰于逐痹之附子。然薏苡性寒，使无驱寒逐痹之附子，则反有助长阴邪之嫌，其痹又何能除，且热缘被逼而偏驻，故逐痹之品，不妨峻于下气，制剂之谨慎于此可见。

心中痞，诸逆，心悬，痛。桂枝生姜枳实汤主之。

心中痞，心口满闷也。诸逆，谓痰饮或客气上逆。心悬，心若悬旌也。痛，指心痛。

此证虽未冠有胸痹字样，然痹与痞，轻重之间耳，痞言其塞，痹言其闭，皆由于气阻也。

桂枝，能下气开结散逆止痛，此证气逆于上，心中痞，且痛，自非桂枝莫能治，协生姜以为散逆祛寒之助，因其气逆不得下而反内逼为满痛，故重用枳实下气以除满痛，俾内得安谧。

按桂枝生姜枳实汤与橘枳生姜汤药仅一味之差，而主治之证则异，前者治心中痞，诸逆，心悬，痛，以桂枝能入心下气开结散逆止痛也。后者治胸痹胸中气塞短气，以橘皮仅能利气也。

此证与前胸痹，心中痞，胸满，胁下逆抢心证有间，彼为胸中之病邪及于心中胁下，故有喘息咳唾，胸背痛，胸满，胁下逆抢心之证。此则病在心而不在胸，故无上开各证而有心悬痛之候。因之两证之治法自亦不同，彼由于气不得下归而胸满心中痞，故君枳实下气除满，佐桂枝通心阳，蒌、薤除胸证，厚朴行胁下之逆气。此证胸中无病，邪内逼心，故君桂枝，佐生姜、枳实以散逆除痞，而不用蒌仁、薤白、厚朴也。

此外尚有宜注意者，即心中痞与心下痞、胸痞、胁下痞硬不同。心下即胃脘，心下痞，即脘闷也。胸痞，即胸满。胁下痞硬，乃两胁下或一胁下满闷而坚硬也。

心痛彻背，背痛彻心，乌头赤石脂丸主之。

心痛彻背，是痛发于心口，由心口而牵连于背。背痛彻心，是痛又能从背间发，由背而痛彻心口。

邪感心包，气应外俞，则心痛彻背。邪袭背俞，气从内走，则背痛彻心。俞脏（指心包）相连，内外之气相引，则心痛彻背。背痛彻心，即《内经》所谓寒气客于背俞之脉，其俞注于心，故相引而痛是也。夫脏为俞气之所根，俞为脏气之所驻，故用附子、乌头温脏之寒，即能外及俞之痛。治俞之痛，即能内及脏之寒，而领蜀椒、干姜、赤石脂以除其沉痼也。

按本章第四节之胸痹心痛彻背，是背间无邪，故无由背而痛彻心口之候。但用栝蒌实开胸结，薤白通阳，白酒散痹，半夏涤饮和胃，则可愈矣。若此证又添背痛彻心，则为两面俱病，非栝蒌薤白半夏汤所能治，而宜用乌头赤石脂丸矣。

腹满寒疝宿食病脉证治第十

趺阳脉微弦,法当腹满,不满者,必便难。两胠疼痛,此虚寒欲下上也,当以温药服之。(趺音扶)

趺阳乃穴之动脉,在足趺约三寸之间。是胃脉之下行,复上与太冲之脉合,为人之根蒂。死生之诊,于是最切,故仲景取以决百病。脉按之气极弱,若有若无动,曰:微。触手如弓弦状,曰:弦。微为气虚,弦属肝主寒。腹者,厥阴肝之所主,腹内有虚寒,故腹满。惟此证乃虚寒而非积滞,故但满而不痛。胠音区,腋下胁也。为肝之部位,若肝气上逆,虚寒从下而上,则腹不满而两胠疼痛。肝主疏泄,肝气逆则不疏泄,故大便不爽利也。因病属虚寒,故当用温药治之。详见后附子粳米汤、大建中汤、赤丸各节。

病者腹满,按之不痛为虚,痛者为实,可下之。舌黄未下者,下之黄自去。

此示腹满证虚实之辨,与实证之舌色及治法而不及虚证之治法者,以上节已言虚寒腹满当用温药也。

按之痛者,腹内有积滞也,故为实。按之不痛者,腹内无积滞,故曰:虚。腹内有积滞,故可下。曰可者,待酌之辞,见有所未可也。

痛者为实,可下之,是言腹满而痛者属实,不问舌色如何,皆可酌用下法。非谓舌黄(即舌苔黄)者,始可下也。惟舌黄者，必下之而黄苔始退病始可愈耳。盖胃为阳土，黄者，土之色，腹满痛，舌黄，显系胃实，故必用下法也。舌黄未下二句，指舌黄如沉香色或老黄之宜下者（如腹满痛）而言，非谓任何病见黄苔皆可用下剂也。

上节言当温，此节言可下，足征仲景论证施治，均系一寒一热，一虚一实，互相参较也。

腹满时减，复如故，此为寒，当与温药。

时减复如故，谓其腹自消有定时，过时则复满如前也。所以然者，腹中寒气，得阳而暂开，得阴而复闭也。若实证则其满无减时，故此证亦属虚寒，自当投以温剂。

按腹满时减与减不足言异。减不足言，是有时虽微减而腹中仍实，非若时减之有时腹如常人也，故减不足言仍属实证，当下之。时减则属虚证，当与温药。

吾人所宜注意者，腹满按之不痛为虚，痛者为实。时减为虚，不减与减不足言为实。虚寒当温，实者当下。此要决也。

病者痿黄，燥而不渴，胸中寒实，而利不止者，死。

痿黄，谓病人面色枯黄无泽。黄者，土之色，脾胃为土，脾胃败则面色枯黄无泽。燥而不渴，谓口中燥而不思饮水也。利不止，谓泄利不已，脾胃败也，津液尽从下溜。故口中燥，病属虚寒假热，故不渴。胸中寒实，谓不仅腹满，而胸中亦满闷如寒实之邪使然。设果系寒实，必无面色痿黄口燥，下利不止之色证，的系真虚假实。此证攻之则虚者愈虚，补之则满者愈满，无法可治。且人以胃气为本，今下利不止，胃气下脱，故死。

寸口脉弦者，即胁下拘急而痛，其人啬啬恶寒也。

寸口脉弦为肺寒。肺主皮毛，肺寒故洒淅恶寒而有啬啬欲闭之状也。

胸下两侧为胁，胁下属肝，拘急而痛，谓筋脉拘紧作痛而不舒也。弦为肝脉，肝气上逆，故胁下拘急而痛也。

此节与本章首节不同者，正在寸口与趺阳也。趺阳为胃脉，胃脉见弦为肝木克土，故有大便难之证。

夫中寒家，喜欠，其人清涕出，发热色和者，善嚏。

中如字，有作去声读者非。中寒，平素有寒也。寒为阴，中寒家，寒在内，是内阴而外阳，阴引阳入则喜欠，阳入于阴则寐。观人欠后则寐，可为明证。故喜欠者可断定其平素有寒。若其人鼻流清涕发热色和者，此为外寒束闭，非中寒也。外寒束闭，则外阴而内阳，阴阖阳开，则阳气外发而善嚏。观于嚏，则人醒，可知其阳出阴也，故中寒者清涕不出，不发热，色必清白而不和可知。

一欠一嚏，阴阳各别，中寒外寒，病因各异。此节交互辨论，至为精细，学者宜详研，慎毋草草。

中寒，其人下利，以里虚也。欲嚏不能，此人肚中寒。

下利，包括泻痢而言。首冠中寒二字，是此下利显属内寒，脾胃虚弱，故曰：里虚。内寒则阴气盛而阳气不得宣布，故欲嚏不能。因下利为肠胃病，肠胃居于肚腹之内，故曰：肚中寒。

按此证既属中寒，其人必喜欠，王旭高谓：胃虚亦欠，即本此。

前节之外寒内束，其治法详《伤寒论》，惟中寒证未见治法。愚意此节之证，自宜温中扶脾胃以止利，通阳开肺以取嚏。王孟英氏治张雨农久不作嚏，用高丽参、干姜、五味、石菖蒲、薤白、半夏、橘皮、紫菀、桔梗、甘草，服后即得嚏，盖即温中扶脾胃通阳开肺之法也。

夫瘦人绕脐痛，必有风冷，谷气不行，而反下之，其气必冲，不冲者，心下则痞。

瘦人谓形气虚弱之人。绕脐痛，谓脐之周围作痛。必有风冷二句，谓瘦人易于感冒，其病绕脐痛，必由于风冷内入，致谷气留滞而不行，寖假而绕脐痛作矣。此际自宜用温通之法，乃医者反用寒下，增其风冷，而益其虚，致令虚气上逆而为气冲之疾。若不冲者，则邪下陷，因痛为阴邪，病发于阴而反下之，致令阴邪结于阳位，故作痞也。

病腹满，发热十日，脉浮而数，饮食如故，厚朴七物汤主之。

脉浮数发热为表邪，腹满为里实。病至十日，脉尚浮数，是表邪迄未已。饮食如故，胃尚未伤也。此证表里俱病，法当两解，故用厚朴七物汤。厚朴七物汤者，即桂枝汤小承气汤之合剂，盖桂枝汤善解表邪而和营卫，因其腹但满而不痛，故去芍药；小承气汤泄里实以除满。惟下利者，脾胃已伤，故去大黄。呕者，气逆于上，故加半夏以降逆，增生姜以散寒。

腹中寒气，雷鸣切痛，胸胁逆满，呕吐，附子粳米汤主之。

寒盛则腹中切痛。寒气上逆，则胸胁逆满，腹中雷鸣，呕吐。有声无物，曰：干呕。乃虚而有火；有物无声，曰：吐。乃实而无火。

考《神农本草经》，附子主风寒邪气，温中破积聚，此证既属腹中寒气，自以附子为主。况干呕之虚而有火，宜温中，吐之实而无火，宜破积聚之温剂耶。腹中有寒气而生呕吐，则脾土受伤，引胸胁逆满呕吐，不可谓无烦，粳米止烦扶脾胃；益以半夏之降逆气止呕；甘草、大枣协粳米以调和中土，其病自愈矣。

按前节为腹满证表里俱病之属实者之治法，此节则示腹不满而虚寒从下上者之治法。前者宜表里双解，后者宜温中驱寒降逆扶脾胃，即他病之原因相同者，皆宜本此法而用药，不仅腹满证也。

痛而闭者，厚朴三物汤主之。

痛而闭，谓腹痛而大便不通也，为内实气滞之的证，故主以厚朴三物汤。盖此汤君厚朴以行气，气行则不滞，佐以功专泄气止痛之枳实，通腑气之大黄，自然痛止便通。

按厚朴三物汤与小承气汤，药味同而方名异。大黄倍厚朴为小承气汤，治腹大满不通。厚朴倍大黄而枳实较多为厚朴三物汤，治痛而闭。夫痛而闭，与腹大满不通，似非大相径庭，何以阳药朴枳较多。良由阴主痛，阳主满，腹大满，是阳病阴不病，但痛而不满，是阴病阳不病，病者为不足，不病者为有余，重泄其有余以就不足，轻泄其不足以配有余。观小承气汤三物同煎，则欲大黄之有余力。厚朴三物汤之先煎枳朴，后纳大黄，是欲大黄之无余威。大黄有余力，则能荡涤胃中积聚，以和胃气；大黄无余威，则朴、枳之行气止痛力大，大黄不过助其通便耳。

此证不发热，脉不浮，其无表邪可知，故不用厚朴七物汤。因无腹满、谵语、潮热之证，故与承气汤证不同，更非阳结便秘，不宜生津清火。又非由于痰热误补，肝阳上升，阴虚挟痰，久痹气虚，阴虚气化无权，风虚，或热毒，自不可用开痹抑肝，清上滋下，补气转枢，养阴化气，补虚润肠，清热解毒诸法。因痛而闭，显系内实气滞，故用行气以止痛通便之厚朴三物汤也。

按之心下满痛者，此为实也，当下之。宜大柴胡汤。

正当心下高起满硬而痛者，曰：心下满痛。乃有形之实邪，故当用下剂。因满痛在心下而不在腹，故不用承气、厚朴三物等汤，且心下满痛为里证，更不可用表里双解法，故曰：宜大柴胡汤。

大柴胡汤方中，柴胡主心腹肠胃中积气，饮食积聚；半夏主心下坚；芍药破结除痛；枳实泄满；大黄破癥瘕、积聚、留饮、宿食，荡涤肠胃；黄芩除胃中热；姜枣和营卫。按心下即胃也，故心下满痛，宜大柴胡汤。

考《伤寒论》心下满而硬痛者为结胸，大陷胸汤主之。又曰：小结胸病，正在心下，按之则痛，小陷胸汤主之。何以此证按之心下满痛不用大小陷胸，而曰：宜大柴胡汤。曰：大结胸证多由误下，所谓病发于阳而反下之，热入因作结胸是也。小结胸虽非由于误下，然结胸证属于外感，乃热邪（寒实结胸则为寒邪），搏结水饮而成。此节之证属于杂病，且非由于误下，乃心下（胃中）积聚，故不得混同施治也。

腹满不减，减不足言，当下之，宜大承气汤。

腹满不减，谓腹满无减时。减不足言，谓纵或稍减，其减之程度亦极轻微，腹中仍实。故为实证而当下也，与腹满时减之消有定时者大异。陈修园以减不足言即为时减，谬矣。宜为唐容川所斥也。

前言腹满时减，复如故，当以温药。此示腹满不减，减不足言者当下。一虚一实，一温一下，遥遥相对。

此证用大承气汤，大便必硬，惟腹满与腹痛异。盖阳为满，阴为痛，故与痛而闭者不同。

按用大承气汤，必无脉浮发热，恶风寒，头项强痛等表证。故此证与厚朴七物汤证之为表里俱病而宜两解者有间。

大承气汤，用朴、实泄满，硝、黄荡涤，乃峻下剂，故必胃强脉实及其形色堪任者始克用之，否则不可轻试，宜酌用海蛇、荸荠、枳实、紫菀、花粉、厚朴花、当归、苁蓉、甘草、麦门冬、石斛等以代之。且大承气汤虽宜于此证，究非此证之主方，故曰宜而不曰主之。见有不宜时，即弗与也。

心胸中大寒痛，呕不能饮食，腹中满，上冲皮起，出见有头足上下，痛而不可触近者，大建中汤主之。

胸乃肺之部位，胸之中央，曰胸中。其下之凹处，谓之心中，即胃之上脘。心胸中大寒痛，谓心中胸中两处受有大寒，寒气凝涩，因而作痛也。胃主纳谷，胃寒则呕而不能饮食。腹中满，膈以下硬满而不柔和也。上冲皮起二句，谓阴寒之气上冲于皮肤而突起，其外形如胎儿之头足能上能下也。痛而不可触近，谓痛而拒按也。腹中满以下诸证，亦因心胃受寒，引动下焦之阴气上凌所致。

按此证之痛，为寒与火交战于中，逆而上行，为不受土之范也。蜀椒者，就火以致金，使火因金以归下者，火归下则土安，寒无与轧，遂自就戢而旋退矣。

《神农本草经》谓蜀椒主邪气温中，逐痹痛下气。夫大寒乃邪气也，心胸中大寒痛，呕而不能食，法当温中。寒气上冲皮起，出见有头足，又宜下气，故舍蜀椒莫与，从而可知中不受温，痛痹之不必下气者，则非蜀椒所宜矣。干姜亦温中之品，此证沉寒痼冷之在中者，性动而猾，其势向上，因用蜀椒复佐以干姜，镇以静而抑之使平。有谓附子驱寒止痛，何以舍而不用。曰：夫向上者，阴中有阳，实中有虚，何则？呕为实而有火之证，呕而不能饮食，中气大伤，自不得以附子攻也。爰用人参饴糖补其虚乏，方名大建中汤者宜矣。

胁下偏痛，发热，其脉紧弦，此寒也，以温药下之，宜大黄附子汤。

胁下偏痛，谓左胁下或右胁下痛而非两胁下俱痛也。脉弦为寒，脉数而牵转，曰：紧。主寒主痛。

胁下偏痛，脉紧弦，固系阴寒结聚而痛，然痛而发热，显系热激使然，故此证为寒热对待之候，自宜施以寒热对待之治，而用大黄附子汤。以附子驱寒止痛；大黄除热破积聚；唯一温一下，亟不相侔，故联以细辛，俾厥成功（魏玉璜用一贯煎治阴虚胁痛，程杏轩治胁痛在右、便闭用栝蒌、甘草、红花，又肝郁胁痛，宜旋覆花汤）。按脉弦属少阳，少阳经脉循胁，载在《内经》《伤寒论》，是此证为少阳经病，其不用小柴胡汤，何也？曰：小柴胡汤乃治外感证之往来寒热，胁下满或胸胁满者也，此证为杂病，胁下偏痛与胁下满、胸胁满，一痛一满，一偏一两，判然不同。且发热与寒热亦殊，故治法大异也。

本章第一节之两胠疼痛，趺阳脉微弦，大便难。第五节之胁下拘急而痛，啬啬恶寒，寸口脉弦，与此证之胁下偏痛，发热，脉紧弦，虽均属寒，然一为虚寒肝木乘土，一为肝木侮肺，一为寒实结痛为热所激，后者宜大黄附子汤，则前二者之治法可据以推想矣。

按当温者不可下，当下者不可温，上数方一寒一热，可以互证参观。然又有宜温下并行者，如此证之用大黄附子汤是也，可见温之与下，或分或合，总宜随证为转移，而不可拘泥也。

寒气厥逆，赤丸主之。

厥，手足逆冷也。逆，阴寒之气上逆也。赤丸方中茯苓、半夏分两较重，乌头次之，细辛又次之，可知病由饮作，饮停则阳痹，阳痹则阴逆，阴逆则寒生而厥矣，故曰寒气厥逆。其列入本章，必有腹痛之证，况真朱系治中恶腹痛之品，以之为君而名赤丸，更可证腹痛为其本病。乃不书腹痛者，以有厥逆之证，其势岌岌，应从所急而救治也。

茯苓、半夏降逆祛饮；乌头为治阳痹阴逆之要剂；细辛散寒；真朱即朱砂，具安神通血脉之功。

仲景书，皆是比较法，腹满、寒疝、宿食，其腹皆能为痛，恐后人误认，故合为一篇而比较之，使人知其异同也。而三证之中，又各有别，节节互较，使人知治病宜慎，毫厘当辨也。

腹痛，脉弦而紧，弦则卫气不行，即恶寒，紧则不欲食，邪正相搏，即为寒疝。寒疝绕脐痛，若发则白津汗出，手足厥冷，其脉沉紧者，大乌头煎主之。

卫者何？水谷之悍气也，行于脉外。卫气者，所以温分肉充皮肤肥腠理司开阖者也。有形而无质，乃气之精气也。卫之与气，犹寒之与水也。恶寒者，不待有风而自寒，甚至下帏向火而犹不能遏其寒也。邪，指寒邪而言。寒疝，病名。由于寒结腹中，叠聚如山，遇寒即腹中痛或绕脐痛、手足厥冷诸证作，故谓之寒疝。冷汗淡而不咸，大便下如白痰、猪脂，或未睡时流精，皆谓之白津。手足厥冷，谓两手两足逆而不温也。

弦紧皆阴脉，弦之阴从内生，紧之阴从外得。弦则卫气不行，恶寒者，阴出而痹其外之阳也，紧则不欲食者，阴入而痹其胃之阳也，卫阳与胃阳并衰，外寒与内寒交盛，由是阴反畏而上冲，阳反不治而下伏，邪正相搏，即为寒疝，此言寒疝之脉也。绕脐痛，若发则白津出（白津一作白汗），手足厥冷。及下二节之证，皆寒疝之证状也。

用药原不贵多而贵专，乌头为阳痹阴逆之要剂，自为此证之主药，故用此一味，乃煮取三分之一后，又纳蜜煮令水气尽者，妙在使乌头之气味尽入蜜中，俾变辛为甘，变急为缓，而无孟浪之患，且蜜主心腹邪气止痛和百药，《神农本草经》已有明文，故此证用之。

强人服七合，弱人服五合，不差，明日更服，不可一日更服者，以乌头为毒烈之品，虽驭之以蜜仍宜按病人身体之强弱而定其服量之多寡，且不可一日更服，恐药过量能损人之真气，故慎之又慎也。

寒疝腹中痛，及胁痛里急者，当归生姜羊肉汤主之。

此亦寒疝证，腹中痛，谓大腹之内痛与绕脐痛之环脐而痛者不同。与腹痛之大腹、小腹、少腹皆痛者亦殊。胸下两侧谓之胁，胁痛里急，谓两胁俱痛而其内之脉络绌急也，与前胁下拘急而痛异。

按当归生姜羊肉汤，除为此证之主方外，又主产后腹中疼痛，腹上寒疝，虚劳不足，可知此证由于气血两虚，寒邪乘虚逼迫血分而非阴寒内结，与前节之证不同。设纯属阴寒为患，则用此滑润之当归，徒足以泄阳而致下利也。生姜散寒，虚乃无形，故连质合煎，久煮者，盖欲其兼能缓急也；羊肉性热，可以已虚寒，且血肉可以补形之不足，此证用之，其为虚寒也明甚。再考羊肉之性，柔和而力厚，善能缓中。缓者，急之对，腹中痛胁痛里急诸证皆急也，急者缓之，故用羊肉，惟其为补虚祛寒之品，病必由于虚寒始可用也。

前节论寒疝之实证，此节论寒疝之虚证。前节为阴寒内结，故用驱寒散结法，此证为气血虚而有寒，故以养正为本，散寒为次。一实一虚，两相比较，示后学以准绳，义例至精。

寒疝，腹中痛，逆冷，手足不仁，若身疼痛，炙刺诸药不能治，抵当乌头桂枝汤主之。

逆冷，四肢逆而不温也。手足不仁，谓手足部之肌肉不柔和，即麻木不知痛痒也。营气虚，卫气不行，营卫不能相将，三焦无所仰，则身体痹不仁。诸药不能治者，谓经炙、刺或服抵当乌头桂枝汤以外之药，皆不能瘳也。

逆冷手足不仁，较前仅手足厥冷者为重，乃阳之大痹者也。此际几全为阴用事，而阳不能与之争矣，且有身疼痛之表证，为表里俱病，兼之营卫不能相将，若徒攻其里或外，自不能愈。惟有用除阳痹之乌头除腹中寒痛；用桂枝汤以伸其阳而和营卫。因桂枝汤为缓剂，缓则无事更缓，故不用蜜以变乌头锋锐之厉，但令与桂枝另煎合服，以收相合而不相争之功，此用乌头之妙谛也。方名抵当乌头桂枝汤者，因他药及灸刺诸法皆不能愈此证，惟有乌头桂枝汤堪当此大任故也。

其脉数而紧乃弦，状如弓弦，按之不移，脉弦数者，当下其寒，脉紧大而迟者，必心下坚；脉大而紧者，阳中有阴，可下之。

此节重申脉紧为寒疝之主脉，并示尚有大而紧数而弦之变脉，及其治法大要。是一面补论寒疝之脉，一面与下节宿食证之脉及治法相联。

脉数而紧，乃弦之状，以其有似弓弦，按之不移，而实非弦脉也。脉数为热，弦为寒，若弦数并见，则为火中伏寒，故当用温下法（如大黄附子汤）下其寒。脉来紧大而迟，乃心气不宣（因心主血脉，心气不宣，则血之流行难而脉迟，），故主心下坚。大，阳也。紧，阴也。故脉大而紧，为阳中有阴，火中伏寒，故可用温下剂下之。

问曰：人病有宿食，何以别之？

师曰：寸口脉浮而大，按之反涩，尺中亦微而涩，故知有宿食，大承气汤主之。

食物宜慎，若食之过多，或食不易消化之食物，致积于肠胃中而不化，谓之宿食。寸口为手太阴肺之动脉，主气，食气积壅，故寸口脉浮而大。食滞气机，故其脉重按之反有涩滞之象。水谷之精气不能下达，故尺中微而涩，不可泥于《脉诀》涩主血少之说而投补血之剂，致气机愈滞也。

此节方脉详而证略，就脉象及主以大承气汤两点推求，宿食必有腹满痛便秘，潮热不思食等证。盖脉浮大则气壅，涩则凝滞而不通，气壅不通则腹必满痛而大便不利。伤食，则不思食，肠胃为阳明之腑，食滞肠胃，每发潮热，潮热者，热之来去有定时也，大承气汤为峻下剂，方中枳实泄满止痛；厚朴行气疏滞；硝黄荡涤肠胃，下宿食，故必有上述诸证，始可投也。遇伤冷食者，可加干姜。

脉数而滑者，实也，此有宿食，下之愈，宜大承气汤。

脉来滑溜如珠，曰：滑。方书多谓脉滑数为痰热，此谓为有宿食者，盖必有腹满便秘不思食等证，见数滑之脉，知为谷气之实，故断其有宿食也。

曰：下之愈而用峻下剂之大承气汤，示宿食宜速下也，所以然者，有宿食，则脾胃不能化水谷而行津气，人必萎顿，故宜速下其宿食，宿食去，则气行能食，而脾胃克尽厥职矣。乃今之医者，畏大承气之竣，凡遇有宿食，辄用谷芽，麦芽，山楂，神曲之类以消导之，不

163

知此等药能克削生气，又无速下宿食之力，往往反促病者于危笃。

上节寸口脉浮而大，按之则涩，是食气壅塞，滞而不行，非枳、朴、硝、黄不足以通之，故主以大承气汤。此节脉数而滑，为谷气之实，但下其宿食即可，故曰：宜大承气汤。若形体声色之不宜投大承气汤者，可用他药（如罗葡汁、雪羹等）代之。

涩者滞象，滑者实象，故均主宿食，脉相反而病相同。下又谓紧脉亦主宿食，足征一病而可见数脉，一脉而可主数病，诊脉时不可执一也。总之审病当四诊合参，始鲜错误。

下利不欲食者，有宿食也，当下之，宜大承气汤。

下利不欲食，谓痢证初起即不思食。此由于有宿食，所谓伤食则恶食也。必有腹满痛之证，故宜下其宿食而用大承气汤。若初起时能食，嗣因热邪伤其胃中清和之气，而噤口不能食者，则宜用人参、川连、鲜莲子、石斛、扁豆、银花、陈仓米等药，清热扶胃气，万不可用下剂戕其胃也。

小儿多食瓜果，致腹膨泄泻，舌苔白滑者，宜用生厚朴、生苍术、丁香柄、鸡肫腔、五谷虫、陈皮、薏苡、木香、防风、黄连等药下其积，则腹消泻止，亦不可用承气汤。

此节之证具，如病人色脉形质不宜下者，即难遽投大承气汤，学者宜注意。

此外尚有宜注意者，凡患病者大多减食，不可率断为有宿食，须四诊合参以定之，方不至偾事。

宿食在上脘，当吐之，宜瓜蒂散。

胃主纳食，食入于胃，积而不化，则为宿食。考胃有三脘，如宿食在下脘，腹必满痛而便秘，故当下之，前三节所示者是也。若腹不满痛而膈间满痛，则为宿食在上脘，病在上焦，自以吐去之为宜，慎不可用下剂伤其无病之下脘也。

瓜蒂散方中，瓜蒂能吐胸膈间之痰饮宿食；第恐其有伤心气，故协赤小豆以保之；香豉轻浮，能引肾家之精气交于心，使胸中之浊气出于口；作为稀糜调服瓜蒂赤小豆末，能致快吐而不伤神，洵佳方也。惟瓜蒂散究非弱者所宜，仲景有诸亡血虚家不可与瓜蒂散之戒。此节曰：宜瓜蒂散者，示见有不宜者，即弗与也。又吐多伤胃，服瓜蒂散后，如得快吐，慎勿再服，医者当告知病家，以免误事。

按经方遇宿食，大抵用攻，如以上四节，或下或吐，《伤寒论》治差后劳复之枳实栀子豉汤，有宿食者加大黄，皆攻法也。古今医籍之治宿食，除攻法外，其因邪而结者疏其邪；因气而滞者调其气；因肥腻而胶黏者，即为消其脂膏；因痰水而勾留者，即为行其潴蓄；甚至折其生气，而使难消者消；发其生气，而使难化者化。施之得当，无不适宜，足以羽翼《伤寒论》《金匮》而救后人遇食即攻之失也。

脉紧如转索无常者，宿食也。

数而牵转为紧脉，属阴，主寒主痛，前已言之。故感寒者脉多浮紧，惟如系寒气外束，则当紧而不移，若脉紧如转索无常，是乍紧乍滑，忽而紧，忽而不紧，自为食气所发，故主宿食。

按忽而紧，忽而不紧，与乍密乍疏，搭指散乱之解索脉大异，宜辨。

考《伤寒论》脉乍紧者，为邪结在胸中，当以瓜蒂散叶吐之。则此节之脉紧如转索无常，为宿食在上脘无疑。

脉紧，头痛，风寒，腹中有宿食不化也。

脉紧头痛风寒，言脉紧头痛，有似感冒风寒。其与风寒之证异者，以风寒证有恶风、恶寒、项强、身痛、脉浮诸现象，而此则但头痛，且脉紧如转索无常，非紧而不移也。由于宿食不化，郁滞之气上蒸，故头痛，如感冒风寒之状。所谓食积类伤寒也。曰腹中有宿食，则必有腹满痛之证，此又宜下不宜吐。

此证有似风寒，仲景恐人误以为风寒而发汗，故明示为宿食不化，意亦远矣。

五脏风寒积聚病脉证并治第十一

肺中风者，口燥而喘，身运而重，冒而肿胀，肺中寒，吐浊涕。

肺死，脏浮之虚，按之弱如葱叶，下无根者死。

此中风指五脏之中风而言，与外感中风不同，与贼风之邪入于经络脏腑，致半身不遂，口眼㖞斜，不识人，舌难言之中风证亦异。中寒，指寒邪入某脏者，与传经之外感伤寒迥殊，口燥而喘，释义详前。身如坐舟车之上而运转者，曰：身运。即是头旋。昏瞀而神不清，曰：冒。肺死，谓凡肺家之病，其脉按之弱如葱叶，下无根者必死也。脏指右寸肺脏之脉，浮之谓轻取，按之谓重按，脉浮而无力，曰：虚。沉而无力，曰：弱。浮之虚，按之弱如葱叶，谓中空而轻取重按皆无力也。下无根，谓尺脉无根，重按空豁也。

风中于肺，肺津被耗不能布，故口燥，肺主气，风伤气则升降失常，气逆上行而喘，气伤不支，则身运而重，虚极乘寒，因而致冒。水道因肺之治节不行而不利，于是肿胀生焉。寒气郁闭肺窍，迫使肺中浊沫自口出，故吐浊流涕也。

考《内经》有死肺脉来，如物之浮，如风吹毛之文（见《内经·素问平人气象论》），此形其浮散无根之状，本节所谓脏浮之虚，按之弱如葱叶，下无根者死。是合沉以征其浮，而脏气之存否始得焕然无疑矣。

按口燥而喘，身运而重，冒而肿胀，乃肺中风病之内证，《内经》所谓肺风之状，多汗，恶风，时咳，昼差暮甚，诊在眉上，其色白，此示肺中风病之外候。

肝中风者，头目眴，两胁痛，行常伛，令人嗜甘。肝中寒者，两臂不举，舌本燥，善太息，胸中痛不得转侧，食则吐而汗出也。

肝死，脏浮之弱，按之如索，不来，或曲如蛇行者死。

头目眴，头部筋跃及眼跳也。行常伛，谓病时经常曲背而行也。嗜甘，喜食甜物也。舌本，舌根也。善太息者，时常叹气也。食则吐而汗出，谓随食随吐，吐则汗出，与食完一餐后始吐出之食已即吐异，且后者未必有汗也。如索，谓弦紧俱见也，不来，谓脉有去而不还。曲如蛇行，谓脉来滑不值手，委曲如蛇行也。

风中于肝，肝者，足厥阴之脏，足厥阴肝经脉上至颠顶，肝开窍于目而主筋，风性动而上行，故头目眴，肝脉布胁肋，风胜则脉急，故两胁痛而行常伛，木胜而土负，乃求助于其味。书曰：土为稼穑作甘，故其人喜食甘味也。肝主筋，肝中寒则大筋拘急，因而两臂不举，肝脉循喉咙之后，肝寒而逼热于上，故舌本燥。

胆主善太息，肝与胆相表里，肝有寒则胆郁，郁则善太息。肝脉挟胃贯膈，寒则阻遏胸中阳气而为痛，痛甚则身不得转侧。胃主纳谷，胃土为肝木所克，故得食则吐而汗出矣。肝病将死，左关肝脉浮之则弱（虚脉），按之则弦紧去而不还，是浮沉之间，阴阳已见决离，或曲如蛇行，有委而不前，屈且难伸之状，皆脏气垂绝之象也。

此肝中风是言风中于肝，与后世所谓肝风内动之证，宜养血熄风和肝益阴者不同。又此节所示乃肝中风之内证，《内经·素问风论》所谓肝中于风，多汗恶风，善悲色苍，嗌干善怒，诊在目下。其色青是示肝中风之外象。

肝著，其人常欲蹈其胸上，先未苦时，但欲饮热，旋覆花汤主之。

肝著（一作着），病名。血生于心而归于肝，肝郁则血黏着于胸前膜膈中而致胸胁作痛，或兼呕吐不食、呕血等证，故名肝著。以足踏之，曰：蹈。常欲蹈其胸上，谓时常喜人以足踏其胸，借以通胸中之气也，又血气之郁滞，遇热略散，故饮热汤水即可稍舒，惟在胸胁痛等证已大作时，则非饮热所能缓，故必在未苦时喜饮热也。

肝著主以旋覆花汤者，盖旋覆花能降胸中之气，如胸满噫气而用旋覆花之例也；葱白能通胸中之气，如胸痹之用薤白通胸中之阳也；新绛乃红蓝花所染绯帛，是治肝经血着之要药；如有兼证，可随证加减。如呕吐可加竹茹、生姜汁、半夏；呕血可加桃仁、归须；少腹痛胀，可加郁金、橘络、玄胡索之类。

心中风者，翕翕发热，不能起，心中饥，食即呕吐。

心中寒者，其人苦病心如啖蒜状，剧则心痛彻背，背痛彻心，譬如虫注。其脉浮者，自吐乃愈。

心伤者，其人劳倦，即头面赤而下重，心中痛而自烦，发热，当脐跳，其脉弦，此为心脏伤所致也。

心死，脏浮之实如麻豆，按之益躁疾者，死。

翕翕发热，谓气蒸湿润之热，而非干热也。此为表证，与蒸蒸发热之属于里证不同。心中饥，心中嘈杂也。苦病心如啖蒜状，谓心中懊恼无奈，似痛非痛，麻辣如啖蒜状也。剧病甚也，譬如虫注，谓心腹刺痛如虫啮也。自吐，谓不用催吐之剂而自己吐出物也。心伤，谓心血不足，此系内伤，非关风寒也。劳倦，谓因作而疲乏也。下重指脱肛言。心中，指心包言。心死，谓心病将死。脏指左寸心脉言，浮之实如麻豆，谓左寸轻取则脉短而动数有如麻豆也。按之益躁疾，谓左寸重按则既数且乱也。

此节所谓心中风中寒，皆指心包络中风中寒而言。风为阳邪，心之液为汗，故风邪入心包络，则发热微汗，所谓翕翕发热是也。风耗血液，肢骸失其所养，故不能起。风火乱于中，故心中嘈杂而易饥。热格于上，故食即呕吐。寒为阴邪，寒邪外束心包络，则心火内聚，致心中麻辣如啖蒜状，似痛非痛（按酒痹误下，心中如啖蒜薤状，乃酒之热气熏灼与此原因不同）。

若寒邪较甚，心、胸、肝及太阳均有寒邪，则心痛彻背，背痛彻心，有如虫注。脉浮是寒邪将由上越，故一吐其病即愈。更有劳心过渡，心血大伤，此为内因，非风寒外袭，故稍一作劳疲乏，则虚阳上浮而头面呈红色。血虚而加劳倦，则气亦下陷，且心与小肠为表里，心伤则小肠之气亦伤，故脱肛。

发动气而当脐跳，心无血养，则心中痛。心火未浮，则烦而发热，脐内之网油膜筋，则连于肝，弦为肝脉，心伤而有当脐跳之证，故见弦脉。心脏伤，指血液不足，左寸心脉，轻按短而动数，有似麻子仁或豆之摇动，重按则更数且乱，是心血已枯，神气涣散，故死。

此节第一段，是示心中风之内证，《内经·素问风论》所谓心中于风，多汗恶风，焦绝善怒吓，病甚则言不可快，诊在口，其色黑，乃示心中风之外候。

邪哭使魂魄不安者，血气少也；血气少者，属于心，心气虚者，其人则畏，合目欲眠，梦远行而精神离散，魂魄妄行。阴气衰者为颠，阳气衰者为狂。

邪哭，诸家或训为非哭之正状，如有声无泪，哭而不悲等是。或谓其哭由于邪祟，或解为其哭状如有邪附。愚意邪是指病邪，风、寒、暑、湿、燥、火皆为邪，本章系论五脏风寒，则其所谓邪，当指风寒之邪而言。肺之声为哭，阳气之神，曰：魂。阴气之神，曰：魄。故魂魄为心神所御，此邪哭使魂魄不安，明明是言风寒之邪犯肺渐及心包络，致时时啼哭而神魂不定，故列于心中风中寒之后也。

夫风伤血液，或寒邪外束心火，内聚灼血则血少，血生于气，气少则血少。魂藏于肝，而以血为归，魄藏于肺，而以气为主。血少则魂不安，气少则魄不安，心肾相交，则水中之阳乃得化为气，津液上输于心，乃化赤而为血。故血气少者，必由心气虚也，心主神，心气虚则神不强，其人遂多畏怖，神不能帅魂，则合目欲眠（谓闭眼思睡而实不得熟睡），盖肝开窍于目而魂藏于肝也，神不能驭魄，则阴气涣散而梦远行。总之，心肾不交，则精离神散，不能御魂魄而致魂魄妄行也。

颠（今作癫），狂，皆病名，各有二种，一为阴盛之颠，其始发也意不乐，直视僵仆，三部阴脉俱盛者是。凡物上重下轻则仆，此颠疾因邪气聚于颠顶致仆而得名。《难经》所谓重阴者颠指此，治宜用风引汤加减（见中风历节病脉证并治章风引汤节注）。

一为心阴气衰之颠，其状先不乐，头重痛，目赤，心烦，语言错乱，神志不宁，脉来细弱者是。此节之颠，即属之，治宜养心血安神志，如酸枣仁、生地黄、当归身、红枣肉、小麦、茯神、甘草、远志、菖蒲、牡蛎、菊花、莲子心、灯心、竹茹之类。

一为阳盛之狂，《内经·素问病能论》所谓怒狂，《难经·第五十九难》所谓自高贤，自辨智，自贵倨，妄笑，好歌乐，妄行不休（踰垣上屋，奔走骂詈，打人，不避亲疏等），三部阳脉俱盛者是。《难经·第二十难》所谓重阳者狂，即指此，治宜重用生铁落，胡黄连，洋芦荟，灵磁石，龙胆草等，大苦大寒之品，折其上盛之威。

一为阳气衰之狂，目妄见，耳妄闻，善呼，或多食，善见鬼神，善笑而不发于外者是。此节之狂，属于后者，治宜用桂枝，甘草，高丽参，五味子，白茯苓，龙眼肉，龙骨，牡蛎等味，振其心阳补其心气。

此外尚有如狂证，言病状有似发狂也，热入膀胱，则其人如狂，外解已。小腹急结者，宜桃仁承气汤。太阳病，身黄，脉沉结，少腹硬，小便自利，其人如狂者，抵当汤主之。如狂较发狂为轻，盖尚未至于狂也。

脾中风，翕翕发热，形如醉人，腹中烦重，皮目瞤瞤，而短气。

脾死，脏浮之大坚，按之如覆杯，洁洁状如摇者，死。

脾主四肢肌肉，风为阳邪，风中于脾，故周身翕翕发热，面红四肢俱软如酒醉之人。腹中，指胃脘。脾与胃相表里，风热入里，故腹中烦重不舒，瞤瞤，肉跳貌，上下眼胞属脾胃，风在肤表，故皮目瞤瞤，气急而短促，曰：短气。脾脏受伤，则胸满短气。脾死，谓脾病将死。脏指右关脾脉，曰：脏者。示真脏脉见也。浮之大坚，谓右关脉轻按大而坚搏，全失柔和之气也。按之如覆杯洁洁状，谓右关脉重按上硬而中下皆空。如摇者，谓躁急不宁也，是脏气已绝，故现此等脉，而可决其必死也。

此节第一段，是示脾中风之内证，《内经·素问风论》所谓脾中风状，多汗恶风，身体怠惰，四肢不欲动，色薄微黄，不嗜食，诊在鼻上，其色黄，是示脾中风之外象。

此节缺脾中寒，然寒邪伤脾，必自利、腹痛、胀满、不食四逆，宜酌用理中四逆，已见本经呕吐哕下利病脉证并治章及《伤寒论》辨太阴病脉证篇、辨霍乱病脉证并治篇，故本章不赘，非有缺简也，学者可参考上述各篇章。

趺阳脉浮而涩，浮则胃气强，涩则小便数，浮涩相搏，大便则坚，其脾为约，麻仁丸主之。

趺阳，胃脉也。脉举之有余，按之不足，曰：浮。脉往来不流利，曰：涩。趺阳脉浮是胃热灼津液之征，故曰：胃气强。浮而带涩，是血少或津液亡，今无汗又不失血，故必小便频数，津液皆从小便泻去，加以肠胃灼热脾枯脂竭，因而粪干如弹丸，故大便难，而名其病为脾约也。盖约即枯竭之义。

脾约既为津液竭膏油枯，致粪干结，故主以多脂性润善宣阴津之麻仁；佐以润降有油之杏仁为之导；再益枳、朴行其滞；芍药破结；大黄清胃；用蜜为丸者，取其质润而性缓，盖脾约非一日而成，当缓图也。

麻仁丸中有小承气汤，然二者性质功用大异，麻仁丸功在滋干，是润下剂，故用蜜丸。君麻仁且以名方焉。小承气汤善治胃实是荡涤剂，故用汤而命名曰承气。

肾著之病，其人身体重，腰中冷，如坐水中，形如水状，反不渴，小便自利，饮食如故，病属下焦，身劳汗出，衣里冷湿，久久得之，腰以下冷痛，腹重，如带五千钱，甘姜苓术汤主之。

肾著，病名。身体重，谓全身无一处不重。腰中冷二句，谓两边腰内觉冷，有似坐在冷水之中。形如水状，谓外形微肿，俨如水病患者。湿胜则重，湿能阻津，其口当渴，今不渴故曰：反。衣里冷湿，谓汗出致衣之里部湿，始或觉热，久则冷也。腰以下冷痛，谓自腰部直至足部冷而又痛。钱，指汉时之五铢钱。腹重如带五千钱，谓腹内重滞如身带五千钱然。

此节示肾著病之证治，谓人劳力出汗，致衣里湿，久则冷湿侵入其人体内，僻居腰部，著而不去，致生身体重，腰中冷痛等证，故名：肾著。湿胜则身体重，形微肿如病水之状。冷湿著于肾，故腰中冷如坐水中，其人无内热，故不渴，下焦之阳气衰，故小便自利。病在下焦而不在中焦，故饮食如故。

若病及带脉，则腰以下冷而且痛，连腹部亦觉沉重，有如带五千个五铢钱（汉时之五铢钱，每个合现在市平二钱六分，五千个约合八十一市斤强）。又带虽系于腰肾，然其脉绕中焦膜网一周，又属脾土，故主以甘草干姜茯苓白术汤温脾。

本经肾中风中寒俱缺，徐忠可谓肾中寒即少阴标阴之寒，沈自南则以通脉四逆汤证补之，不知彼乃伤寒感证，此属杂病，何得混为一谈。余按肾著，为冷湿著于肾部，即肾中寒之证。再考《内经》有肾中风，面庞然如肿之文，《千金方》叙肾中风证，曰：踞坐腰痛，此节示肾著有腰痛形肿如水，是包括肾中风在内，故不赘述肾中风中寒，非有缺简也。

《内经》谓寒气胜者为痛痹，湿气胜者为著痹（见素问痹论），此节之证，由于冷湿著于腰部，故腰以下冷痛，湿胜故身体重。腰者，肾之府，故名肾著。与肝着之由于血著于胸前膜膈中者有异焉。

甘草干姜茯苓白术汤方中，干姜温中逐风湿痹，协茯苓则能祛肾中寒邪，与甘草同用，能燠土以除带脉之寒，及和脾胃；白术则能祛湿而除身体之重；腰以下冷痛，腹重，如带五千钱，显属带脉为病。带脉系于腰肾而又属脾，而人以胃气为本，治病宜首顾脾胃，甘草为扶脾阴益胃气之要药，故于此汤与干姜茯苓白术并驾也。

肾死，脏浮之坚，按之乱如转丸，益下入尺中者死。

此节示肾病将死时所见之真脏脉，浮之坚，谓左尺肾脉，轻取则坚硬而不柔和。按之乱如转丸，谓左尺肾脉，重按则乍密乍疏，滚动如转丸然。益下入尺中，谓尺部以下皆见浮坚乱转之象，为不潜伏，不守常之极，显见真气已离，故主死。又凡病沉候无脉，为肾气已绝。

按浮之坚，按之乱如转丸，即《内经·素问平人气象论》所谓死肾脉来，发如夺索，辟辟如弹石者是。

问曰：三焦竭部，上焦竭善噫，何谓也？

师曰：上焦受中焦气，未和，不能消谷，故能噫耳。下焦竭，即遗溺失便，其气不和，不能自禁制，不须治，久则愈。

夫三焦者，决渎之官，水道出焉。乃传化之府，人饮入之水，由三焦而渗入膀胱则决渎通快。如三焦不利，则水道闭，外为肿胀矣。

竭部谓气竭而不各归其部也。噫，俗作嗳，气郁不宣而发声也。上焦受中焦气者，以中焦为胃部，胃者，仓廪之官，为水谷之海，泻而不存。余十一脏，皆赖以滋养者也。故人以胃气为本，治病首顾胃气，胃体阳而用阴，故经方多佐养胃阴之甘草。

叶氏治胃，每顾胃阴也，若中焦欠和，不能消谷，脾胃失职，不能消谷，致谷气郁而不宣，因而胃阳之气式微，浊阴之气上逆，乃发声为噫也。下焦包括膀胱小肠肾诸经，亦听命于中焦。若中焦欠和，则下焦无以受中焦之荫，因之肾气日虚，肾虚则大小便莫能禁而现遗溺失便之证，遗溺者睡时小便自出也，失便者，大便滑泄不禁也。不须治者，谓二便不禁，虽属下焦之疾，然不必治其下焦，但以补脾健胃之药和其中焦，使下焦能受中焦之荫，则病自愈，非谓不必服药铒也。

或问此节有上焦竭，下焦竭，而无中焦竭，是否有缺文？曰：人以胃气为本，有胃气则生，无胃气则死，若中焦竭，是脾胃之气已败，必死无疑，故不必言其证也。

按下虚亦能发声为噫，又痰阻于络，气不得宣，动辄致噫，不可不知。阳气式微，浊阴上逆之噫，宜先以理中汤扶其脾胃，再用旋覆代赭石汤和中镇逆，则中焦和谷气得宣而噫自止。若下虚之噫，尺脉必虚大，其人必觉气从少腹上冲，宜胡桃肉，故纸、菟丝子、枸杞子、当归、茯苓、覆盆、龙齿、牡蛎之属以镇摄之。至痰阻于络气不得宣之噫，又当用竹茹、丝瓜络、橘络、旋覆花、茯苓、柿蒂、海蛰、荸荠、藕等药通络蠲痰宣气矣。

师曰：热在上焦者，因咳为肺痿；热在中焦者，则为坚；热在下焦者，则尿血，亦令淋闷不通。大肠有寒者，多鹜溏；有热者，便肠垢。小肠有寒者，其人下重便血，有热者，必痔。

上焦乃胸肺之部位，肺为娇脏，遇寒则咳，遇热亦咳。热在上焦，胸肺受逼，久则肺津枯而肺痿成矣。肺痿已成，法在不治，惟用清燥救肺汤、琼玉膏等药，间有生者。

热在中焦，谓热结在心下，致成结胸，按之坚硬，故曰：坚。病发于阳而反下之，热入因作结胸。结胸之状，心下满而硬痛，甚至从心下至少腹，硬满而痛不可近，主以大陷胸汤。若其项强如柔痉，则宜兼顾其上，宜大陷胸丸。如心下满，按之痛者，为小结胸，主以小陷胸汤。此皆指热结胸而言。

若寒实结胸，则无热证（烦渴，溲黄或赤，便结不畅，或便溏臭秽不爽，及其他属于热之见证），可服白术散。病发于阴而反下之，因作痞，太阳中风，表解里未和，头痛干呕短气，心下痞硬满，引胁下痛，汗出，不恶寒者，主以十枣汤。

伤寒汗出解之后，胃中不和，心下痞硬，干噫，食臭，胁下有水气，腹中雷鸣下利者，主以生姜泻心汤。伤寒，中风医反下之，其人下利，日十余行谷不化，腹中雷鸣，心下痞硬而满，干呕，心烦，不得安。医见心下痞，谓病不尽，复下之，其痞益甚。此由于胃中虚，客气上逆而致痞硬，主以甘草泻心汤。

伤寒发汗若吐若下解后，心下痞硬，噫气不除，主以旋覆代赭石汤。太阳病，外证未除而数下之，遂协热而利，利下不止，心下痞硬，表里不解者，主以桂枝人参汤。下利三部脉皆平，按之心下坚者，急下之，宜大承气汤。得病二三日，脉弱，无太阳柴胡证（前贤多以为小柴胡汤证各节，本在辨少阳病脉证篇中，乃王叔和移入辨太阳病脉证篇中，睹此节原文可悟其非），烦躁，心下硬，至四、五日虽能食，以小承气汤少少与微和之。伤寒，发热汗出不解，心中痞硬，呕吐而下利者，主以大柴胡汤。

阳明病，心下硬满者，不可攻之，攻之利遂不止者死，利止者愈。伤寒五六日，中风，往来寒热，胸胁苦满，默默不欲饮食，心烦喜呕，胁下痞硬者，主以小柴胡汤去大枣加牡蛎四两生杵。

热在下焦，谓热在膀胱、肾、小肠或大肠也，尿血淋闭不通，乃热在膀胱也。尿血，即溺血，血从前阴出，或溲血俱下也。此证由于肾阴亏损，下焦结热，血出不痛，若血出点滴，溺管中痛，则为血淋。溺血多属虚证，其气虚不能摄血者，宜玉屑膏。阴虚者，六味地黄丸。色欲过度者，八味肾气丸、鹿角胶丸等药。小便利溺后有血者，五苓散加桃仁、赤芍。亦有气血俱实者，可酌用调胃承气汤加当归，兼针关元，其因下焦热结者，夏枯草、生甘草、车前草、茅根、血余炭、龙胆草等味，皆可择用。

淋者，小便如粟状，小腹弦急，痛引脐中。不通，谓小便癃闭也。淋有因于寒者，有因于热者，有因于劳者，其种类有气淋、血淋、石淋、沙淋之分。《千金》治诸种淋方，用冬葵子、茅根、石首鱼脑石、甘草、通草、贝子、天麻根（当系天名精之误），为末，水煎取十二分之五，分五服，日三夜二。他如瞿麦、滑石、石苇之类，皆可随证采用。

至小便不利证，本经消渴小便不利淋病脉证并治章，已出有蒲灰散诸方。病在气分由于湿热者，主以蒲灰散。病在血分，主以滑石白鱼散。病在脾肾，主以茯苓戎盐汤。有水气其人若渴者，主以栝蒌瞿麦丸。肺热津不布，渴欲饮水，小便不利脉浮者，主以猪苓汤。膀胱之阳不能化水，水停津不升，致小便不利微热消渴脉浮者，主以五苓散。

鹜溏即鹜泄，水粪杂下色青黑如鸭屎者，此因本有湿邪，兼中风寒。大肠者，传道之官，变化出焉。故鹜溏由于寒入大肠，《内经·素问气交变大论》曰：岁火不及，寒水大行，民病鹜溏，此证脉多沉迟，小便清白，宜用附子理中汤或酌加肉果、干姜、吴茱萸等味。

肠垢，谓大便下粘腻浊涕之物，其色或白或赤或酱，与鹜溏均属于大便不正常而有寒热之殊。为使人辨其似，故特拈出合并论之。肠垢由于大肠有热，其登圊时必有里急后重之证，所谓热利下重者是也，治宜用白头翁汤随证加减。再就此节之下重言之，此下重是指脱肛，与上热利下重之指里急后重者不同。此为虚寒，小肠虚寒，则脱肛便血，此便血宜用炮黑姜、侧柏叶、艾叶等药温之。脱肛宜用补中益气汤温补升举之。

痔者，肛边生肉如鼠乳，或生核，或肿痛是也。多由于湿热，有牡痔、酒痔、肠痔、气痔、血痔之分，药用竹茹、槐花、菓耳、黄柏、萹蓄、猬皮、鳖甲、五棓子等味，内外痔肿痛甚出血肛墜不能行坐者，可用荍麦面猪胆汁为丸与之，他如酒煮黄连丸，脏连丸，皆治痔漏。

问曰：病有积、有聚、有槃气，何谓也？

师曰：积者，脏病也，终不移；聚者，腑病也，发作有时，展转痛移为可治；槃气者，胁下痛，按之则愈，复发为槃气。

积者，五脏所生，脏属阴，阴邪渐积而成，故曰：积。阴主静，故不移。易言之，即其部上下左右，其形大小长短，皆可循而按之也。此乃脏阴气结为病，或兼乎血。聚者，六腑所生，腑属阳，阳邪渐聚而成，故曰：聚。阳主动，故展转痛移无定处，体无定形，上下左右，流行无常也。此纯由于气之凝滞，卫气一日一周，行至邪结之处则病作，过则安，故发作有时也。

五脏之积各有名。肝之积，名曰：肥气，在左胁下，如覆杯，有头足，久不愈，令人发咳逆痎疟（痎音皆，痎疟即痎疟），连岁不已。此证与疟母不同，疟母由于病疟一月不能瘥而得者，此则为先积而后发痎疟也。惟二者均结在胁下耳。

心之积，名曰：伏梁，起脐上，大如臂，上至心下，久不愈，令人病烦心，因其伏而不动，横亘如梁木，故名。《内经·灵枢脏腑病形篇》曰：心脉微缓为伏梁，在心下，上下行，时唾血。《经筋篇》曰：手少阴之筋，其病内急，心承伏梁，下为肘纲，其成伏梁，吐血脓者，死不治。此皆心病有余之积，若《内经·素问腹中论》所谓病有少腹上下左右皆有根，病名伏梁。裹大脓血，居肠胃之外，不可治。治之每切，按之致死，此下则因阴，必下脓血，上则迫胃脘，生膈，挟胃脘内痈，此久病也，难治。居脐上为逆，居脐下为从，此乃阳邪聚于血分，致气失转输之机，非脏阴气结之积也，以其在少腹四旁太冲部分，阳毒之邪，聚而为脓为血，下行必薄阴中，便下脓血，上行迫胃脘膈膜间而生内痈，此论阳毒之伏梁也。

又曰：人有身体髀股胻皆肿，环脐而痛，病名伏梁。此风根也，其气溢于大肠而著于肓，肓之原在脐下，故环脐而痛也，不可动。动之，为水溺涩之病，此乃风邪根聚于中，故环脐而痛。脐为人身之枢，枢病不能斡旋阴阳之气，故周身皆肿。设妄攻风气，鼓动其水，水溢于上，则小便为之不利，此论风毒之伏梁也。是其名虽与心之积同，其证其治则异，当辨。

脾之积，名曰：痞气。在胃脘，覆大如盘，久不愈，令人四肢不收，发黄瘅，饮食不为肌肤。痞者，否也，天地不交而为否，言痞结而成积也。脾位中央象土，故积在胃脘，覆大如盘。脾主四肢，邪气壅聚，正气不运，故四肢不收。脾有湿滞，则色征于外，故皮肤爪目皆黄而成瘅。黄瘅之因虽多，然皆不离乎脾与湿也。脾主肌肉，今脾有积，不能布津液，则所入饮食，不能为肌肤也。此痞气为脾之积，属于杂病，与外感证诸痞不同，不可混淆。

肺之积，名曰：息贲。在右胁下，覆大如杯，久不已，令人洒淅寒热喘咳，发肺壅。贲古通奔，息贲者，言气息贲迫也。右胁下为肺气右降之分部，肺主皮毛，故洒淅寒热。壅同痈，肺病则喘咳，风热蓄结于肺不解，则为肺痈，《内经·素问大奇论》曰：肺之壅咳而两胠满者是也。

按《内经·灵枢经筋篇》曰：手心主之筋，其病当所过者支转筋，前及胸痛息贲，此言手心主之筋循胁腹散胸中，下结于胃脘之贲门间，其病当筋之所过结处为转筋，而前及胸。痛散于胸中结于贲门，故曰：息贲。又曰：太阴之筋，其病当所过者支转筋，痛甚则成息贲。胁急吐血，此言手太阴之筋，散贯于贲门间，其病当筋之所过者为支度转筋而痛甚，则成息贲，胁急吐血。盖十二经筋合阴阳六气，气逆则为喘急息奔，血随气奔，则为吐血也。

《内经·素问阴阳别论》曰：二阳之病发心脾，有不得隐曲，女子不月，其传为风消，其传为息贲者，死不治。此二阳者，足阳明胃，手阳明大肠也。病发于心脾者，其始必有得于隐曲之事，于是思则气结，郁而为火，致损心营，心营既损，脾少生扶，致健运失职，饮食渐减，胃阴益亏，谷津日少，郁火内焚，是以男子少精，女子泛惩，血液渐干，大肠之传导亦病，胃燥生火，火盛风生，则消烁肌肉，水精耗尽，金失其源，逆传于肺，致有喘息奔迫不治之证，此三者似同实异，且均非肺之积。

惟《内经·素问奇病论》曰：病胁满气逆，二三岁不已，是为息积。此不妨于食，不可灸刺，积为导引服药，药不能独治也，此则与肺之积息贲差同，药难独治，必兼用导引法，始克奏功。

肾之积，名曰：奔豚。发于少腹，上至心下，若豚状，或上或下无时，久不已，令人喘逆，骨痿少气。奔豚者，气急上冲，形状如江豚之奔突，发于少腹，上至心下者，谓气从少腹上冲至心下而止。无时，谓无定时也。喘逆者，足少阴之支脉，从肺出络心，主胸中肾气上冲故也。

肾主骨，故骨痿，肾不能纳气，故少气也。按《伤寒论·太阳篇》曰：发汗后，脐下悸者，欲作奔豚，茯苓桂枝甘草大枣汤主之。发汗后，烧针令其汗，针处被寒，核起而赤者，必发奔豚。气从少腹上冲心者，灸其核上各一壮，与桂枝加桂汤（本经奔豚气病证治章第四、五两节文同）。

此乃论外感误治之证，与积久而成者有间，至本经奔豚气病证治章所示奔豚病从少腹起上冲咽喉，发作欲死，复还止，皆从惊恐得之。惊恐伤其心肾，心肾水火之气虚，不能互相交感，致肾之虚邪反乘心之虚而上奔，此则与所谓肾之积相近，若奔豚汤证之气上冲胸，腹痛，往来寒热，则又因惊而致肝火上逆，肝气通于少阳所致也。

以上五积之名及证状，皆《难经·第五十六难》之文，言积之名状而不言诸聚者，盖聚无常处，无名状可定也，积为脏病，多属难治。聚为腑病，治之较易，故殿为可治三字焉。

欙与馨同，欙气，由于过食馨香可口之食物而停滞，致太阴敦阜之气抑遏肝气，故令胁下痛。按之则愈者，谓以手按摩，俾食化气行，则痛自止。然宜慎食，否则复发，则为䅽气之病，与宿食腹满痛宜下者有间也。

积、聚、䅽气列为一节者，以其皆腹中（膈膜以下为腹中）之疾，䅽气为食积一种故也。

诸积大法，脉来细而附骨者，乃积也。寸口，积在胸中；微出寸口，积在喉中；关上，积在脐旁；上关上，积在心下；微下关，积在少腹；尺中，积在气冲；脉出左，积在左；脉出右，积在右；脉两出，积在中央；各以其部处之。

此示诸积之脉法，积为脏病，为阴邪，有定位而不移，病在里，故脉来沉细而附骨也。诸积，指气积、血积，痰积，食积，虫积，及前述肥气，伏梁，痞气，息贲，奔豚。寸口即《内经》所谓上附上，内以候胸中，故寸脉沉细附骨，则其积在胸中。微出寸口，即鱼际穴处，《内经》所谓上竟上者，咽喉中是也，故微出寸口处之脉，沉细附骨，则其积在喉中，然喉中何以能容有形之物，显属阴结可知。

关上候腹，故关上脉见沉细附骨，知其积在脐旁。上关上，谓寸关交界处，即《内经》所谓中附上，右外以候胃是也，故此处脉沉细而附骨，其积在心下（即胃中脘）可知。微下关，乃关尺交界处，故脉如现沉细附骨，则为积在少腹。

尺中脉来沉细附骨，其积当在气冲。脉出左，谓但左手脉有沉细附骨之象，故积亦在左。反之，脉出右，谓但右手脉有沉细附骨之象，则积亦在右。脉两出，谓两手皆见沉细附骨之脉，是中央有积。脉气不能分左右也，各以其部处之，谓寸关尺何部现积脉，则积即在其所候之处，何手现积脉，则积即在何边也。

此节示诸积之脉法，然可作诸病之脉法观，其所分前后左右三部位，即《内经》上附上、下附下之定例。以此推之，则表病应浮，里病应沉，实见实象，虚应虚形，皆一定之理。有诸内，形诸外，后人拘于二十七脉，而脉法反蔽，通观《内经》《难经》《伤寒论》《金匮》之脉法，全是活法，却是定法，只将上、下、左、右、表、里、阴、阳、虚、实之理，一一洞悉，则脉法自精矣。

痰饮咳嗽病脉证治第十二

问曰：夫饮有四，何谓也？

师曰，有痰饮，有悬饮，有溢饮，有支饮。

此示饮之种类。

饮者，水也，停茶停酒，漩液唾涕痰皆是。稠者为痰，清者为饮，合津液则为漩唾，走皮肤者为水肿，此节立四饮之名。而大略已赅，但此四者，皆就犯饮之处所，而分别之，详见下节。

问曰：四饮何以为异？

师曰：其人素盛今瘦，水走肠间，沥沥有声，谓之痰饮。饮后水留在胁下，咳唾引痛，谓之悬饮。饮水流行，归于四肢，当汗出而不汗出，身体疼重，谓之溢饮。咳逆倚息不得卧，其形如肿，谓之支饮。

此节示四饮之证状俾资识别。

痰饮之人素盛者，水气充于肌腠也（皮毛内白膜，名曰：腠理），今肌腠之水气反入于内而走肠间不走网膜，故其人瘦而肠中沥沥有声也。水谷入于胃，胃稍失职，则凝蓄为痰饮。稠者为痰，稀者为饮。而曰：水走肠间者，以痰饮原未始非水，冠以素盛今瘦，可知为久病而非暴病，乃阴随阳溜而成，当以温药和之。

按《内经》未尝言及痰饮，《金匮》及饮多而及痰少，《千金》《外台》则已痰饮参半，沿至后世，乃饮日

189

少而痰日多。何也？曰：古人食饮有节，且有定时，肉中既有食气胜之矣，何能入阴而成痰。水中既有冷热节之矣，何能入阳而成饮。故少痰饮之疾也。中古制御多失其方，是以痰饮之疾渐兴，第以烹茶之度甚精，则尚能导饮不留，运食不滞，故痰犹少。近世茶惟点缀，未得其气之全，肉务煎煿，反增其味之厚，于是痰饮生焉，更爇淡巴菰之叶，常吸其烟，能劫饮而为痰，遂致骎骎乎无病不以是棘其治矣。

除痰之法，痰随气结者，法当开气以行痰。痰与热壅者，法当化痰以清热。实痰老痰宜攻之，虚者宜补之，释寒之缚痰，脱火之胶痰，此皆昔贤由学验而得之良法，学者苟能扩而充之，则治痰之法备矣。

痰为食物所化，前已言之矣。食物入于阴而以质用，故痰每流于隐僻而注于洼下，水入于阳而以气用，故饮能归于四肢，徧于身体，此四饮分支。惟痰饮可与悬饮、溢饮、支饮相对峙，因痰饮为痰，余皆为饮耳。

悬饮者，水在胁下，板油之中，不得下行，板油上连胸膈，故有咳唾引胸胁下痛之证，水悬庋于板油之间，故名悬饮。

溢饮者，为水溢入腠理，以走四肢，故称溢饮。腠理有水，故身体疼重。

支饮者，水在油膜中，不下走膀胱，而上犯于肺，如木支上发之象，故称支饮。水射肺故咳逆。倚息，伏几而睡。不得卧，不得仰面以身背著枕蓆也。盖卧则气更逆，故仅能伏几而睡也。肺主皮毛，水犯肺则走皮肤而为肿。

水在心，心下坚筑，短气，恶水不欲饮。

水在肺，吐涎沫，欲饮水。

水在脾，少气，身重。

水在肝，胁下支满，嚏而痛。

水在肾，心下悸。

本章之水字，指饮而言，非指水气也。饮曷可呼之为水，以饮为水所化也，故饮与水，仅有受约束与不受约速之分耳。受约束者，纵能变化，不离畛域，不受约束者，横流直冲，遇隙即就。故痰饮章曰：水在某。水气章曰：某水。明明一指为注于何脏之水，一指为何脏所发之水矣。而此节欲饮不欲饮，嚏悸少气，短气病皆在上，水气章五脏水之阴湿，阴肿，小便难等证皆在下。

殆阻于上者谓之饮，阻于下者谓之水欤。夫上是水之来源，下是水之去路，故阻于上者，来源虽阻，去路犹通，何能不受约束，滥及他处。阻于下者，是来源通而去路塞，则水时有所增，而无从出，欲其能依规就范而不冲溢他处者，其可得乎？是以治水之剂，通多而化少；治饮之剂则通少而化多，当通者通之，当化者化之，青光来矣。

水在心，谓饮注于心包，非谓注于心脏。心包乃包裹心脏者，故病邪干心，皆干心包也，若真干心则死矣。心下坚筑，谓心下坚实凝结也。陈修园解坚筑为悸动有力，非。短气者，饮停于上，水不化气，阻其呼吸也。其外状呼吸频数，不能相续，似喘而不摇肩，似吟呻而无疼痛。水阻于上，故恶水不欲饮也。

水在肺，谓饮注于肺也。肺有饮邪，上逆则吐涎沫，吐多则肺津干，故欲饮水。

水在脾，谓饮注于脾也。饮注于脾，则中气受伤，故少气。少气者，气少不足以言，《内经》所谓言而微，终日乃复言者是也，与短气不同。脾为太阴湿土，饮注于脾，则湿气盛，脾主肌肉，故身重。

水在肝，谓饮注于肝之部位，肝脉布胁肋，饮注于肝，故胁下支满，直溢曰：满。支满者，水饮上溢而满，有似木支上发也。嚏，喷嚏也。痛指胁下痛而言，肝脉上注于肺，故嚏而牵引胁下作痛。

水在肾，谓饮注于肾也。肾之饮邪凌心下，致心下筑筑然动惕惕然不能自安，谓之心下悸，此阴盛之悸也。

夫心下有留饮，其人背寒冷如掌大。

留饮者，胁下痛，引缺盆，咳嗽则辄已。

胸中有留饮，其人短气而渴。四肢历节痛，脉沉者，有留饮。

此节示饮留而不去者之脉证及因见证不同而有饮留心下与胸中之别。

留饮者，饮之留而未去，因而为患也。心下，胃也。心之俞在背，心下有留饮，故背冷如掌大。内有留饮，肝肺不和，故胁下痛引缺盆。咳嗽则辄已也。缺盆，穴名，在颈与胸交界处。辄已，谓痛之部位移动或竟不痛也。咳嗽时饮被气击，故痛之部位移易也。胸中，谓胸膈之内，心肺之部也。饮留于其处，则阻其呼吸而短气，津液因饮结而不输，故口渴。

胸为阳位，四肢为诸阳之本，胸中有留饮，故四肢历节痛。历节痛者，递历关节而为痛也。病由于饮之留而不去，故脉沉。与历节病之脉沉而弱及黄汗病之有黄汗两胫冷者均不同也。

膈上病，痰满喘咳吐，发则寒热，背痛，腰疼，目泣自出，其人振振身眴剧，必有伏饮。

此节示伏饮之证状以明新饮、伏饮之辨及留饮、伏饮之异。

伏饮者，痰饮久伏于膈上也。发时则有寒热、背痛、腰疼、目泣自出、振振身眴之证，即未发时亦常见痰满喘咳吐之证也，故哮喘证属于伏饮。

留饮者，他邪虽去，饮邪仍留而为患也，或留心下，或留胸中。而伏饮则为痰饮久伏在膈上。原因既殊，部位亦异，故见证不同也。

膈上为心肺之部位，故膈上若有痰饮，必时见痰满喘咳吐之证。若系伏饮为患，发时必有寒热、背痛、腰疼、目泣自出、振振身瞤动之证。所以然者，膈上为心肺之部位，肺主皮毛，饮邪久滞，故作寒热。心之俞为背，背脊连腰，饮滞于膈上，故背痛、腰疼、喘咳甚则窍道疏，故目泣自出。泣，悲而流泪也。肺主悲，故曰：泣。剧，甚也。振振身瞤剧，谓森然若寒耸然振动而全身之肉亦跳动甚急也。由于膜内筋节，有伏邪牵引使然，故断为伏饮。

基上所述，可知寒热、背痛、腰疼、目泣自出、振振身瞤之证，非新饮所必有。而痰满咳喘，非伏饮独见之证，新饮亦有之，此伏饮新饮之辨也。

夫病人饮水多，必暴喘满。凡食少饮多，水停心下。甚者悸，微者短气。

脉双弦者，寒也，皆大下后，里虚，脉偏弦者，饮也。

食少饮多之饮字，亦饮水之简文。暴喘满，谓忽然气喘心下满也。悸，心中筑筑然跳动惕惕然不能自安也。

脉双弦，谓两手之脉皆弦。偏弦，谓仅有一手脉弦。大下后里虚，谓过服下剂，或不经攻下而大下利后，脾胃之气大虚也。寒，指虚寒而言。末饮字指饮病而言。

病人脾胃虚，消化不易，饮水过多，势必停于心下而不行，满则噫，故喘满暴作。

饮食贵有节制，不宜偏多偏少，违者必病。故食少饮多之人，水必停于心下而为患，轻则妨碍呼吸而为短气，重则直犯心包而为悸。惟尚须验之于脉，若脉偏弦者，的系饮病，可酌用十枣汤、甘遂半夏汤、木防己汤。若脉双弦，则其食少由于大下后脾胃大虚，属于虚寒之疾，法当扶其脾胃，不可妄用逐饮之药也。

读此节可知凡治病须望、闻、问、切四诊合参，不可率断。

肺饮不弦，但苦喘短气。

肺主皮毛，肺病其脉当浮，故不弦。肺司呼吸，如有饮邪，则必碍其呼吸而短气。饮邪上逆，则为喘。

上节言病人暴喘由于饮水多，短气。脉偏弦，为水停心下之饮病，双弦为虚寒。此节言喘而短气若脉不弦，则为肺饮，与前不同。使后学比较而辨其毫厘也。

支饮亦喘，而不能卧，加短气，其脉平也。

因支饮有咳逆证，前已言之，咳逆甚则不能卧，以卧则肺气更逆也。惟其饮尚走皮肤而为肿，故脉平而不浮不沉不弦也。

此又与前二节相较以辨心卜停饮、虚寒、肺饮、支饮之异同。可知仲景之书，上下联贯，节节比较，层层驳辨，学者宜细心揣摩之。

病痰饮者，当以温药和之。心下有痰饮，胸胁支满，目眩，苓桂术甘汤主之。

痰饮弥漫胸中，则阳气受困。痰饮本胃中水谷所化，故有痰饮之人，胃中必不和，故宜用温药以振阳涤痰和胃也。

心下有痰饮，上溢于胸，则胸满。下走板油，则胁满。支者，痰饮上溢于胸，旁及于胁，如木支然。两目昏黑为眩，肝开窍于目，痰饮之气上逆，犯肝之窍，故目眩。此证与水走肠间之痰饮有异。

此节之目眩、胸胁支满与伤寒少阳经病之胸胁满、目眩不同。彼必有耳聋、往来寒热等证，其脉必弦，故用少阳经药柴胡作小柴胡汤以治之。此乃痰饮为患，故以消胸膈中之痰水之茯苓为君，作苓桂术甘汤以治之。

茯苓专治水患，尤能消膈上之痰饮，惟此为痰饮上逆，必佐以下气之品，故用桂枝、白术补土制水，俾水无泛滥之虞；佐甘草以养胃阴，存津液，适合温药和之之法。

苓桂术甘汤与《伤寒论》茯苓桂枝白术甘草汤药味同而分量不尽同。前者茯苓、桂枝、白术各用三两，甘草二两，后者茯苓多一两，桂枝甘草分量与前同，白术分量同甘草，盖以茯苓桂枝白术甘草汤用于发汗后振振摇之证。

夫发汗不当，心液必伤，故重用茯苓以保心气，白术虽有止汗治眩之功，因有心下逆满之证，多用究嫌其壅，故分量较茯苓、桂枝为少而与甘草埒。苓桂术甘汤系治痰饮上逆，消痰下气，制水和脾胃并重，且无心下满证，故茯苓桂枝白术分量相同。

夫短气有微饮，当从小便去之，苓桂术甘汤主之，肾气丸亦主之。

曰短气有微饮而不及他证，则非肺饮、支饮之短气可知。盖肺饮、支饮皆兼喘也，而水饮之重者，多有咳满或悸之证。此证但短气，其饮邪显属轻微，故曰：微饮。即前示水停心下之微者是也。其脉必偏弦，由于水停不化，阻碍呼吸，故当从小便去之。

苓桂术甘汤通阳，肾气丸补肾，何以咸主是病。《难经》曰：呼出心与肺，吸入肾与肝。呼者因阳出吸者随阴入，医遇此证，当于闻声时辨之几微。若呼之气短，则心肺之阳有碍，必用苓桂术甘汤以通其阳，阳气通则气化行而所停之水皆从小便出矣。若吸之气短，是肝肾之阴有碍，必用肾气丸补肾行水，方能中的。

病者脉伏，其人欲自利，利反快，虽利，心下续坚满，此为留饮欲去故也，甘遂半夏汤主之。

重按至骨，其脉始见，曰：伏。属阴，饮留于内，故脉伏。不经攻下而自然溏泄者，谓之自利。欲自利利后反快者，因溏泄后所留之饮随粪出而减，故人反觉快爽。因而其人颇思自利，借以减少其苦闷，然自利不能尽去其留饮，故利后虽一时快爽，继仍心下坚满如故，必尽去其饮而后始能痊。

留饮欲去四字，注家多作留饮自欲去解，然留饮如自欲去，则不必用大力之甘遂以攻之。此留饮二字是指病名，必有胁下痛引缺盆咳嗽则撤已之证。欲去者，当去其留饮也，故用攻药去之。

甘遂半夏汤方用甘遂、半夏、芍药、甘草。考《神农本草经》甘遂主留饮，以其性径直行，不稍留恋，彼徘徊瞻顾欲行不行之饮，非甘遂不能逐之使尽，故用为君；再用与其相反之甘草，取其相战以成功。因心下坚满，亟应开结行水，故用半夏、芍药；白蜜入药可缓甘遂之毒，消遂、草之冲突，固护人之阴液，俾饮去而正不伤，洵妙方也。然见识不到者，慎毋轻用。

按赤丸中乌头、半夏同用。甘遂半夏汤中甘遂、甘草同用。足征只要用之对证，不必拘执一切，惟药石相反，使人迷乱，力甚刀剑，用药关系人命，于此等处，不能不加意谨慎。学验肤浅者，总以不用相反之药为是。

脉浮而细滑，伤饮。

脉弦数，有寒饮，冬夏难治。

脉沉而弦者，悬饮内痛。

病悬饮者，十枣汤主之。

此节示客饮、内饮可凭脉认定并补出悬饮之脉及主方。

　　轻取即见，脉形如线，来去流利，曰：浮而细滑。伤饮，谓饮水过多也。脉浮而细滑断为伤饮者，以饮水过多，水停心下，势必喘逆，喘为肺病，肺主皮毛，故脉浮。斯时肺阴受伤，故脉细，由于停饮，故脉滑，此客饮也。

　　脉按之如弓弦一息五至以上曰：弦数。弦为阴主寒，数为阳主热，有寒饮，谓见寒饮之证也。脉弦数而见寒饮之证，是脉与脉相左，脉与证亦不相应，严冬大寒，盛夏大热，其时偏寒偏热之药，不能两全，故曰：冬夏难治。

　　饮后水流在胁下，悬庋于其间，咳唾引胁下痛，谓之悬饮。重手寻按，其脉始显，曰：沉，主里，弦则主饮，悬饮为内饮，故有是脉。

　　悬饮主以十枣汤者，以其由于水饮壅淤，若不急用峻剂逐之，行将喘逆肿满，滋蔓难图，今医多畏其峻而不敢用，因而贻误者不可胜纪。书曰：若药不瞑眩，厥疾罔瘳，意已尽之矣。

　　十枣汤用甘遂、芫花、大戟三味，以其性味皆合，相济相须，可交相入饮邪之窠巢，决其渎而大去之，一举而饮患可平。然邪之所凑，正气已虚，再以毒药攻邪，脾胃必不堪命，使无健脾补气存津悦胃之品为主宰，则邪气尽而命亦随之，故选具有上述功能之大枣为君，借以固元气之遗余。抑甘遂、芫花、大戟之性而助其制水气之横，一举而三善备，既不使邪气之盛而不制，又不令元气之虚而不支，可谓美善矣。昧者不知亢则害承乃制之理，惑于甘能中满之证而不敢用大枣，但知任毒药以攻邪，如张子和之禹功神佑诸方者，其不偾事也鲜矣。

引十枣汤强人限服一钱七，弱者半之，而十枣须择肥且大者，服药后下讫，糜粥自养，若病不除，必俟明日始可更服，古人用药之慎如此，学者所宜师法也。

病溢饮者，当发其汗，大青龙汤主之，小青龙汤亦主之。

饮水流行，归于四肢，当汗不汗，身体疼重，谓之溢饮，已言之矣。由当汗二字，可知治溢饮当发其汗，仲景恐后学未能尽明，故再申此一句，并出二方示人审证酌用也。

然则溢饮何以当发汗？曰：四肢者，诸阳之本，水在阳，自宜发汗，若水在阴，则当利小便矣。

大青龙汤、小青龙汤一寒一渴，何以皆能治溢饮？曰：二汤皆发汗剂，所不同者，小青龙汤无石膏、杏仁、生姜、大枣，有芍药、五味、半夏、细辛、干姜，麻黄分两仅及大青龙汤之半，由是可知当以病人里气虚实为择用之准绳。盖里气实者，可倍麻黄，以身疼重无汗由于饮水凝聚，非重用麻黄，不足以发其凝聚。然不用石膏，则阴无所守，恐阳邪散阴亦随之以竭，是救之适以杀之矣。若里气虚者，治宜缓，不缓恐麻黄、细辛亡其阳，故温药多而麻黄半之，且用芍药、甘草以养汗源，五味之敛以防汗多伤里也。

膈间支饮，其人喘满，心下痞坚，面色黧黑，其脉沉紧，得之数十日，医吐下之不愈，木防己汤主之。虚者即愈，实者三日复发，复与不愈者，宜木防己汤去石膏加茯苓芒硝汤主之。

膈指心下之膜隔，正当心下，膈间有饮邪凝聚，故心下痞满坚硬有形。支饮如木支上发，犯肺则为喘逆，喘而心下痞坚，故曰：喘满。脉沉紧，面色黧黑，为病根于下之征，以水之本在肾也。夫病在上，吐之则愈，在下，下之则愈。此证吐下之不能愈者，以其上下俱病也，且膈属三焦少阳，无吐、下法。考上下俱病，当治其中，而支饮之心下痞坚，距脾甚迩，自可谓为脾病，故用木防己汤。

防己其用为治水侵于脾。而水饮病之在胸膈者，犹实中之虚，且在吐下之后故用人参，因其飘于外（面色黧黑），举于上（喘），属虚中挟浮热故用石膏，至用桂枝，则其义不外下气行水矣。

虚者实之对，邪盛曰：实，故虚者即愈之虚字，作邪不盛解。饮邪不盛，故服木防己汤后即愈。饮邪盛者，肠胃当有留癖，故瘥后三日复发，复与前汤不愈者，宜去石膏加茯苓、芒硝，以茯苓善化气导水，又因腑中留澼，非攻不去，故用芒硝。去石膏者，恐其凝滞耳。既曰：主之，又冠以宜字者，示人以芒硝性峻，仍当视病人形质色脉以定其宜与不宜。不必拘泥主方之不可任意加减也。

心下有支饮，其人苦冒眩，泽泻汤主之。

昏冒而神不清，曰：冒。即是昏迷。两眼昏黑，曰：眩。由于饮邪在心下，上蒙于心，心阳被遏，不能上会于头所致，冒眩之苦，有莫可言传者，故曰苦冒眩。

夫冒眩，极上之病，故用泽泻肾之肺药也。曰支饮，必有咳逆身肿之证，而心下即膈间，膈间支饮，面目黧黑，已言之矣。故为肺肾俱病，故君泽泻以治之，然犹恐水气复逆，故佐崇土制水且能消痰水之白术以堵之。

仲景治眩，用泽泻者，仅此一方，余如小半夏加茯苓汤证，苓桂甘汤证，葵子茯苓散证，皆以茯苓治眩何也？曰：小半夏加茯苓汤证有呕吐悸之证，呕吐为中焦病，泽泻，为下焦药，非所宜也，故用治眩悸之茯苓。苓桂术甘汤证无极上之冒证，面目亦不黧黑，显非肺肾兼病，故亦用茯苓而不用泽泻。至葵子茯苓散证，身重小便不利当属之下，心下行支饮，当属之上，是茯苓、泽泻之治眩，又有上下之别矣。

支饮胸满者，厚朴大黄汤主之。

饮为阴邪，胸为阳位，支饮胸满，是饮塞胸中，为阴邪踞阳位，阳气因而凝滞不行，故用厚朴行气消饮为君。又此证与大结胸证均系饮邪凝聚而致满，地道不通，故亦如大陷胸汤用大黄六两，直决地道，俾饮邪得顺流而下出，惟此证非心下至腹硬满而痛，故不用甘遂、芒硝。

因厚朴大黄汤药味与小承气汤同，小承气汤系治腹满之下剂，故《医宗金鉴》谓胸满之胸字当是腹字，尤在泾亦疑胸满系腹满之误，不知厚朴大黄汤、小承气汤二者药味虽同，方名分量俱异。前者系以宽胸涤饮之厚朴为君，后者则大黄重于枳、朴，且支饮为胸膈心下之病，本经已另有明文。此节胸满之胸字，并无讹误。

按厚朴大黄汤，厚朴三物汤，小承气汤药味同，方名分量则异。此曷故耶？曰：厚朴大黄汤之治是饮，其用朴黄之妙已如上述，枳实除满，亦为胸满者所不可少。厚朴三物汤治痛而闭，小承气汤治腹大满不通，似非大相迳庭，何以厚朴三物汤通阳之朴、枳多于小承气汤。盖阴主痛，阳主满，痛而不满，是阴病阳不病，满而不痛，是阳病阴不病，病者为不足，不病者为有余，轻泄其不足以配有余，重泄其有余以就不足，故小承气汤枳、朴少且三物同煎，是欲大黄之有余力。厚朴三物汤枳、朴多且大黄后下，是欲大黄之无余威。

厚朴大黄汤证与结胸证同属饮邪，故与大陷胸汤大黄分量同，四承气汤皆为以阴配阳之剂，故大黄之分量同，明乎此，可知大黄分数之宜慎也。

支饮不得息，葶苈大枣泻肺汤主之。

一呼一吸谓之一息，故息指呼吸而言。不得息者，谓呼吸维艰。与呼吸完全停止者有间，与息高之有出无入者亦异，与短气之气急而短促者更殊。

呼吸维艰，由于饮邪壅肺，填塞气路，较短气之由于饮阻呼吸而饮邪不盛者为重。故主以泄气闭之葶苈，佐大枣以约束葶苈之峻，免伤正气，则气息畅矣。

呕家本渴，渴者为欲解；今反不渴者，心下有支饮故也，小半夏汤主之。

呕家，有呕病之人。口中作声胃出食物痰水，曰：呕。与吐之有物无声者不同。呕为阳证，且呕多必伤津液，故渴。呕将止，曰：欲解。渴则所留宿食痰水已从呕而出，故渴者为欲解。若心下有支饮，饮邪上逆而呕者，则必不渴，以饮为阴邪也，本渴而不渴，故曰：反。

考《神农本草经》半夏主心下坚、下气、咳逆，以其体滑性燥，能消中焦之痰水。夫能下气，即能止呕，惟其性燥，非渴者所宜，故仲景凡渴者必去半夏而呕者则多用之。引此证呕而不渴，由于心下有支饮，则必有咳逆心下痞坚之证（见本章第二节及第十四节）。故以半夏为君，佐以生姜者，以其亦为治呕专品，盖其性横散可以止逆祛饮也，命名曰：小半夏汤者。因其君药为半夏，而其和胃之功不及大半夏汤之大也。

夫小半夏汤，治中宫气水相忤，欲逆于上之剂也。若水胜于气，而致卒然呕吐心下痞膈间有水眩悸者，则加茯苓。先渴后呕，由于水停心下者亦然。若气虚则加人参，例如发汗后，腹胀满者，主以厚朴生姜半夏甘草人参汤。妊娠呕吐不止，主以干姜人参半夏丸是也。若气水并盛，结而阻阂胃脘致咽中不利者，则加厚朴、紫苏、茯苓，即经文所谓妇人咽中如有炙脔，半夏厚朴汤主之是也。

以上五节，皆言支饮之治。本章第二节末段已明示咳逆倚息不得卧，其形如肿，谓之支饮。故凡曰：支饮，必具上开各证。质言之，上开各证，乃支饮之本证也。至以上五节所言心下痞坚，面色鲜黑，苦冒眩，胸满，不得息，呕而不渴，皆为支饮之兼证，因其兼证之不同，饮邪有盛衰，而治法各异也。

前言痰饮能与悬饮、溢饮、支饮相对待，故经文论四饮首列痰饮，立方施治时，仍依此序，先示痰饮之治，次悬饮，次溢饮，而支饮殿焉，层次井然，丝毫不乱。

腹满，口舌干燥，此肠间有水气，己椒苈黄丸主之。

此下四节，俱言水病，水即饮之未聚者，非水气篇之水由于何脏所发者也。

肚大名曰：腹满。口舌干燥，谓口舌不润也。肠间有水气，由于饮水不依常度而行反走入肠（指大肠）间，以至为患。肠居腹内，肠间有水气，故腹满。水停不能化气，则津不生，故口舌干燥，治法宜将未入肠间之水引之走网膜三焦之故道。因用防己以通三焦之网膜；椒目色黑性温，温少阳水中之阳，以助三焦之气化。则水走膜中，津升口舌矣。

其既停于肠中之水，又当夺去，免阻化机，故用葶苈、大黄下之，如口中有津液渴者，加芒硝半两。夫渴者不应有津液，芒硝非治渴之药，今口中有津液而渴，治以芒硝何也？曰：肠中之水停瘀成癖，津液与固癖结，遂不得上潮而渴，惟在土之津不下溜，是以口中仍有津液，其胃实堪攻可知，故用芒硝去其固癖，俾津液留行，则渴自止。又因此证非一日所成，椒、苈、黄、硝，性非和善，故不用汤而以蜜为丸，俾急中有缓。且仅与一丸，先食饮而服焉，服法尤缓中之缓，正虑克削病人之元气耳。

卒呕吐，心下痞，膈间有水，眩悸者，小半夏加茯苓汤主之。

卒，骤然也，同猝。病暴作曰：卒。呕吐者，有声有物，间或无声也。心下痞，谓心下满而不痛也。膈间近心下，水即饮之未凝聚者。眼黑心跳曰：眩悸。

骤然呕吐，邪从上越，心下当空旷无碍，乃反痞满眩悸，自为膈间有水之证。盖饮水上逆则呕吐，水阻则清阳不升而为眩，水凌心则为悸也。

此证主以小半夏加茯苓汤者，因生姜能止呕吐，半夏能开痞，茯苓能行水而止眩悸也。况苓桂术甘汤，茯苓桂枝白术甘草汤，葵子茯苓散，皆以茯苓治眩。茯苓桂枝甘草大枣汤，茯苓甘草汤，真武汤，理中丸，皆以茯苓治悸，可见茯苓为眩悸之要药。乃桂枝甘草汤，小建中汤，炙甘草汤，四逆散之治悸，皆赖桂枝。半夏麻黄丸之治悸，又用半夏泽泻汤之治冒眩，主以泽泻何哉？

斯盖悸有血虚、饮邪之不同，眩有兼冒与否之攸分，且悸之用桂枝与用茯苓，又有心中、心下之殊，其用半夏与用茯苓，复有膈间、脐下之异。至茯苓、泽泻之治眩，就葵子茯苓散、泽泻汤所治之病证观之，更显有上、下之别矣。

眩因于水，固为半夏所宜，然水在膈间则用（如此节膈间有水，眩悸，主以小半夏加茯苓汤）。水在脐下则不用（如下节脐下有悸吐涎沫而颠眩，此水也，主以五苓散，方中无半夏），何则？半夏本治中宫饮邪，非走下焦之药，水在脐下，病根在下焦，自非半夏所宜矣。

假令瘦人脐下有悸，吐涎沫而癫眩，此水也，五苓

散主之。

瘦者，肥之对，而优于尪羸枯削也。脐下有悸，谓肚脐眼之下，筑筑然跳动，惕惕然不能自安也。吐涎沫，谓口吐清涎白沫也。癫眩，谓头昏眼黑身立不住也。与冒眩不同，冒者神不清，证较重。水谓水饮在脐下。

水饮下郁于脐下，阴邪鼓动则为悸，上入于胃则吐涎沫，至其头目而癫眩作，水饮自下直犯中上，故用泽泻；因脐下悸，故用茯苓；吐涎沫为水气盛，必得苦燥之白术，方能崇土制水。与肺中冷或上焦有寒饮之吐涎沫不同。白术既所必需，则虽有脐下悸证，亦不能拘脐下动气去术加桂之小忌（《伤寒论》理中丸方加减法）。

脐下为膀胱之部位，膀胱司化气，水停则气不化。因用桂枝行水化气，至猪苓为淡渗之品，水在下宜淡渗，故用之。

咳家，其脉弦，为有水，十枣汤主之。

自此以下，论咳嗽证之由于痰饮者。

咳之甚者，续续不已，连连不止，坐卧不安，语言不竟，动引百骸，声闻四近，脉按之如弓弦曰：弦。水指饮之未聚者而言。脉弦指一手偏弦而非两手皆弦。盖仲景已明示脉双弦者，寒也，偏弦者，饮也。

十枣汤方用芫花、甘遂、大戟、大枣，为治饮之峻剂，咳嗽之由于饮邪者，自宜用之。引考之《神农本草经》芫花主咳逆、上气、喉鸣、喘短气；甘遂主腹满、面目浮肿、利水谷道；大戟主十二水吐逆；夫既曰：咳家，则其咳嗽已有相当时间可知。其证多大小便不利，喉中嗘吼有声，咳甚则喘吐，面目浮肿，倚息不得卧，是皆芫花、甘遂、大戟所主之证。而脉弦主饮，上三味皆涤饮之良药，虽药性峻毒，然有十枣为主宰，具缓毒和脾悦胃补正之功能。

施之于其所当施，必有利而无弊，且此汤非平淡之剂，其奏效必速，如鼓之应桴也。较之后人以二陈汤、半贝散、止嗽散等治痰饮咳嗽，相去奚啻霄壤。惟尚有肝火刑肺金之咳及痰热伏肺之咳，其脉亦弦，慎不可用十枣汤，总之宜四诊合参，详加审辨，认清病证，然后议药，自鲜错误。

夫有支饮家，咳，烦，胸中痛者，不卒死，至一百日或一岁，宜以十枣汤。

有支饮家，谓平素膈间有支饮之人。饮邪由膈上逆犯肺，有如木枝上发，则咳。咳甚则引胸中作痛，因而心烦。不卒死，谓此证一时不至于死，惟延至一百日或一岁，将成不治之证耳。

膈间支饮，最为咳嗽之根，外邪入而合之固嗽，即无外邪，而饮渍入肺，亦令人咳嗽不已。况饮久蓄膈间，其下焦之气逆冲而上者，尤易上下合邪也。以支饮之故，而令外邪可内，下邪可上，不去支饮，其咳终无宁止矣。

十枣汤为治咳家之由于饮邪者之主方，前已言之綦详。此证咳嗽不已，既由于饮，纵有一百日或一岁之久，如察其阳气未散，神魂未离，亦应以此汤为背城之借。盖此时急去其邪，犹可安其正，故不嫌其峻也。然一病至此，求愈甚难，医用此方，亦聊尽其道焉耳。拟用十枣汤时尚当验之于脉，如其脉虚极或与病不相应者，亦不可与。故经文不曰：十枣汤主之，而曰：宜以十枣汤也。

久咳数岁，其脉弱者，可治；实大数者，死。其脉虚者，必苦冒。其人本有支饮在胸中故也，治属饮家。

久咳数岁，谓患咳嗽病（由于痰饮所致者）数年未愈。昏瞀而神不清，曰：冒。苦冒，为冒所苦也。饮家，指素有支饮之人而言。

脉弱为阴虚，久咳数岁，肺阴必伤，其脉当弱，脉证不悖，故曰：可治。若脉实大数，是邪盛正衰，故死。若脉虚者，则为饮邪乘虚上蔽清阳之气，故苦冒。冒证由于虚，仲景曰：表里俱虚，其人因致冒。产妇郁冒，所以然者，血虚而厥，厥而必冒，故治冒多用补剂。如泽泻汤之治心下有支饮，其人苦冒眩，茯苓桂枝五味甘草汤之治误服青龙汤致气冲而时复冒者是，从无用十枣汤等峻剂治冒者。此证苦冒虽属支饮而有久咳之证，其不可用十枣汤甚明，仍当比照泽泻汤加减治之，方为无误。陈修园以为宜用十枣汤，谬矣。

咳逆，倚息，不得卧，小青龙汤主之。

咳逆甚者，卧则肺气更逆，故不得卧，此乃外寒内饮之咳证，属于新病，故主以小青龙汤，温肺散寒祛饮以止咳，

此证与支饮有别，支饮为内饮，此则兼外寒。支饮虽亦有咳逆倚息不得卧之证，然其形必肿，而此则否。故支饮之治，祛其内饮即可，此则宜兼散外寒也。

此证与肺痈之喘不得卧亦异，因肺痈由于风热蓄结不解，此则由于内饮外寒，肺痈虽亦咳嗽，然必兼唾浊沫、口干、喘满、咽燥、振寒等证，此则无之。故肺痈宜用葶苈大枣泻肺汤，而此则主以小青龙汤，二方寒温天渊，其证之不同可知。

小青龙汤固为内饮外寒咳嗽之主方，惟非下虚者所宜，误服必动其冲气，仲景恐后学忽于注意，故续出救逆之方于后以警之。

青龙汤下已，多唾口燥，寸脉沉，尺脉微，手足厥逆，气从小腹上冲胸咽，手足痹，其面翕热如醉状，因复下流阴股，小便难，时复冒者，与茯苓桂枝五味甘草汤治其气冲。

青龙汤指小青龙汤而言。下已，谓小青龙汤下咽之后。多唾，谓口中常唾涎沫也。口燥，谓口中燥而不润。寸脉，指寸口手太阴肺之动脉。尺脉，指足少阴肾

脉。手足厥逆，谓病人两手两足逆冷不温也。小腹，在脐眼之下，为冲脉之起点，即血室也。手足痹，谓手足不用也。

翕，盛也。面翕然如醉状，谓气冲至面部致面赤而热，有如酒醉之状。复谓冲气既上而复下也。下流阴股，谓冲气自小腹而胸而咽而口而面，又复退下至前阴后股处。小便难，谓小便不易解出也。时复冒，乃冲气既下而又上，有时昏冒而神不清也。气冲，病名。谓气从冲脉之起点小腹气街穴上冲，忽上忽下，致见证如上述者是也。

小青龙汤内有麻黄、细辛，麻黄能发阳，细辛能去阳邪，皆非下虚之人所宜，如误投则必动其肾气而冲气随之，肾为唾，肾脉循喉咙，挟舌本，故多唾口燥，厥气上行，则阳气不治。故寸脉沉，手足厥逆，肾气虚，故尺脉微。冲脉起于胞中，挟脐左右上行，并足阳明之脉，至胸中而散，上挟咽，动其冲气，则必从小腹上冲胸咽，而手足痹面翕热如醉状矣。

冲气自小腹而胸而咽而面，高之至矣，然犹幸未至于脱其上浮之阳，而即下流至于前阴后股，不归其原位，致气化不行而小便难矣。因此证由于下虚之人误服小青龙汤发汗后，肾气先动，冲气随之，故用桂枝、茯苓，而益以五味之降摄也。

读此节可知咳逆，倚息，不得卧。虽以小青龙汤为主方，然遇下虚者即不可用。又小青龙汤内有麻黄能发汗，尚须详审病人有无《伤寒论》不可发汗诸节情形之一，如有则不可投也。

冲气即低，而反更咳，胸满者，用桂苓五味甘草汤，去桂加干姜、细辛，以治其咳满。

低，平也，下也。冲气即低，谓前证服桂枝茯苓五味甘草汤后，冲气即平返原位（小腹）也。更咳者，以其原系咳逆倚息不得卧，因服小青龙汤后，咳稍减而未止，现咳又甚也。胸中气塞满闷曰：胸满。胸满与气从小腹上冲胸咽不同，盖胸乃肺所司，小腹乃肝肾胞宫所司也。

夫冲气即低，更咳胸满，是下焦之冲气虽平，肺中之寒饮反增，故应加干姜、细辛温肺散寒祛饮以除咳满。与前证之治法不同，前系治冲，故用桂枝、五味摄纳其阳。现冲气既平，故去桂枝，其不去五味者，以干姜、细辛必得五味始能增其除咳之力也。

咳满即止，而更复渴，冲气复发者，以细辛、干姜为热药也。服之当遂渴，而渴反止者，为支饮也。支饮者，法当冒，冒者必呕，呕者，复纳半夏以利其水。

咳满即止，谓服苓甘五味姜辛汤后，咳嗽胸满皆已也。冲气复发，谓桂枝茯苓五味甘草汤证又作也。其证口燥尚不至渴，今因服细辛、干姜等热药，故不仅燥而加渴，较前为甚，故曰：更复渴。口渴欲饮水，饮之能止渴者，曰渴。末水字，指饮之未聚者而言。

此节须分两部看，即咳满止而渴者，为冲气，非饮也，治宜酌用桂枝茯苓五味甘草汤，不得仍用干姜、细辛等升阳之药。若不作渴者，其咳满必未已，此为支饮，非冲气。以凡支饮必有咳满证也，此际仍当用细辛、干姜，不得误作冲气治之。又冲气有时复冒之证，支饮亦有冒证，其不同者，冲气之冒不呕，支饮之冒必呕，以饮邪犯胃也，故宜用苓甘五味姜辛汤加半夏以去胃中之饮。

水去呕止，其人形肿者，加杏仁主之。其证应纳麻黄，以其人遂痹，故不纳之。若逆而纳之者必厥，所以然者，以其人血虚，而麻黄发其阳故也。

水去呕止，则不应肿，今形肿者，即所谓无水虚肿为气水也。气水发其汗即已，故曰：应纳麻黄，乃不用麻黄而用杏仁，以其人遂痹，以其人血虚也。遂痹者，肺气壅遏而不得宣也。

厥，手足逆冷也，由于阴阳气不相顺接，此证纳麻黄必厥者，以其人血虚，汗为血所化，血虚者如用麻黄发其汗，则其血必耗竭，而阳气亦衰。血者，阴气也，阴气竭，阳气衰，则彼此不能相顺接，故厥。

读此节，可知麻黄之宜慎用。

若面热如醉，此为胃热上冲，熏其面，加大黄以利之。

此节谓前证如兼见面热如醉，则宜再加大黄也。

此面热如醉，乃胃热上冲，以胃之脉上循于面也，故加大黄下其胃热，与冲气上逆其面翕热如醉状者不同。盖彼为下焦病，故宜桂枝五味摄纳下焦之虚阳。

胃热而不去姜、辛，何也？岂以其擅长泄满止咳，凡饮邪未去不宜轻易去之耶。

先渴后呕，为水停心下，此属饮家，小半夏加茯苓汤主之。

心下者，胃也。胃主津液，饮水入胃，化而为饮。停于心下，则气不化，气不化，则津液不生，故渴。迨水停既多，则上溢而为呕，故先渴后呕，由于水停心下也。水，饮之未聚者也，故曰：属于饮家。主以小半夏加茯苓汤者，以半夏蠲饮降逆，生姜止呕，茯苓行水化气也。

此一节论水饮似与上节论咳嗽不相联贯，殊不知此章之咳嗽由于痰饮，故于咳嗽之后，再出此一节，示后学宜加注意，勿与肺痿、肺痈、肺胀，咳嗽上气，及虚损咳嗽相混也。引上节面热如醉，与此节之呕，均属胃病，皆由于饮邪，并无不联贯之处。

消渴小便不利淋病脉证并治第十三

厥阴之为病，消渴，气上冲心，心中痛热，饥而不欲食，食则吐，下之不肯止。

厥阴是肝与心包络二经。饮水极多，随饮随渴，而饮不解渴者，名曰：消渴。与渴之饮水多而饮能解渴者不同。气由少腹上冲心包，曰：气上冲心。因少腹属厥阴，肝气通于心，故有此证。又因火生于木，故心中痛热，肝木乘胃，故虽饥而不思食，食则肝气上冲而作吐。因病属厥阴而不在阳明，故不宜下，虽下之其渴吐亦不止也。

厥阴为风木之脏，中见少阳相火（胆与肝为表里），风郁火燔，则病消渴。《内经》所谓：风消是也。故古人治消渴责之厥阴。

惟学者须注意消渴证尚有上消、中消、下消之分，非仅厥阴消渴已耳。

上消可分为二，（一）心火亢盛，移热于肺，传为膈消。（二）心火不足，移寒于肺，传为肺消。肺消者，饮一溲二，死不治。

中消者，胃热消谷善饥也。

下消者，男子消渴，饮一斗，小便亦一斗，此属于少阴水虚不能制火，实火虚不能化水也。

上消、中消、下消，皆非厥阴证，必消渴而兼有气上冲心，心中痛热，饥而不欲食，食则吐等证，始为厥阴消渴。

喻嘉言氏谓：此节系集书者将《伤寒论》厥阴消渴之文凑入，不知此节与《伤寒论》辨厥阴病脉证篇第一节末二句字义不同。此言食则吐，彼言食则吐蚘。吐蚘是寒证，故主以乌梅丸而不可用寒下，误用则下利不能止矣。此节之吐，是木火上逆，属热证。故消渴，下则伤津液而不能平木火，故渴吐不肯止，宜用温胆汤、碧玉散、栀子、黄连等味，不可用乌梅丸也，学者当会心。

寸口脉浮而迟，浮即为虚，迟即为劳，虚则卫气不足，劳则荣气竭。趺阳脉浮而数，浮即为气，数即消谷而大坚，气盛则溲数，溲数则坚，坚数相搏，即为消渴。

此节示诊上消当取寸口，诊中消当候趺阳。因寸口为手太阴之动脉，左寸以候心，右寸以候肺。上消由于心移寒于肺或心移热于肺，故诊上消必取寸口也。中消为胃热消谷，趺阳为胃脉，故诊中消当候趺阳也。从而诊下消应注意少阴之脉，可推而知之矣。

寸口脉浮，由于阴不内守，卫外之阳浮而不敛，故为虚。为卫气不足，浮而兼迟，阴血亦耗，故曰：劳，劳则营气亦衰竭矣。然脉迟主寒，非寒则脉必不迟。夫心本不任受寒，心所谓寒，盖在所主之血脉中。其移肺亦由荣泛及卫耳，且非外中之寒，亦非卒受之寒，乃阳气之不营于外，而直升直降于内者也。营卫既失其枢，资禀遂不合度，故内而阳气炽盛，外而营卫无所吸引，则其水直溜而下，且拽一身津液并而泄焉，故曰：肺消者，饮一溲二，死不治。

再就膈消言之，夫膈以隔蔽清浊，而非匿寒藏热之所，心肺以热相移，清道阳气炽盛，遂不化为血液，以分布周身，而悉归于三焦、膀胱，故渴而小便较少。总之肺消、膈消，皆由阳气炽盛，荣血虚少，卫气不足，故寸口脉浮而迟也。

趺阳脉浮，是胃中热气熏蒸，故曰：浮即为气，趺阳脉浮而数，数为邪热，胃中热气盛无疑。胃主纳食，胃中热盛则能消谷，惟热盛则津枯，故大便必坚，因其热气太盛，消谷不消水，反迫水奔膀胱，故溲数。溲数者，小便频数也。溲数则其内愈燥，故大便愈坚，坚数相搏，需水愈多，故为消渴。《内经·灵枢师传篇》，胃中热则消谷，令人悬心善饥，指此，是为中消。

此节示上消之原因及脉，中消之原因及脉证，下节示下消之证治，或不及证，或不详脉，或不出方，盖欲启迪后学，故隐而未发欤，陈修园氏补方用竹叶石膏汤去半夏加栝蒌根治膈消，用人参白虎汤送脾约丸治中消，至肺消则用炙甘草汤救之，或可百中全一，以上三方，亦须随证变通，不可胶柱也。

男子消渴，小便反多，以饮一斗，小便亦一斗，肾气丸主之。

曰男子，曰小便多，曰肾气丸，其病在下由于房劳伤肾，命门火虚不能化水可知。盖人身命门之火，在下蒸水，上腾为气，化而为液，有津液则不渴。若火虚不能化水，则津液枯涸而小便多矣。主以肾气丸者，以方中地黄、山药、山茱萸、泽泻固肾滋水；附子、桂枝扶真火，俾命门火能化水，上升为津液，不至有降无升，则所谓消渴小便多之证自瘳矣。

此证久延则小便不臭，反作甘气，此肾败而土气下泄也，更有浮在溺面如脂者，此肾败而精不禁也，皆不治。治消渴，宜谛察其小便，如小便清长，其味甘，脉细数，可用肾气丸加桂心、五味子、鹿角胶、益智仁等味。如小便极多，夜尤甚，大便秘，喜饮热，脉举之数大而虚，按之无力者，以肾气丸加益智仁煎，人参胶糊丸服之可愈，如小便下白垩，亦宜肾气丸，以上三证，皆属下虚，不可用治上、中二消之药。

脉浮，小便不利，微热，消渴，宜利小便发汗，五苓散主之。

此证既非上消、中消、下消，亦非厥阴消渴，乃膀胱水停蓄而津不升，故见渴证。水停蓄则小便不利，膀胱主一身之表，故水不下出，必浸渍于皮毛，因而微热。病在皮毛之表，故脉浮。宜利小便发汗者，因小便利则水能下行而不浸渍于皮毛，微热可止矣，汗出，则膀胱之气化，不必治渴而津自升矣。

此节文义，与《伤寒论·辨太阳病脉证篇》，太阳病发汗后若脉浮小便不利，微热消渴者，与五苓散一节，似同而实异。盖彼为外感，此为杂病，彼为发汗后之变证，此则由于水傍溢而津不升，唐容川氏谓此为太阳伤寒，动其水气，寒在外而发热，故用桂枝解太阳之寒，不免有误。

按消渴简称消，如上消、中消、下消及厥阴消渴属之。另有渴证，如本章之五苓散证，文蛤散证，白虎加人参汤证，猪苓汤证是。观经文中言渴不言消，已可悟矣。此节为渴证而曰消渴者，因紧接消渴证之后，欲人析其铢黍耳。故本章标目所谓消渴，包括消证、渴证而言。

渴欲饮水，水入则吐者，名曰水逆，五苓散主之。

此证是水停不化气，气不布，则津不升，故渴欲饮水。热邪挟积饮上逆，致外水格而不入，故水入则吐，而名之曰水逆。治宜化气行水，故主以五苓散。

此证系杂病而非外感，与《伤寒论》中风，发热六七日，不解而烦，渴欲饮水，水入则吐者，名曰水逆，五苓散主之一节系外感不同，惟二者皆由于水停不化气，津液不升，故用药相同。

渴欲饮水不止者，文蛤散主之。

渴欲饮水不止，谓口渴欲饮水，服通常止渴药不能已也。注家多作口渴饮水无一息之停解，非。此为渴证，与消渴之饮水极多，随饮随渴，而饮不能解渴者不同。

渴欲饮水不止，乃火之溺于水也。故通常治渴药不能已者，文蛤能愈之。此证之病因与五苓散证之由于水停不能化气致津液不升者不同。

此节与《伤寒论》文蛤散证为有异，彼为外感，此为杂病，彼为表证，此为里证，彼由于病在阳误以冷水与饮，或用冷水浇身，致热与水结于躯壳之皮肉间而起栗粒，热在躯壳，故欲饮水，胃中无热故反不渴。此由于服通常止渴药而渴如故，非热与水结于躯壳，故无肉上粟起之证。彼为火厄于水，此为火溺于水，厄于水者恶水故不渴，溺于水者喜水，故渴欲饮水不止。彼亦主以文蛤散者，以文蛤功能收敛皮肤之栗粒也。

淋之为病，小便如粟状，小腹弦急，痛引脐中。

此示淋证之证状。

小便如粟状，谓其小便短而频数，解出如粟米状点滴而出。脐以下为小腹，膀胱居焉，淋病由于膀胱不利，故小便如粟状。小腹弦急，弦急者，掣痛也，痛引脐中，因脐居小腹之上，二者相连，故小腹掣痛，牵连至脐中亦痛也。

后贤分淋病为石淋、气淋、膏淋、劳淋、沙淋。石淋者，淋而出石也，肾主水，水结，故化为石。气淋者，肾虚膀胱有热，气胀所致也。膏淋者，淋而有肥状似膏，此肾虚不能制于脂膏，故与小便俱出也。劳淋者，因劳甚而血散失其常经，溢渗入胞而成血淋也。

淋与浊有别，浊者，小便后滴数点白色或赤色黏液，多属湿热或肾虚。大多由冶游而来，治法与淋异。

跌阳脉数，胃中有热，即消谷引饮，大便必坚，小便则数。

跌阳脉数为胃中有热，胃主纳食，热则津耗需饮水自救，故胃中有热则消谷引饮。胃下为小肠，食物入胃，受盛于小肠，化成精汁，以奉心而生血，其糟粕则由大肠传导而出，胃热津耗，不能润肠，故大便坚。小便数，谓小便次数多而不畅也，数而无度。茎中不痛，是热气燔烁，消渴之渐也，若频数而短，茎中作痛是热气下注，淋病之根也。

淋家不可发汗，发汗则便血。

素有淋病，曰：淋家。发汗谓用麻黄、苍术、羌活、独活、白芷、防风、苏叶等药。便血，谓大便或小便下血，此节之便血，指血从前阴出而言。

淋为膀胱有热，膀胱津液枯涸，如发汗以益其热，必致动胞中之血从前阴出矣。

小便不利者，有水气，其人若渴，栝蒌瞿麦丸

主之。

小便不利，谓小便解时不畅，或短少痛涩也。有水气，谓此节之证，乃因水气使然。若渴者，似普通渴证之欲饮水也。主以栝蒌瞿麦丸者，以此证之渴，乃阳衰不能化阴，水下溜而火逆冲。正赖附子之性温下趋，使水得温而上，火得温而归，非特与伤寒之渴不同，并与他证之渴有异。

其仍以栝蒌根为君者，以栝蒌根既能应上焦假热之渴，又能应下焦真热之不渴，且能益阴津也；至用茯苓、薯蓣，以此证小便不利病在下，渴则病在上，上热下寒，必和其中，以联寒药温药之不和。且此证为水饮留于中，非茯苓莫治。引茯苓、瞿麦皆能行水，服后小便必利矣。

小便不利，蒲灰散主之，滑石白鱼散、茯苓戎盐汤并主之。

此节但云小便不利而未详旁证及脉色，吾人应于方中推求之，不可囫囵吞枣粗心气浮，遽谓凡小便不利者皆可用蒲灰散、滑石白鱼散、茯苓戎盐汤择一与之也。考蒲灰或以为香蒲，或以为蒲蒻烧灰，然香蒲但能清上热，不能利水。败蒲蒻主筋溢恶疮，亦非利水之物。惟蒲黄（香蒲花中蕊屑）细若金粉，本经所谓蒲灰，即是物也。

蒲黄主心腹膀胱寒热利小便，《神农本草经》著有明文。滑石治胃有淤而小便不利，故必小便不利之由于心胃膀胱有热者，始克用浦灰散也。尤在泾、陈修园解为审系湿热气分，则用蒲灰散，其说犹浅。

次就滑石白鱼散论之，滑石、乱发、白鱼利小便入血分，以滑石能通九窍，乱发为血之余，白鱼之性，化湿气使流行，令厥阴之脉通而小便利也，故必小便不利之由于血分，于法宜从血中通利者，始克用滑石白鱼散也。

至茯苓戎盐汤方中茯苓、白术补正益气，除湿行水；戎盐具润下之性，滋肾水；必小便不利之由于气虚挟湿，下焦阴液不足而水停不行者，始克用茯苓戎盐汤也。

总之伤寒金匮，词简意深，有反复推明病候不出方者，则令人循证而拟方，有但出方，不推究病源者，则令人由方以求病。如枳实薤白桂枝汤之与人参汤并主胸痹心中痞留气结在胸，胸满胁下逆抢心，必一实而一虚。茯苓杏仁甘草汤与橘枳生姜汤，皆治胸痹胸中气塞短气必一热而一寒。今均为小便不利，而上节栝蒌瞿麦丸用附子，则此节之蒲灰散，滑石白鱼散，必为栝蒌瞿麦丸之对照无疑矣。

渴欲饮水，口干燥者，白虎加人参汤主之。

饮水多而饮能解渴者，名曰：渴。口干时欲润口，而得饮即止者，名曰：干。燥者湿之对。口干燥，谓时欲饮水以润口，不得饮则口中干涸无津也。此证由于肺胃热炽津枯，故用白虎加人参汤清其肺胃之热，生津止渴也。

惟须注意者，凡投白虎，必审其脉大、有汗、身热、渴欲饮水，始可投也。又此证之口干燥，由于肺胃热炽津枯，与温经汤之唇口干燥，由于血内瘀而不外荣。小建中汤之咽干口燥由于阳气不能外充口咽，所谓真寒假热也，彼此互异。

白虎加人参汤为清肺胃，生津止渴之良剂，暑伤元气及阴虚者，无不相宜。不问外感杂病如渴欲饮水，口干燥者，审系肺胃热炽津枯，即可酌投，慎勿泥于石膏大寒之说而视为虎狼也。

脉浮，发热，渴欲饮水，小便不利，猪苓汤主之。

此脉浮指寸口浮而言。此证发于肺经，肺主皮毛，故脉浮。肺有热，故先见发热。肺有热而津不布，故渴欲饮水。肺伤则不能通调水道，因而小便不利。故宜清养其肺，与前五苓散证之脉浮，小便不利，微热，消渴不同。

盖彼为发于膀胱，膀胱主一身之表，故脉亦浮，膀胱之阳不能化水，故先小便不利，次乃现于表而发微热。小便不利则水停，水停则津不升，故最后乃见随饮随渴俨如消渴之证。故宜通膀胱之阳，化气行水，此所以一用阿胶、滑石，一用桂枝、白术也。二证大异，脉同而原因各别，见证之先后亦殊，不可不辨。陈修园浅注但言二证二方，毫厘千里，而未及其所以然，且谓此节脉浮系大而浮，由于胃热，误矣。

水气病脉证并治第十四

师曰：病有风水，有皮水，有正水，有石水，有黄汗。

此章论肤肿病，其所谓水，与痰饮咳嗽脉证并治章水饮之水不同。彼之水受约束，不离畛域，此之水不受约束，横流直冲，遇隙即就，故彼曰：水在某。此曰：某水。明明一指为注于何脏之水，一指为何脏所发之水矣。故昔贤名彼为水饮，名此曰水肿。

水肿一证支派甚多，在《素问》有肾风、风水、涌水之别，在《灵枢》有肤胀、鼓胀、肠覃、石瘕、石水之别，在本经有风水、皮水、正水、石水、黄汗。血分、气分之别，证状各有异同。概而言之，目窠上微肿，如新卧起之状，其颈脉动，时咳，阴股间寒，足胫肿，腹乃大，以手按之，随手而起，如裹水之状，详而言之，即有上述各种。

夫水者，节制于肺，输引于脾，敷布于肾，通调于三焦、膀胱，此其分焉者也。一处有病，则诸处以渐窒碍，乃遂成水，此其合焉者也。自其分者而言，则或始于喘呼，或始于跗肿，或廓于皮肤，或充于肠胃，或绷急于外而中空，或坚结于里而中实。自其合者而言，则均之一身肢体面目浮肿已矣。就其合朔其分，而别其势之静与动，虚与实，验其机之上与下，出与入焉，以迎

227

而夺之，治水肿之要领不外乎此。

昔贤治水肿，多宗《内经·素问汤液醪醴论》所示开鬼门，洁净府，除菀陈莝之法。开鬼门者，言腰以上肿，当发其汗也。洁净府者，言腰以下肿者，当利其小便也。除菀陈莝者，祛积淤之水也。

风水，其脉自浮，外证骨节疼痛，恶风。

此示风水之脉证。

脉自浮，谓其脉自始即浮。浮为风邪，骨节疼痛，恶风，乃风邪在表。因风水证有身肿、自汗出之证。如另节所示，显由于风邪挟水为患，故名风水。

《内经·素问评热病论》曰：少气，时热，从胸背上至头，汗出手热，口干苦渴，小便黄，目下肿，腹中鸣，身重难以行，月事不来，烦而不能食，不能正偃，正偃则咳，病名曰：风水。此为肾风证误刺之变证，与此节之风水异其源也。

肾风者何？面跗庞然，壅害于言，不可刺。此由于肾虚不纳其液上越，适逢风袭廉泉（舌根下两旁），故身肿面浮，言塞流涎也。宜用枸杞，黑附子，肉桂，白芍，抑风制水，微佐细辛，防风，独活，流利经络，稍开鬼门以逐邪。

涌水者，按腹不坚，水气客于大肠，疾行则鸣濯濯，如囊裹浆，水之病也。此由于肺移寒于肾，肺藏气，肾主水，肺寒入肾，肾气有余，则上奔于肺，故名涌水也。

皮水，其脉亦浮，外证胕肿，按之没指，不恶风，其腹如鼓，不渴，当发其汗。

水行皮间，曰：皮水。皮毛者，肺之合，故皮水之脉亦浮。胕，足与腿相连处也。按之没指，谓以手按肿处，则陷凹，所谓宭而不起也。不恶风者，谓见风亦不畏也。腹如鼓，谓外实中空，以水在皮故也。水在皮间而不在里，故不渴。若发汗，则皮间之水从汗而解，故曰：当发其汗。惟厥而皮水者，则又不宜发汗矣。

按皮水与风水，皆是肿在皮肤，惟兼风邪者名：风水。不兼风但有水者，名：皮水。风水恶风，皮水则否，风水有汗，皮水无汗，此其辨也。皮水又与里水有别，皮水不渴，里水有渴，皮水胕肿，其腹如鼓，甚至四肢肿，里水则一身面目黄肿。

盖一乃水行皮间，一则水行皮内之腠理也。皮水、里水皆无汗而当发汗，惟用药稍异，且皮水有例外。又里水身黄，如汗出亦黄，则为黄汗而非里水矣。

正水，其脉沉迟，外证自喘。

正水乃三阴结而非风邪，故脉沉迟。三阴结而下焦阴气不复与胸中之阳相调，水气格阳在上，故外证自喘。喘为正水之特征，正水亦有腹大、两胫肿、目如卧蚕之证，以与诸水略同，故不书。

正水之成，有真元大虚，因误治成水，又误下而变生新病者，则以治新病为急，详见另节。

石水，其脉自沉，外证腹满不喘。

按《内经·灵枢水胀篇》有石水之名，而未言证状，或疑有缺文。愚以同篇已将水证之证状指示颇详，石水之证状亦不外目窠上微肿，其颈脉动，时咳，足胫肿，阴股间寒，腹大而已，故不赘。本经补示其脉沉，腹满不喘为石水，盖以此证由于水聚于下而不行，故少腹满，而名：石水。因水在下而未伤中气，故脉但沉而不迟。自沉者，谓自始沉也。病在下而不及乎上，故少腹满而不喘，此与正水及他水不同之点也。

黄汗，其脉沉迟，身发热，胸满，四肢头面肿，久不愈，必致痈脓。

黄汗以汗出黄色得名，惟汗黄而身不黄，与黄疸异。身体肿而不黄，与里水之一身面目黄肿无汗者亦殊。黄汗由于汗出入水中浴而得。此为水邪内郁，故脉沉迟，身发热，阴邪踞阳位，故胸满四肢头面肿，此证久延不愈，郁热蓄结，故必生痈脓。

黄汗之病，与风水相似，惟风水脉浮，黄汗脉沉，风水恶风，黄汗则否，风水为风邪合水气，黄汗为水气内遏热气，水热郁蒸，汗液则黄，此其辨也。

黄汗虽发热而两胫冷，假令两胫亦热，则属历节。因黄汗乃阳位为阴邪所乘，致阳气不得下通，故胫冷。胫，小腿也。

病有食已汗出，又身常暮盗汗出者，此为荣血阻滞其气，似黄汗而非黄汗也。

脉浮而洪，浮则为风，洪则为气，风气相搏，风强则为瘾疹，身体为痒，痒者为泄风，久为痂癞，气强则为水，难以俛仰。风气相系，身体洪肿，汗出乃愈，恶风则虚，此为风水。不恶风者，小便通利，上焦有寒，其口多涎，此为黄汗。

浮脉主表属阳风为阳邪，故浮则为风，大而涌沸，曰：洪脉。气，指水气言，水气盛故脉洪，若脉浮而洪，则为风邪与水气相搏而成风水之候。风强谓风邪盛而不与气相搏也，其脉必浮而不洪。瘾疹有赤疹、白疹二种，此指赤疹而言。

赤疹即风斑，俗名风包，初起如蚊蚤所咬，烦痒易常，搔之则随手而起，甚则遍身痒痛，心胸满闷，口苦咽干，乃风热为患，本经虽未示治法，然观风强二字，可悟当用疏风清热之品，如白藓皮、荆芥穗、薄荷、蝉衣、金银花。甘草、竹叶等味。其禀赋阴亏，风阳上越，误服升散，致吐逆、目赤、不眠者，当用连、半、栀、橘、茹、旋、海蛇、苏叶少许之属。

泄风之名见《内经·风论》，其状多汗，口中干，上溃其风，不能劳事，身体尽痛，则寒。泄风久不已，则成痂癞。痂癞者，结痂之癞疾也。眉少发稀，身有干疮而腥臭，血液欠洁，宜扫癞丹。夫风强者终不与气

231

搏，故仅能为瘾疹、泄风、痂癞，而不能作风水也。气强则为水者，因气即水中所化之阳，而能复化为水也。低头，曰：俛。昂首，曰：仰。水证肿胀喘满，故难以俛仰。

惟气强而风不强，风气亦不相搏，故属于里水而非风水。至风气并强，两相维系，即所谓风气相搏者。则为风与水相浃，发于皮肤，则身体洪肿。洪，庞大貌。汗出恶风，卫气必虚，故曰：恶风则虚。汗出乃愈，谓法当令微汗出，则风与水俱得外泄而病乃瘳。故本经治风水之法，水多用防己黄芪汤，风多用越婢汤。若不恶风而小便通利者，显无风邪而非风水之相搏。上焦为肺部，有寒故口多涎，其脉必沉迟而不浮，汗出必黄，则为黄汗而非风水，又当以芪芍桂酒汤等治之矣。

按此节分五段读，起首至风气相搏为第一段，言风气相搏，则脉浮而洪，徒浮则为风强，徒洪则为气强。风强至痂癞为第二段，言风邪盛则生瘾疹、泄风，久则为痂癞，而不能作风水。气强至难以俛仰为第三段，言水气盛则为里水亦非风水。风气相系至此为风水为第四段，言风气相搏（即风水合邪），则成风水，身体洪肿，恶风，当令微汗出则愈。不恶风至末句为第五段，言黄汗与风水之别，而不及风水脉浮，黄汗脉沉者，以前已言之也，参上节注。

寸口脉沉滑者，中有水气，面目肿大，有热，名

曰：风水。视人之目窠上微肿，如蚕新卧起状，其颈脉动，时时咳，按其手足上，陷而不起者，风水。

前言风水脉浮，此言脉沉，何也？曰：脉法浮主表，寸亦主表，沉滑而见于寸部，乃水犯于表之征，故亦断为风水，与浮洪、浮紧之断为风水同义。且浮脉但断为风，必兼洪紧乃为风而兼水。沉滑本仅可断为水，因见于寸口，乃为水犯于表而兼风也。陈修园谓系风水变证，谬矣。有热谓外有热，显属挟有风邪，面目肿大，颈脉动，时咳，按其手足上陷而不起，皆水汪洋四射所致也。

学者尚须注意者，目下形如卧蚕颈脉动，时咳，足胫肿，乃正水之征，必有风水之脉（脉浮或寸口脉沉滑）及兼恶风汗出者，始可断为风水。

太阳病，脉浮而紧，法当骨节疼痛，反不疼，身体反重而酸，其人不渴，汗出即愈，此为风水。恶寒者，此为极虚，发汗得之。渴而不恶寒者，此为皮水。身肿而冷，状如周痹，胸中窒，不能食，反聚痛，暮躁不得眠，此为黄汗。痛在骨节，咳而喘不渴者，此为肺胀。其状如肿，发汗则愈。然诸病此者，渴而下利，小便数者，皆不可发汗。

脉浮而紧，乃太阳伤寒表证之脉，当有骨节疼痛之证。今身体不疼，但重而酸，故曰：反。身重为水，肢酸为风，故此证为风水证而非太阳病，病在表，故不渴，而宜汗，汗出则邪解而愈矣。惟身体极虚者，不可发汗，发汗后则气血更虚，必恶寒，当用芍药甘草附子汤救之。《伤寒论》已有明示，故此节略之。

此言风水证有类太阳脉，而与太阳证异者。但虚人误汗致寒，宜宗《伤寒论·太阳篇》芍药甘草附子汤法，故首冠太阳病三字。与肺中冷证，因吐涎沫类似肺痿而冠以肺痿二字同义。盖示辨证不可不细，必须四诊合参，不可徒凭脉而论治（如此证不可以其脉浮紧而断为太阳伤寒），亦不可拘泥成法（如风水本当发汗，但遇极虚之人则万不可发汗）。而《伤寒论》中之方，并非专治外感，即杂病亦未尝不可用也。

或曰：风水外证骨节疼痛，前已言之。此又言不疼，身体反重而酸，何也？曰：风水乃风与水合而成病，其流注关节者，则骨节疼痛；其侵淫肌肤者，则骨节不疼而身体酸重。盖所伤之处不同也。

周痹者，周身痹而不仁也。不仁者，麻木不知痛痒之谓。水在皮间，故其身肿而冷，如周痹之状。

或曰：第二节已明示皮水不渴，此又云渴，何也？曰：前言腹如鼓而不渴者，病方外盛，而未入里也，犹可发汗。若水气外流于皮，内薄于肺，则令人渴，渴则不可发汗，此皮水与风水之异也。

窒，塞也，胸中窒，谓胸中胀闷也。聚痛，谓气聚于胸中一处而作痛。由于胸中阳气窒而不行，气机不舒，故聚痛不能食。躁，扰见诸行，曰：躁。不能热睡曰：不得眠。因躁扰故不得眠，阴邪踞于胸中阳位，故有上述各证。如再加以身肿，不恶风，口渴，汗出色黄等证，则为黄汗，又非风水、皮水矣。

此胸中窒与外感发汗若下后而烦热胸中窒者不同，此为阴邪聚阳位，彼为热甚气壅，一宜驱散阴邪，一宜清热郁不可不辨。

若脉浮紧而痛在骨节，他处不痛，咳而喘不渴者，虽类伤寒表证，因其状如肿，知为皮毛受邪。皮毛者，肺之合，此证显系水寒伤肺，故名：肺胀。当发其汗，令邪从皮毛出则愈，宜酌用越婢加半夏汤或小青龙汤加减（参看肺痿肺痈咳嗽上气章肺胀节），以此证脉浮其状如肿，有似风水，故列此以比较其异同也。

诸病此者至末句，谓凡病风水、皮水、黄汗、肺胀之人，如口渴，下利或小便数者，皆不可用发汗剂。所以然者，以渴为津液少，下利为津液下溜，小便数则津液耗，如发其汗，则津液必竭也。

里水者，一身面目黄肿，其脉沉，小便不利，故令病水。假令小便自利，此亡津液，故令渴，越婢加术汤主之。

里者何？皮内之白膜，即腠理也。居皮之内，故曰：里。由腠理所发之水，谓之里水。腠理之膏油，属脾，水渍膏油，脾土之色见，则肿而黄，水发于腠理而非由于风邪，故脉沉而不浮。湿郁生热，水行不顺，故小便不利。此证无汗，若身黄肿而汗出亦黄，则为黄汗。当辨。再里水证不渴，若小便自利，是脏腑内水分必涸竭，故令渴，而谓之亡津液。

按越婢加术汤方内麻黄、白术皆温燥之品，且麻黄能发汗，而施之于渴而小便自利亡津液之人，不虑其重伤津液乎？曰：越婢加术，是治其水，非治其渴而小便自利也。以其身面悉肿，故取麻黄发其阳以消其阴翳，以其肿而且黄，知其湿热郁蒸，故取白术除湿，石膏清热，且麻黄得石膏，则温燥之性减而发散不猛，夫如是里水之证除矣，斯时津液自回，渴必止，虽小便利，亦无妨矣，此治本清源之法也。

趺阳脉当伏，今反紧，本自有寒、疝、瘕，腹中痛，医反下之，即胸满短气。

趺阳脉当伏，今反数，本自有热，消谷，小便数，今反不利，此欲作水。

趺阳脉当伏，谓趺阳居下，若水蓄于下，则趺阳之脉当伏，非谓趺阳之脉本伏也。脉紧主寒，若有蓄水而趺阳脉不伏反紧，是此人原有寒、疝、瘕、腹中痛之寒证（腹满，恶寒，不欲食，绕脐痛，名曰：寒疝。聚则有形，散则无迹，曰：瘕。其病在气，膈膜以下痛，曰：腹中痛），医者不知其为寒也，竟误投寒下之剂，致阳气重伤，因而决渎无权，水气不行，阴邪弥漫，踞于胸中阳位而胸满短气，气因下而耗，致精凝血滞变其常而化水矣。

若有蓄水而趺阳脉不伏反数（一息五至以上为数），数为主热，是此人夙有伏热，必呈消谷、小便数之证。消谷者，能食易饥，胃有热也。小便数，谓小便时时解出而不畅也，亦伏热使然。若现在小便反不利，是水液日积，盖水为热郁而不行，故水证将作也。

此节示水证持脉时，不可徒候两手，尚须察其趺阳，以觇其有无宿疾，如有宿疾，则处方时即应照顾，不可徒治其肿，而宿疾又有寒热之分，更宜细辨，以免偾事。

寸口脉浮而迟，浮脉则热，迟脉则潜，热潜相搏，名曰：沉。趺阳脉浮而数，浮脉阳热，数脉即止，热止相搏，名曰：伏。沉伏相搏，名曰：水。沉则络脉虚，伏则小便难，虚难相搏，水走皮肤即为水矣。

寸口为手太阴肺之动脉，肺主气，朝百脉输精于皮毛，而行其治节，浮脉属阳，热为阳邪，故曰：浮脉则热。迟脉属阴，阴主潜藏，故曰：迟则为潜。寸口脉浮而迟，故曰：热潜相搏。寸口阳位而兼见阴脉是阳虚于上，热潜于下之兆，以其热潜于下，沉而不举，故名曰：沉，非指沉脉也。数为热邪，乃曰：止者，因数脉见于趺阳而不见于他处，是热止伏于下也，故名曰：伏，亦非指伏脉也。热气沉伏于下，则水道郁遏而不通，反乘上焦阳气之虚而乱射，则水病（正水）作，故曰：沉伏相搏，名曰水也。治宜清伏热，则水道通，举沉阳，则上焦治，而津液能化血，络脉不虚矣，此为虚难两治之法。

陈元犀主消水圣愈汤，尚有未合，沉则络脉虚至末句，释上文沉伏之意。盖言沉则元阳不能返于上焦，《内经·灵枢营卫生会篇》曰：上焦如雾，布散津液，灌溉络脉。夫脉者血管也，津液入心化血，然后灌溉血脉，水行气管中，血行脉中，脉管充实，则气管窄细，自无容水之隙，脉管空虚，则气管松，乃有容水窜走之道路。伏则热伏下焦，《内经》曰：下焦如渎，通利水道，以化气卫外，气化不宣，阳郁于下，则小便难而水不下出，势必乱走。故所谓虚者，脉管虚也，难者，小便难也，虚难相搏，则水有走窜之路而无消路，势必上行外出，走皮肤而为水肿矣，此正水所成之由也。

寸口脉弦而紧，弦则卫气不行，即恶寒，水不活流，走于肠间。

曰寸口脉弦而紧，其为双弦可知（双弦谓两手脉皆弦），按双弦为寒，紧亦主寒，本经已有明示（见痰饮咳嗽病脉证并治章、腹满寒疝宿食病脉证并治章）。惟此必紧而不移，若脉紧如转索无常者，则为宿食，须辨。寸口主乎卫气，寸口脉弦紧，则卫气为寒所束而不流行，因而藩篱不固，致有恶寒之证。卫阳之气不行，则不能运水液，遂致水不活流。寒气外束，又不能走皮肤，故走于肠间，再横流于肌腠渐侵害肢体矣。

此证脉弦而紧，弦则卫气不行，即恶寒，与寒疝证同。惟彼未书明，何部脉弦而紧，当系六脉弦紧，此则仅见于寸曰。六脉弦紧，阴寒之盛可知，故生腹中痛或绕脐痛手足厥冷诸证而名之曰：寒疝。若寸口脉弦而紧，则为寒气外束，阳气被抑，以至不能运水而成水气证，此学者所当注意也。

此节亦示，水气证之所由成。

少阴脉，紧而沉，紧则为痛，沉则为水，小便即难。

水之本在肾，肾为少阴之脏，故对于水气病患者之少阴脉（左尺）亦宜详察。脉紧为寒，此曰：痛者，谓骨节或身体因寒而痛也。脉沉，属阴，少阴脉紧而沉，其为阴邪盛无疑。寒自内生，因而气化不速，故小便难。沉则为水者，以水为阴邪也。

脉得诸沉，当责有水，身体肿重。

水为阴邪，故脉多沉。水行皮肤，营卫被遏，则脉亦沉，故曰：脉得诸沉，当责有水。然凡属阴寒内盛之病，其脉多沉，不可率断为水，必其身体肿重，始克断为水证。

此示正水之常脉。

按以上二节之沉脉，当系六脉皆沉，若但寸口脉沉且滑者，则为风水。应注意，至脉浮洪或浮紧为风水，又皮水脉亦浮，前已言之。

水病，脉出者死。

出与浮异，浮者，上盛下弱，出则轻按有而重按则散也。此言正水之病，脉沉则吉，若脉出则为真气离根，脱散于外，脉证相反，故主死。

夫水病人目下有卧蚕，面目鲜泽，脉伏，其人消渴。病水腹大，小便不利，其脉沉绝者，有水，可下之。

目下有卧蚕谓目下肿状如卧蚕也。水为阴邪，目下属阴。腹者，至阴之所居，故水在腹者必使目下肿也。胃中津液水饮，俱外溢于皮肤而无以上润喉舌，故消渴。水明亮而润，故面目鲜泽也。正水脉沉，腹内有水，则脉沉极而伏。

病水以下为另一段，病水二句，谓正水之势既成，则有腹大小便不利之证。腹大小便不利，是水在腹而停淤不行也。由于阴邪太盛而阳气式微，故脉沉而欲绝，若经四诊合参认为的系有水者，可下之。下，攻也，夺去也。谓可用十枣汤之类急去其水，然后再投温补也。曰：可下者，斟酌之辞，见可攻则攻之，如不可攻，则弗攻也。其须温补祛水并施者，可从陈修园法，借用真武汤温补肾中之阳，驱寒逐阴邪以镇水，加木通、防己、椒目等味以导之，俾气化水行，阴散阳回而愈。其攻之不可，补之不能者，则亦无如之何矣。

本经大黄䗪虫丸之治五劳七伤，十枣汤之治支饮家咳烦胸中痛且死者，大承气汤之治休息痢，及此证之可攻等，皆斩关夺隘之急治也。

此节示正水之治法，虽于脉沉伏者未及，然既谓脉沉绝者可攻，则水势之缓者，自当筑堤以防其泛滥，无庸急行疏凿也。

问曰：病下利后，渴欲饮水，小便不利，腹满，因肿者，何也？

答曰：此法当病水，若小便自利及汗出者，当自愈。

下利包括溏泄、滞下而言。《千金方》以下利为脾病，盖脾为土脏。利者，水土之不胶粘也，故下利后脾气必伤，脾司升津利水，脾气伤则津不开，故渴欲饮水。脾气伤而不利水，则小便不利，渴而小便不利，则水入多出少，积于腹中膏膜则腹满。水渍外膜，则身体肿，故于法当病水也。若得小便自利，是三焦决渎已通而能化水，腹中膏膜积水渐去而不复积，腹自不满，从而膀胱亦能化气上行而不渴。如再汗出，是周身外膜之水已从外泄，则肤肿自消，故此证如得小便自利及汗出，则必愈矣。

心水者，其身重而少气，不得卧，烦而躁，其人阴肿。

　　肝水者，其腹大，不能自转侧，胁下腹痛，时时津液微生，小便续通。

　　肺水者其身肿，小便难，时时鸭溏。

　　脾水者，其腹大，四肢苦重，津液不生，但苦少气，小便难。

　　肾水者，其腹大，脐肿腰痛，不得溺，阴下湿，如牛鼻上汗，其足逆冷，面反瘦。

　　此示五脏所发之水。

　　身重，一身沉重不若平时之轻适也。少气，气少不足以言。《内经·素问脉要精微论》所谓：言而微，终日乃复言者是也。水由心发，阳气被郁，故身重。心气受伤，故少气。烦而躁，谓先烦而后躁，由于阴阳不交使然。烦而躁，故不得卧。此节心水之心字，当指心包络而言。心包络乃厥阴之脏，厥阴脉循阴器，水由心包而发，滞于阴器，因而有阴肿之证。

　　水由肝发，谓之肝水。其腹必大而痛，胁下亦痛，因而身不能自转侧。肝为厥阴之脏，厥阴之气冲逆，水邪随之而上下，故时时津液微生，小便续自通利也。

　　水由肺发，谓之肺水。水邪经肺，则肺气受伤，而治节不行，治节不行，则水乱，故时时鸭溏而小便反难。鸭溏者，大便如鸭粪，色青黑而稀，清浊不贯也。小便难者，小便不易解出也。肺主皮毛，肺水射于皮肤，故身肿，身肿者，一身皆肿也。

水由脾发，谓之脾水。脾主四肢，职司升津利水。脾病水，则四肢苦重。脾气伤，则津不升，故口中不生津液而少气，口中津液少，必渴欲饮水。脾气伤而不利水，则小便难，渴而小便不利，致水停淤腹中膏膜而不行，故腹大（参看上节注）。

肾水者，水由肾发，故腰痛。阴指前阴而言，前阴为外肾。肾病水，故阴下湿，如牛鼻上汗。下焦阴邪盛而阳气不至，故两足逆冷而不温。脐属少阴，肾病水则脐肿。水蓄于下，决渎不通利，故不得溺而腹大，而为诸阳之会。且两颧属肾，阴气盛则阳气虚，故而反瘦。

按此节所谓心水、肝水、肺水、脾水、肾水与痰饮咳嗽病脉证并治章之水在心、水在肺、水在脾、水在肝、水在肾不同，盖此为某脏所发之水，而彼为饮注于某脏也。读《内经·素问咳论》知五脏六腑，皆令人咳。读此节知五脏皆能发水，故宜察其致病之脏而治之，必可十全八九。

师曰：诸有水者，腰以下肿，当利小便，腰以上肿，当发汗乃愈。

诸有水者，谓风水、皮水、正水、石水、黄汗等水气病。腰以下肿，谓先从腰以下肿而渐肿至腰以上也。腰以上肿则反是。

上节言，外示水病当察其致病之脏而施治。兹又明示，治水病不外利小便、发汗二法，至何者宜利小便，何者当发汗，则以其先肿之处在腰之上或下为断。盖腰以下属阴，水为阴邪，水蓄于下，则腹大小便不利，渍于外，则腰以下先肿，故当利其小便，俾水从小便出，则肿自消，此即《内经·素问汤液醪醴论》所谓洁净府是也。

腰以上为阳，风寒袭于皮毛，阳气被郁，则成风、皮二水，势必腰以上先肿，自当发汗，俾邪从外泄，此即同论所谓开鬼门是也。然利小便、发汗，只能施之于实证。若遇虚证，或有不可汗利之原因者，又当变法以救之，或兼补阳，或兼养阴，宜临机应变，不可胶柱鼓瑟。

近代医者治水病，只守局方五皮饮、济生肾气丸二方加减，如上肿用五皮饮加苏叶、防风、杏仁；下肿加木通、防己、泽泻、赤小豆；寒加附子、肉桂、干姜、巴戟天；热加黄柏、知母、生蛤蜊；虚则合四君或六君；实则合三子养亲汤；挟瓜果之积则用香砂春泽汤；气分加黄芪、白术、党参；血分加川芎、当归、桃仁；虚者则以济生肾气丸为主，此等法余曾用过，得效者甚少，陈修园氏斥之良是也。

学者尚有宜注意者，腰以下肿，当利小便，腰以上肿，当发其汗，此为原则，亦有例外，如王孟英治钟耀辉一案其肿起自肾囊，气逆便溏，脉微而弱，溺清且长，五苓、八正、肾气、五皮已徧尝之矣，王氏断为土虚不能治水，非通利滋阴所能瘳，与大剂补土胜湿药，果即向安。又治石北涯妻身面浮肿，因其右脉弦滑，认系肺胃痰热，投白虎加沙参、花粉、冬瓜皮、竹茹、芦根、枇杷叶等药，服后，肿即消，皆是也。

此外尚有由于肝火为患之两胁疼肿，脉必弦数，法当柔肝，如栀、楝、通草、蚕砂、丝瓜络、竹茹之属。而喉痹过服寒凉，亦能致全身肿，宜附子理中汤，至久病真阴欲匮而一身皆肿，脉细数者，则不能收绩矣！总之治病宜四诊合参，所谓先议病后用药，不可见肿而即投发汗或通利剂也。

师曰：寸口脉沉而迟，沉则为水，迟则为寒，寒水相搏，趺阳脉伏，水谷不化，脾气衰则鹜溏，胃气衰则身肿。少阳脉衰，少阴脉细，男子则小便不利，妇人则经水不通，经为血，血不利，则为水，名曰：血分。

此节分三段，起首至寒水相搏为第一段，言寒水相搏之肿。趺阳脉伏至胃气衰则身肿为第二段，言胃气衰亦致肿。余为第三段，言血分之水病，与前二段之属于气分者又不同。

寸口为阳，属肺主气，迟脉主寒，脉得诸沉，当责有水，前已言之。寒水相搏，见于寸口，是阳气为阴所抑，治节不行，则水乱溢而为肤肿。

趺阳为足土胃脉，脾与胃为表里，故趺阳能候脾胃之疾。胃主纳水谷，脾主化食，趺阳脉伏而不起，非脾衰即胃衰。脾气衰则食不克化而水粪杂下，色青黑如鸭屎，故曰：鹜溏，不在水肿之列，惟胃主肌肉，胃气衰则水行之道乖而身肿焉。

少阳脉指少阳之动脉，诊于躅前，非指右尺也。少阳三焦之脉衰，则决渎欠快，故小便不利。又少阳三焦，起于脐下关元，即胞宫血海。少阳脉衰，在妇人则病在血海，而经水不通矣。少阴脉指少阴之动脉，诊于大溪（在足踝后跟骨上，大音太），非指左尺也。

少阴脉细，脉乃血脉，阴血虚少，故细。少阴脉候肾与膀胱，血少则水道欠利，加以少阳脉衰，经水不通，胞室血涩则壅水，此虽水病而实发于血，故名曰：血分。至男子因小便不利，水蓄腹中而成水病，似属气分，然因其由于血少，故亦为血分也。

寸口脉沉而数，数则为出，沉则为入，出则为阳实，入则为阴结。趺阳脉微而弦，微则无胃气，弦则不得息。少阴脉沉而滑，沉则为在里，滑则为实，沉滑相搏，血结胞门，其瘕不泻，经络不通，名曰血分。

此示肿病患者如寸口脉沉而数，趺阳脉微而弦，少阴脉沉而滑者，属于血分，非属于气分、水分。

脉数主阳邪，沉主阴邪，阳外而阴内，故曰：数则为出，沉则为入。数则阳热盛，故曰：出则为阳实。沉为血结胞门，血属阴，故曰：入则为阴结。趺阳为足下胃脉，趺阳脉微，是胃气虚极，趺阳脉弦，乃肝血凝结，气不得畅，致呼吸欠正常，故曰：不得息。

少阴脉指足上之大溪脉，数而流利，滑溜如珠曰：滑，主实邪。浮为在表之阳邪，沉为在里之阴邪，脉沉而滑，见于少阴肾与膀胱之部，足征血结胞门，凝聚而不流，以致经络不通，壅而为肿，即今之血臌病，少腹外皮上当有紫红色斑点，腹大时痛，因其由于血滞，故名曰：血分。

此节与上节之血分不同，彼为血气虚少，以至血涩壅水，此为血结胞门，阳为阴郁，欲行不能，壅而为肿胀，二者并列于此，使人比较，以见血分之病，有全属虚者，有虚中挟实者（此节之证跌阳脉微为胃气虚极，血结胞门为实，故为虚中挟实），虚者宜补气血，少佐行血利水，如温经汤去吴茱萸、麦门冬、半夏，加黄芪、茯苓之类。虚中挟实者，宜用人参、甘草、桂枝、酒炒白芍、酒洗全归、泽兰、茺蔚、藕汁等味。

血臌腹满坚硬，脐突，腹皮青筋暴露，有青紫斑点，乘其脾胃未败，可师大黄䗪虫丸意立方。

问曰：病有血分水分，何也？

师曰：经水前断，后病水，名曰：血分，此病难治；先病水，后经水断，名曰：水分，此病易治。何以故？去水，其经自下。

此示血分、水分之别，病在血分，深而难通，故曰：难治。按血分为男女兼有之病，而此节则指妇女言。妇女以经血为主，经血不至而又病水，自属沉疴，图之不易。若光病水，后经水断，是其经水断由于病水所致，则治水而经自通，故曰易治。

问曰：病者苦水，面目身体四肢皆肿，小便不利，脉之，不言水，反言胸中痛，气上冲咽，状如炙肉，当微咳喘，审如师言，其脉何类？

师曰：寸口脉沉而紧，沉为水，紧为寒，沉紧相搏，结在关元，始时尚微，年盛不觉，阳衰之后，荣卫相干，阳损阴盛，结寒微动，肾气上冲，咽喉塞噎，胁下急痛。医以为留饮，而大下之，气系不去，其病不除。复重吐之，胃家虚烦，咽燥欲饮水，小便不利，水谷不化，面目手足浮肿。又与葶苈丸下水，当时如小差，食饮过度，肿复如前，胸胁苦痛，状如奔豚，其水扬溢，则咳喘逆，当先攻击冲气，令止，乃治咳；咳止，其喘自差，先治新病，病当在后。

苦水，为水所苦也。水蓄腹中而不顺流下行，反汪洋四射，故小便不利而面目身体四肢皆肿。脉之，谓淴医诊视时。不言水四句，谓病人不向医师述其身肿之苦，而谓胸中痛，自觉气上冲咽，致咽中如有炙肉阻塞，此际当微有咳喘之证。其脉何类？谓此证之脉当如何也。沉为在里之阴邪，紧则主寒主痛，故沉紧相搏，是寒水积在关元（穴名，在脐下）。

寸口主气，寸口脉沉紧而趺阳脉不弦，少阴脉不沉滑，是邪尚在气分。始时尚微，谓寒水初结时势犹末猖。年盛不觉，谓少壮体盛时抵抗力强，正气能胜邪气，虽有寒水结在关元，无能为害，迨至阳衰以后（《内经·素问上古天真论》，女子六七三阳脉衰于上，男子六八阳气衰竭于上），正难胜邪，邪日以盛，水为阴邪，故曰：阳损阴盛，乃干犯营卫，令人不适矣。

所结之寒气微动，遂挟肾气而上冲，因任脉起于中极底，经关元直上咽喉，冲脉亦挟脐上行胸中上挟咽，故觉咽喉塞噎。胁下急痛者，亦寒气也，此时若以附子（炮）、白芍、五味子、生姜、白茯苓、防己等药与之，必愈。

乃医者误以为留饮而用峻剂攻劫，致病气系而不去，病根未能刈除，复用涌吐剂，胃阳大伤，胃阴亦耗，故咽燥欲饮水。胃家虚烦，阳虚则水乘之，因而小便不利，胃虚及脾，则水谷不化，水气日盛，不能顺流而下，故注于皮肤而面目手足浮肿，此时法当扶脾胃行水，乃徒用行水之葶苈丸，故服后虽似小差，然脾胃之虚未复。如食饮过多，肿必复作如前，因葶苈苦寒，伤阳。

胸中为阳位，胸胁遇寒则痛，心阳伤则水气上凌，故又加胸胁苦痛，其气上冲，状若奔豚，水气扬溢，射肺则咳而喘逆，此时当以治新病为急，可用苓桂五味甘草汤攻击冲气，冲气止，再用苓甘五味姜辛汤治其咳。

喘因咳而作，咳止，则喘自差矣，新病瘥，再治其水病，仍当扶脾胃，祛关元之寒结以行水。

此示正水之成，有真元太虚，因误治成水，又以治法欠善而变生新病，当以治新病为急，然后再治其水病，层次井然。

风水，脉浮，身重，汗出恶风者，防己黄芪汤主之，腹痛者，加芍药。

按脉浮汗出恶风，与太阳桂枝证同，惟彼必有头项强痛恶寒之证，而此则无，故风水乃杂病而非外感。身重者，水溢皮肤肌肉也，且桂枝证但为风邪，此则为风与水合病，故一用桂枝汤以解肌，一用防己黄芪汤去风水之合邪，截然不同也。

考本经痉湿暍病脉证并治章，风湿脉浮身重汗出恶风者防己黄芪汤主之一节，与此节仅一字之差，即易水为湿耳。则尤在泾、陈元犀、张隐庵诸公所训水与湿非二，身重为湿伤经络，防己黄芪汤方中芪、术解肌散湿，固非无据，然水与湿实不侔也。盖水者，洋溢四射者也。湿者，弥漫雾露之气也。故水有质而湿则否，有质者，由生而化，无质者由化而生，化者化之，生者发之，其治固有别矣。

然则风湿、风水之证状治法何以有相同者，此又有说焉，夫风激水而啮土，湿从风而颓土，为病者不同，受病者无以异，故证状治法有相同者也。

防己之为物，能治水侵于脾，脾主肌肉，身重为水在肌肉，属于脾病，故用防己为君，黄芪除风，亦为脾药，合防己能治风水之溢于肌肉而身重者，故名防己黄芪汤。佐以白术者，以其能补土健脾而制水之泛滥以除身重，且能逐风湿之合邪而止汗也，惟风水当发其汗，黄芪能行而不能发，故益以姜枣。

腹属阴，腹痛为阴结，故加芍药以破阴结，则腹痛自止。

风水，恶风，一身悉肿，脉浮不渴，续自汗出，无大热，越婢汤主之。

此节汗出恶风脉浮与前节同，故亦为风水证。惟前者身重此则一身悉肿，无大热，故治法不同耳。然二节之证，既皆冠以风水二字，则必皆具目窠上微肿，颈脉动时咳，按其手足上陷而不起之证，特此节则一身悉肿，由于风邪多，曰无大热，则有热可知。续自汗出，谓时时自汗，与前节之汗出异。盖汗出者，无时或停也。此节之证，纯属风热在表，与前节汗出恶风为表虚，身重为水客分肉者原因不同，故彼用芪、术、防己温分肉补表虚止汗祛水，此用越婢汤除在表之风热也。

越婢汤方中麻黄为祛寒发汗之药，此证由于在表之风热，且有续自汗出之证，何以能用麻黄？然麻黄得石膏，则发散不猛，且风水为风热之阳与水寒之阴相搏，阳结聚，而阴散漫，阳上薄而阴不下输，如是而不用麻黄发其阳，阳将安布，不用石膏泄阳通阴，阴将安归，故非特用麻黄，且倍用焉。第终以阴阳不能相交，刻刻虑其阴胜阳负，故恶风者加附子一枚，可见虽发其阳，泄其阳，仍不忘夫亡阳矣，风水加白术四两，扶脾土以制水也。

皮水为病，四肢肿，水气在皮肤中，四肢聂聂动者，防己茯苓汤主之。

曰：皮水，则其水必在皮间。而有脉浮，不渴，无汗，不恶风，腹大，跗肿按之没指，或渴而不恶寒，身肿而冷之脉证。四肢肿而聂聂动，更为水在皮肤之确据。夫水气在皮肤中，似令从汗泄为便，乃用防己黄芪汤加桂枝茯苓去姜、枣、白术，是不欲其解于汗，而欲其解于小便。所以然者，此证无汗出恶风之证，病不向外，则通其水道，令从本而解，方为不谬也。

按不兼风邪但有水行皮间者，曰：皮水，故皮水不恶风也，此证四肢聂聂动，为水在皮肤之征。喻嘉言氏谓系风在营卫，触动经络，故用桂枝，水渍于皮，故用茯苓淡渗，不可为训。

四肢属脾，四肢聂聂动，病本于脾，由于水克土，治法乃从太阳，用桂枝、茯苓，何也？因太阳秉寒水之气，治太阳则水不克土，而四肢聂聂动之证自愈。

防己黄芪汤、防己茯苓汤皆用黄芪，其旨则异，防己黄芪汤证，病本向外，故用黄芪壮营卫之气，使水湿从标而解，故分量甲于一方。防己茯苓汤证病不向外，用黄芪是利阴气，助桂枝、茯苓、防己，驱水令从小便出，故分数退居茯苓下也。

里水，越婢加术汤主之，甘草麻黄汤亦主之。

一身面目黄肿，脉沉，小便不利或小便自利而渴，曰：里水，指水在膜膜而言。水渍膏油，伤及脾气，故能发黄，里水有兼风邪者，有由于寒气内凝者，前者用越婢加术汤，以术为脾药，性能崇土制水，而越婢汤则散风热也，其小便自利而渴者，为亡津液，亦主是方，已详前述。里水之由于寒气内凝者，必无汗，故用麻黄发之，令水从汗泄。其冠甘草而名甘草麻黄汤者，因甘草性极和缓，能协脾土，故适合于此证，且能缓和麻黄温燥之性，其不用术者，恐伤津液也。

水之为病，其脉沉小属少阴；浮者为风；无水虚胀者为气。水，发其汗即已，脉沉者，宜麻黄附子汤，浮者宜杏子汤。

此节重申水病脉浮者挟风邪，俾学者易于记忆及知所驳辨，且借风水及气以论少阴正水之治也。

水为阴邪，脉沉为阴邪在里，由于少阴之生气不升，故少阴正水，其脉沉小。陈修园谓此为石水证，然石水其脉自沉，外证腹满不喘，与正水迥不同，当细辨。

目窠微肿，如蚕卧状，其颈脉动，时咳诸证，正水与风水同。惟按其肿处随手起者正水，窅而不起者风水，以此为别。且必股冷腹大，乃为正水已成，故正水较风水为重。

无水虚胀者为气一句，明明谓有一种与水病相似之虚胀，其致病之因，纯由于虚气而非由于水。注家多以无水虚胀者为气水为一句，且谓发其汗即已，系示气水之治法，大谬。盖既云无水，即不得名之为气水，病属虚气而非水，讵可发汗以益其虚，必审其的系水病，且属宜汗者，始可发汗。故气字下之水字，应另作一句读，发其汗如已，系示水病之治法。而就此节全文观之，又专指风水、正水之宜汗者而言，非泛谓一切水病皆宜汗也。

脉沉为少阴正水，法当温经发汗，故用麻黄附子汤。正水脉浮为兼风邪，故用杏子汤，以祛风水之合病。

按麻黄附子汤与麻黄附子甘草汤药味同而麻黄分数附、甘生熟则异，所以然者，以其主治之病证不同，故汤名亦各别。夫少阴水证，阴寒之邪弥漫，抑遏阳气，亟宜发其阳令其水从汗泄，故用麻黄三两，复以生附子开之，盖麻黄能发阳表汗，生附子善除风寒邪气也，因名麻黄附子汤，佐以生甘草者，解生附子之毒，和麻黄之燥也。

伤寒少阴病二三日，无里证，有表邪，非汗不解，又恐过汗有伤少阴心肾之真液，故用缓中之炙甘草监较少之麻黄微发其汗，而以炮附子帖切其里也。

杏子汤方缺，注家多以为即麻黄杏仁甘草石膏汤，陈元犀非之，余亦非之。缘仲景下笔谨慎，一方有二名者，必加注脚，如炙甘草汤下注一名复脉汤是也。考杏子汤及麻黄杏仁甘草石膏汤方下无注脚，引此节已明示水病当发汗，脉浮者，宜杏子汤，则杏子汤之为汗剂可知。以余惴度，当系麻黄杏仁甘草三味，因脉浮知挟风邪，故君杏仁祛风消肿，而用麻黄发汗，甘草调剂也。若麻黄杏仁甘草石膏汤，乃治汗下后汗出而喘无大热者，且一般名流，佥认系温证主方。夫温忌汗，则麻黄杏仁甘草石膏汤显非汗剂，自不宜施之于应发汗之水病，故杏子汤必非麻黄杏仁甘草石膏汤也。

厥而皮水者，蒲灰散主之。

皮水为本经所示五水（风水、皮水、正水、石水、黄汗）之一，其脉浮，证见跗肿，按之没指，不恶风，其腹如鼓，口不渴，或渴而不恶寒，身肿而冷，状如周痹。厥者，手足逆冷是也。（见《伤寒论·辨厥阴病脉证篇》）

厥而皮水者，病厥而兼病皮水也。厥为下焦病，皮水为肤腠间病，膀胱之水气归皮，则必小便不利，气阻不通，阴阳气不相顺接，故厥而皮水。

蒲灰即蒲黄（见邹润安《本经疏证》、赵以德《金匮衍义》),《神农本草经》谓：主膀胱寒热利小便，厥而皮水，为膀胱气阳，水气归皮，其小便必不利，已如前述，故用蒲灰入膀胱以通太阳腑气，使皮间水气仍归膀胱，化成小便，则四肢自温皮水自消矣。且利小便为治腰以下肿之大法，《内经》及本经论叙甚详，《本事方》《芝隐方》邹润安金谓蒲黄消舌胀如神。余亦曾治验二人，舌胀亦犹水之肿于皮，从而蒲黄之能治皮水，已无疑义。至滑石乃清热利小便之品，可知此皮水为膀胱伏热，其厥亦为热厥，热深厥亦深也。

前言此证当利小便，似凡属利小便之剂皆可用之，何以不用五苓散、滑石白鱼散、茯苓戎盐汤、肾气丸、栝蒌瞿麦丸、猪苓汤以及木通、泽泻、防己、车前等药，而独用蒲灰散，其有说乎？曰：五苓散为表里分消之法，且内有桂枝辛热而散，非热厥所宜；滑石白鱼散乃治血分之剂；茯苓戎盐汤则治阴分之水湿；肾气丸长于补肾利水；栝蒌瞿麦丸生津行水温肾；猪苓汤除热止渴渗下。他如木通系引心火由小便出；泽泻祛心下支饮；防己开三焦水结；车前利小便明目，均非厥而皮水所宜。

厥而皮水，诸注家多作水伤阳气而厥冷解。非。盖如系水伤阳气而厥冷，则必用温补扶阳之剂，而不用蒲灰散矣。陈修园注，依钱太医说以厥为皮水溃烂，皮水浸淫日久，腐溃出水，蒲灰散乃外敷剂，尤误。盖身肿而冷，为皮水之见证，本章第五节已有明示，且就本节文句观之，亦不能解为久病皮水致皮肤溃烂出水也。

问曰：黄汗之为病，身体肿，发热，汗出而渴，状如风水，汗沾衣，色正黄，如蘗汁，脉自沉，何从得之？

师曰：以汗出入水中浴，水从汗孔入得之，宜芪芍桂酒汤主之。

此示致黄汗之原因，及其治法。

黄汗之病，与风水相似，惟风水脉浮，黄汗脉沉，风水恶风，而黄汗不恶风，此其异也。其汗沾衣，色正黄如柏汁，则黄汗之所独也。风水为风、水合邪，黄汗为水与热交蒸互郁。

前云，小便通利，上焦有寒，其口多涎，此为黄汗。嗣云：黄汗，胸中窒，反聚痛，暮躁不得眠。此云黄汗之病，身体肿，发热，汗出而渴。后又云：剧者，不能食，身疼肿，小便不利。何前后之不侔若是？岂新久微甚之辨欤。夫病邪初受，其未郁为热者，则身冷，小便利，口多涎。其郁久而热甚者，则身热而渴，小便不利，亦自然之理也。

水从汗孔入，是入腠里油膜间。水气内居，卫气不得外出，是以相蒸而发黄。黄者，脾土之色，故用黄芪、桂枝，助三焦之卫气，以达于腠里；芍药破阴结，布阳和，加苦酒（即醋）引入荣分，以达于膏油散其水寒之邪；不用姜、枣，以汗出卫虚也。如是则膜油间之水郁解，而黄汗自已。

此证之渴，由于汗出耗津，故黄汗已，则渴自止，不必加治渴之药也。

按黄汗乃膜腠气分之病，与历节之在血分者不同。黄汗则因阳被郁而不得下通，故身热而两胫冷，若历节则一身尽发热也。

黄汗为客水，非五脏所发之水，汗出入水中浴，则成黄汗，若汗出入水中，如水伤心，历节痛，则为历节。伤心者，水伤心火，而入于血分，血凝气滞，故关节痛。

黄汗与里水有别，身肿而汗出色黄者，为黄汗。一身面目黄肿而无汗者，为里水。

黄汗之病，两胫自冷；假令发热，此属历节。食已汗出，又身常暮卧盗汗出者，此荣气也，若汗出已，反发热者，久久其身必甲错；发热不止者，必生恶疮。若身重，汗出已，辄轻者，久久必身瞤瞤。即胸中痛，又从腰以上汗出，下无汗，腰髋弛痛，如有物在皮中状，剧者，不能食，身疼重，烦躁，小便不利，此为黄汗，桂枝加黄芪汤主之。

荣气，谓荣血阻滞其气。身甲错，谓周身之皮肤干枯起皱如鳞甲之交错也。身瞤瞤，谓周身之肉跳动也。弛痛，谓腰难伸股难坐而又痛也。如有物在皮中状，谓腰股等处似有物居皮内而不轻便也。黄汗之甚者，其胸中必窒塞不舒，故不能食，疼而且重曰：疼重，水气壅于膜腠，故身疼重。此证之烦躁，是热郁于内。小便不利者，阳气不通于下也。

此节分四段，黄汗之病两胫自冷二句为第一段，言身发热而胫冷，始为黄汗之的证。假令发热，此属历节二句为第二段，谓假令两胫亦发热，则属历节而非黄汗。食已汗出至生恶疮，为第三段，言食后则卫气强而汗出，不可遽认为黄汗，又暮夜阳不入阴，常盗汗出亦非黄汗，乃荣血阻滞其气也，若盗汗既出，反发热者，乃郁气不能尽泄，荣滞不得暂安，久久荣血凝涩，卫气熏灼而为干血，身必甲错，若发热不止而不盗汗者，则郁气更不得泄，血为气蒸则化脓，故必生恶疮，此发热亦非黄汗或历节之发热，当细辨。若身重至末，为第四段，示黄汗病及其剧者之证状。

首举身重汗出者，以黄汗为水气病，身重由于水或湿，黄汗则必有汗，但色黄耳。汗出已则水略从汗泄，故身辄轻，久久必身瞤瞤者，阳气欲通而不得通也。胸中为阳位，阳气郁而不通，故胸中痛，身发热而两胫冷也。腰以上汗出，下无汗，腰髋弛痛，如有物在皮中状者，皆阳气不达于下也。其剧者，则水气阻遏，而不少通，故身疼重小便不利胸中窒而不能食，此皆黄汗之证状也。

桂枝通阳利水，桂枝汤和营卫，黄汗为水渍腠里油膜间，膏油属脾，故脾土受伤而汗出色黄，且汗出多则卫阳不固，故用黄芪扶脾实卫。因此证为阳气不得下通，故用桂枝汤加黄芪通阳和营卫扶脾土也。

此证与上节之证大同小异，上为客水入搏于荣，郁而为热，热盛则肿，津液耗而作渴，故用苦酒引入荣分散其水邪。渴为里证，故不用姜、枣以表之。此证不渴，且有身疼重、胸中痛、腰随膇弛痛之表证，加之小便不利腰以下无汗，胸中窒不能食，阳气不得下通，故用桂枝汤通阳解表，且烦证亦为桂枝所主。解表须令微似汗出，故啜稀粥以助药力，俾汗生于谷而不伤正，惟黄汗由于脾土伤而卫不固，必加黄芪始克尽全功耳。

防己茯苓汤证曰：水气在皮肤中。桂枝加黄芪汤证曰：如有物在皮中状。是黄芪能治皮肤之病矣。阳明病，反无汗，其身如虫行皮肤中，何以不用黄芪？然皮水黄汗，病本在外，脾胃中气固无堵塞也，内虚外实故用黄芪补内走表。阳明病，身如虫行皮肤中，乃胃气久虚，不能输精于皮毛，非脾病亦非水气，因其无汗，又非卫虚，黄芪自不相宜。

师曰：寸口脉迟而涩，迟则为寒，涩为血不足。趺阳脉微而迟，微则为气，迟则为寒，寒气不足，即手足逆冷；手足逆冷，则荣卫不利，营卫不利，则腹满肠鸣相逐，气转膀胱，荣卫俱劳；阳气不通，即身冷，阴气不通，即骨疼；阳前通，则恶寒，阴前通，则痹不仁；阴阳相得，其气乃行，大气一转，其气乃散；实则矢气，虚则遗溺，名曰：气分。

寸口主气，气为寒所抑，则脉往来迟慢。血少则脉往来不流利，故迟则为寒，涩则为血不足也。趺阳脉微而迟，是胃阳虚而有寒也，微则为气之气字，作胃中阳气不足解。寒气不足，即胃中虚寒之意。手足属胃，胃阳虚而有寒，则阳气不荣于四肢，故手足逆冷也。手足逆冷，则阳气不足贯于一身而调营卫，故荣卫不利。

荣者，血之精气；卫者，气之精气。荣卫不利，则阴阳气血不能畅通，水谷不易消化，则腹满肠鸣矣。相逐者，谓腹满肠鸣不已也。气转膀胱者，以膀胱为足太阳寒水之府，而太阳为荣卫之统司，荣卫不利，故膀胱之阳气亦不通，阳气不通，则阴气用事而身冷。

又膀胱内主津液之灌溉，若膀胱阴液之气不通，则骨节疼，肾主骨，膀胱与肾为表里，膀胱之阴气不通，则肾亦病，故骨节疼。阳前通，谓阳虽通而阴不与俱也，阴失阳，故恶寒。若阴前通而阳不与俱，则阳独治，荣气虚，故肌肉麻痹不仁。

总之，人身之阴阳，宜相得而不宜相失，如阴阳相失，则当使其转相失为相得，则荣卫之气乃行也。大气一转，其气乃散二句，谓阴阳调荣卫和，则太阳膀胱所化之气，上达至胸，借脾肺之转枢，而结气乃散也。实则矢气，谓实证之结气散时，由后阴下泄而矢气。虚证将愈，则邪从小便而出，体虚肾气不能约束，故遗溺而不自知也。此病之所以成及其所以散，皆由于气而不及血，故名曰：气分。

上节言黄汗由于阳气不能达下，此证虽非黄汗，亦非其他水病，然因其由于荣卫不利，阳气或阴气不通，且水与气之源非二，故殿于黄汗之后，俾文句联贯，且便于比较，本章名曰：水气病，以此。

或问黄汗后即论气分之原因已明，其于论正水后结出一血分，何也？曰：少阴正水由肾受邪，发于下焦，下焦以血为主，故论正水兼及于经血不调之血分也。

按前言无水虚胀者为气，此节示气分有腹满证。由于胃阳虚而有寒，陈修园氏谓：关于胀病鼓胀之原因及治法，均包括在内，然考《内经·素问腹中论》，有病心腹满，且食则不能暮食，病名鼓胀。治之以鸡矢醴，一剂知，二剂已，是已明示鼓胀之证状及治法。而所投辄效，故本经不另示。又胀与弛对，欲宽缓而未能也；满与减对，欲降泄而未能也。

夫气之浊者不降，则清者不升，行者不舒，则驻者自急，故满多实而胀多虚，本经及《伤寒论》曾明示胀满按之痛者为实，不痛者为虚，时能减者为寒，不能减者为热。其虚而寒者，可择用厚朴生姜半夏甘草人参汤、大建中汤或附子粳米汤。其实而热者，宜酌投大承气汤、厚朴三物汤、厚朴七物汤或大柴胡汤。喻嘉言、陈修园谓仲景对胀病仅微示其端，而未立其法，是升堂犹未入室也。

气分，心下坚，大如盘，边如旋盘，桂甘姜枣麻辛附子汤主之。

此心下坚由于荣卫不利，气血不足而有寒邪，与心下痞满及结胸异。边如旋盘，谓其四周坚硬如旋盘也。

首冠气分二字，则除心下坚大如盘边如旋盘之证外，必具有腹满肠鸣、身冷、骨疼、手足逆冷等，寸口脉迟涩，趺阳脉微迟，是其寒与胸腹之津液相搏可知。上则心阳不舒，下则肾阳难达。故用桂枝汤畅其心阳；去芍药者，但满不痛，非纯由阴结也；合麻黄附子细辛汤者，鼓其肾阳也。惟细辛分数较麻黄附子细辛汤多一两，与小青龙汤同，而麻黄则少小青龙汤一两。所以然者，盖补上治上制以缓，补下治下制以急，小青龙汤其治在上，此汤其治在下，服药后当汗出如虫行皮中，是既结之阳，复散行于周身。盖阴阳已相得，大气已转而心下之坚大者必豁然矣。

心下坚，大如盘，边如旋盘，水饮所作，枳术汤主之。

此心下坚由于水饮，非气分病也，因其证相似，不可不辨，故紧接气分之后，俾便于比较其异同。

此证为水饮所作，故无手足逆冷、腹满肠鸣、身冷、骨疼之证，与前节气分之异点在此。

此证中有形，外不胀满，由于脾气濡滞，所受于胃之精微，不能速化以上输，停于心中，日积月累以至成形，惟其候虽久，犹能聚而不散，属于虚中之实，故用枳实随根固而泄其坚，纵用白术补中而分数不重，（枳实用七枚，白术止用一两，合今之七分六厘），且必少煎，使其气锐而力雄猛，（以水五升煮取三升）而注之曰：腹中软即当散，可见其患硬不患满，大气一转，其气乃散也。喻嘉言氏谓：此证为阳邪自结于阳位，故用枳术开痰结，健脾胃，犹是一隅之见焉。以上三节，从气分而及于水饮所作，言外可见水病多起于气分，较起于血分者为多，水与气固有密切之关系，故合为一章也。

黄疸病脉证并治第十五

寸口脉浮而缓，浮则为风，缓则为痹，痹非中风四肢苦烦，脾色必黄，瘀热以行。

寸口者，脉之大会，手太阴之动脉，五脏六腑之所终始，故法取于寸口也。寸口，指两手之寸、关、尺三部而言。脉浮为主表，属腑属阳，风为阳邪，故浮则为风，缓则脉络不利，故主痹。痹，四肢苦痛，甚至不用，或不仁也。痹非中风四肢苦烦应连读，谓脉浮缓本主风痹，乃此证之痹。非中风四肢烦痛之痹，故无四肢烦痛之证。

缓为脾脉，此浮缓明系风热内陷脾经，脾湿合热郁蒸而身发黄色也。瘀字暗示黄皆发于血分，盖脾统血，热陷脾经血分，脾湿遏郁，乃发为黄，故茵陈、硝黄、栀子、猪膏等治黄之主方，皆治血分，若气分之热，不得称为瘀热，多不发黄，但小便黄赤短涩耳。

黄，身发黄也。疸，谓女劳疸，酒疸，谷疸，黑疸，黄疸也。黄与疸截然为二证，注家多以为黄即黄疸，不知黄自黄，疸自疸，黄疸乃五疸之一种，与发黄异，细研本章自明。

考《巢氏病源》黄与黄疸分别甚严，将《内经》所示黄疸之文，及本经所示疸而渴者以下三十五字入之黄疸候，与女劳疸、酒疸、谷疸、黑疸同列，后人误解本经本章标目黄疸二字为一病，而黄与五瘅之治法淆矣。

此节示黄之脉证及与风痹之区别。

黄证身黄如橘子色，若身色如熏黄，则为湿证。（熏黄与如火熏之状不同）

黄证但黄而不肿，与里水之一身面目黄肿有间，且一为湿热，一为水邪也。

黄证与黄汗亦异，身体肿而汗出，色正黄如柏汁，曰：黄汗，由于客水从毛孔入于膜腠气分。黄证则为身黄，由于热陷血分，脾湿遏郁而起。

本章有黄家脉浮，当以汗解，宜桂枝加黄芪汤一节，《病源》有黄病一身尽疼，发热，目涩鼻疼，两膊及项强，腰背急之文。此言太阳阳明表证之黄也，本章诸黄，猪膏发煎主之一节，其大便必难，乃正阳阳明胃家实证也。以此推之，黄病有与伤寒同法者，故伤寒（指一切外感）亦多有黄证，若五瘅中之黄瘅，则与余瘅同属杂病。

瘅，热也，由于火劫发汗，火邪与湿热相搏，致发热烦渴，胸满口燥身黄者，名曰：黄瘅。由于酒热入胃，致心中懊憹，不能食，小便不利，时欲吐，心中足下热，腹满，鼻燥，身目黄者，名曰：酒瘅。由于失饥大食，胃气冲熏，致食毕即眩，心胸不安，寒热，小便不通，久则身体尽黄，名曰：谷瘅。

由于大劳大热后，与妇女交合，欲火入于血分，致手足中热，薄暮即发，膀胱急，额上黑，微汗出，小便自利者，名曰：女劳疸。由于酒疸误下伤肾，瘀血在里，致目青面黑，心中如啖蒜虀状，皮肤爪之不仁，大便正黑，身黑中带黄，名曰：黑疸。总之疸证有二重原因，即原有湿热而又益以火劫，酒毒，食谷，女色，或误治始成，非若黄证但由于热入血分，脾湿遏郁而发黄也。

跌阳脉紧而数，数则为热，热则消谷，紧则为寒，食即为满，尺脉浮为风伤肾，跌阳脉紧为寒伤脾，风寒相搏，食谷即眩，谷气不消，胃中苦浊，浊气下流，小便不通，阴被其寒，热流膀胱，身体尽黄，名曰：谷疸。

跌阳脉数为胃有伏热，跌阳脉紧为脾有寒，脾寒则失其运化之职，食不能消而腹满。腹满者，必生湿，胃热脾湿，蒸郁，则为谷疸病之成因。

尺脉肾之病，脉浮为阳，主表邪，风为阳邪，故脉浮为感风，尺脉浮则为风伤肾也。跌阳脉紧为寒伤脾，前已言之。尺脉浮而跌阳脉紧，是风寒相搏，故食谷即眩也。脾寒失其运化之职，故谷气不能消化，因而胃中浊气甚多，脾寒不能转输，故小便不通，小便不通，则浊气不能随小便而出，以至胃中不舒，故曰：苦浊。

阴被其寒，是言太阴脾经受寒生湿，此句承上文脉紧为伤脾，谷气不消而言。陈修园氏解阴为阴脏，未免模糊。热流膀胱之热字，是指阳明胃热而言，何以知胃有热，以趺阳脉兼数也。因小便不通，胃热亦无从出，流于膀胱，则身体尽黄，此证由于谷气不消，故名：谷瘅。按本经论瘅病脉证甚详，首列此节者，盖示瘅病多由胃热脾寒郁遏而成也。

额上黑，微汗出，手足中热，薄暮即发，膀胱急，小便自利，名曰：女劳瘅，腹如水状，不治。

此示女劳瘅之证状。

额上，天庭也，为南方离明之位，黑为北方阴晦之色，黑色见于天庭，乃肾邪乘心，水来克火，微汗出，指额上有微汗，是虚赢之象。手足心热，显见心肾两伤。薄暮，黄昏时也。肾虚手足心多于薄暮时发热，色欲过度，故小便自利，此证得之于近女室，故名：女劳瘅，难治之证也。

若腹如水状（谓大腹尽满似有水而实非水），乃瘀血蓄积于血海之内而成血臌，此证由于纵欲伤肾，额上黑，微汗出，水来克火，心液将亡，再益以血臌，自非药石所能为力，故曰：不治。又此证如额上黑色大如拇指，成块成条，聚而不散者，虽无恶候，必死。

黄家，日晡发热，而反恶寒，此为女劳得之。膀胱急，少腹满，身尽黄，额上黑，足下热，因作黑瘅。其腹胀如水状，大便必黑，时溏，此女劳之病，非水病也。腹满者难治。硝石矾石散主之。

黄家，夙有黄病之人也。日晡，是申初至酉末。阳明旺于申酉，黄家日晡发热，有似阳明热黄之栀子柏皮汤证。然阳明热证，不当恶寒，今反恶寒，知非阳明热。乃因纵欲过度，热毒聚于胞宫精室之内，故日晡时发热恶寒也。惟须注意者，此证为纵欲过度而致之黄病，非女劳疸也。女劳疸系薄暮手足心发热，而此证则系日晡发热恶寒，二者之证状自异也。注家未加辨别，佥以此证为女劳疸。

惟此证久延，胞宫血瘀，少腹乃满，膀胱被迫而急，胞室瘀热上应心部，额上为离阳之位，故额上黑，因本为黄病，故身仍黄。下焦瘀热壅滞，故足下常热，非若他处发热之有时或止也。瘀热之色见于外，此时已变为黑疸证，亦与女劳疸有间。盖女劳疸有额上微汗出，薄暮手足心热之证而此则无也。

腹胀如水状者，瘀血内积也，瘀血入大便，则化黑色，久病脾虚，故时时溏泄也。因此证之起因，由于纵欲过度，又有腹胀如水状之证，恐人误认为水病，故申之曰：此女劳之病，非水病也。腹满便溏，是脾气大伤，加以瘀热内积，攻则伤脾，补则滞瘀，故曰：难治，硝石矾石散，是治此种黑疸之主方，以硝石咸寒，能直达精室以攻其瘀热；矾石除浊；大麦粥汁益气养脾。俾结汗之邪，从大小便出，故服后则小便正黄，大便正黑也。

　　因女劳而致病黄者，其治法与上述黑瘅同，故本经不别言之。至女劳瘅之实证，其腹尚未如水状者，以其原因亦为纵欲瘀结胞室，自可酌用硝石矾石散，第《千金》《外台》，皆以硝石矾石散证为女劳瘅，则误矣。

　　女劳瘅与女劳复不同，女劳复是大病（指外感）差后，早犯色戒，致病复作，身热神疲，头晕眼花，腰痛，小腹拘急，甚至阴缩舌出，脉细涩虚芤，属于虚证，治宜大剂育阴清热，如北枣、麦门冬、竹茹、枸杞、归身、牡蛎、石斛、洋参等药。舌出以顶上梅花冰片研末掺之，舌出数寸者，多不救。若女劳瘅则本无病，因纵欲过度，瘀结胞室而成之证，故多属实，而可用硝石矾石散攻其瘀结也。

　　前言女劳瘅腹如水状不治，此节因女劳而致病黄，久延变成黑瘅，主以硝石矾石散者，因女劳瘅额上黑，微汗出，是不仅水来克火，而且心液将亡，加之腹如水状，是血臌已成，故不可治。此节之证，病虽久而额上无汗，是心液犹未亡，曰：腹胀，是但胀而不满，与腹如水状之满不同。至腹满难治一句，系指便溏脾虚之腹满，非血臌已成也。

　　此节黑瘅由于瘀热，故用硝石矾石散以攻其瘀热，而用大麦粥调服以扶脾益气焉。

　　心中懊憹而热，不能食，时欲吐，名曰：酒瘅。

　　懊者，懊恼之谓。憹者，郁闷之貌。心中懊憹而热，谓心中懊恼郁闷，不能自道其苦而又觉热也。不能食，是纵思食而与之食则不食也。与不思食、食无味、谷不得下、食减、食少、不饥均异，当辨。时欲吐，谓有时想吐而不能吐出也。酒疸，谓疸证之由于饮酒过多者。

酒性热，入血分，过饮则胃中湿热，上熏心包，故心中懊恼而热。胃为湿热所伤，故不能食，热气上冲，故时欲吐。湿热陷入脾经血分，身必发黄，故名酒疸或酒黄疸。

阳明病，脉迟，食难用饱，饱则发烦，头眩，小便必难，此欲作谷疸。虽下之，腹满如故，所以然者，脉迟故也。

阳明病，指胃家实热而言。夫胃热者脉当数，今脉迟，是脾受寒，故虽胃有热而脉不数。脾寒则运化失职，食物不易消化，故食难用饱。若饱食则腹必满，且胃热因饱食而反壅，以致发烦头眩。胃中浊气下流，阻水之行，故小便必难。病由于谷气郁蒸，故其病势，欲作谷疸。虽有胃热腹满之证，然因其脉迟兼脾寒，不宜下。若下之，则腹满如故，病仍不能解也。

夫病酒黄疸，必小便不利，其候心中热，足下热，是其证也。

小便不利，谓小便涩少短赤而不畅也。心中热，谓心内热而尚无懊恼或啖蒜状之证。足下热，谓脚心热

271

也。酒毒入胃，湿热上熏心包，故心中热。包络与三焦相表里，包络移热于三焦，则决渎不快，因而小便不利，与前节小便难，欲作谷瘅之由于胃浊阻窍者不同。足下包括足心，手足心热属血分。酒味厚，入血分，故酒瘅有足下热之证。与女劳瘅及温经汤证之手足心热同义，故知酒瘅、女劳瘅皆系血分之病，酒瘅、女劳瘅、温经汤证之腹满，咸属瘀血为患。第其起因及兼证各有不同，盖女劳瘅由于纵欲过度，胞室受伤。酒瘅由于酒毒入胃，湿热上熏心包。温经汤证由于少腹有积血，故治法各异也。学者当互参之，则议病用药，自少错误。

酒黄瘅者，或无热，靖言了了，腹满，欲吐，鼻燥，其脉浮者，先吐之；沉弦者，先下之。

无热，谓心中足下皆不热，非谓内无湿热也。靖，心中安靖也。言了了，谓语言不乱。由于心中不热，故神清语晰。湿热上蒸，故鼻干燥而欲吐。若脉浮则更证实其邪在高分，自宜遵《内经》邪高者因而越之之旨，而用涌吐之剂吐之，所谓因势而利导之是也。若脉沉弦，则里邪重，又应以攻里为急，故当先下其瘀血也。

酒瘅，心中热，欲吐者，吐之愈。

上节之证，心中不热，当凭脉以定其宜吐、宜下，今此证心中热而欲吐，的系湿热上冲，病在上焦，自宜吐之使出，而不必凭脉之浮、沉也。但诸亡血虚家，用吐剂宜慎，其人形体之虚实及有无失血等宿疾，则又凭望、闻、问、切而知之矣。

酒疸下之，久久为黑疸，目青面黑，心中如啖蒜齑状，皮肤爪之不仁，大便正黑，其脉浮弱，虽黑微黄，故知之。

前言酒疸无热而腹满者可下，此节不言无热腹满，其有心中热之证而腹不满可知。心中热为病在上焦，腹不满为腹中无蓄积，自不宜用攻下。乃医者不察，误投攻下，则腹中受伤。腹中者，肝、胃、肾、膀胱之所居，肝主目，其色青，肝伤则其本色见于目。目青，谓白眼变青蓝之色也。黑者，肾之色，肾伤则黑色见于面。惟其原因由于酒毒，故心中热辣而不舒，如啖蒜齑状也。

下后脾虚，脾虚则不能统血，加以酒毒湿热遏瘀，其血惟有日趋败而变黑。膀胱主一身之表，故久延则肤黑而作黑疸。且皮肤不仁，瘀血由大便出，故腹不满而大便正黑也。因其心中如啖蒜状，是邪在上焦，故脉浮。其兼弱者，以下后脾虚故也。此证究系湿热为患，故肤虽黑，而犹带黄也。

按酒疸与女劳疸，皆系血分之病，故二者皆能变成黑疸。酒疸、女劳疸皆有腹满足心热之证，所不同者，酒疸心中热，心中懊恼或心中如啖蒜齑状，小便不利，欲吐。女劳疸膀胱急，小便自利。盖一由饮酒，一由纵欲，酒疸病在上，然亦有无热腹满者，则下亦病。若女劳瘅则病在下焦。故治酒瘅宜清其心胃，去其湿热，治女劳瘅宜清其胞室中瘀热，兼顾肾阴。

师曰：病黄瘅，发热烦渴，胸满口燥者，以病发时，火劫其汗，两热所得。然黄家所得，从湿得之。一身尽热而黄，肚热，热在里，当下之。

黄瘅，病名，《内经·素问平人气象论》云：目黄、溺黄赤，安卧者黄瘅。与黄病异，前已言之。以病发时之病字，是指黄瘅病。火劫其汗，包括用灯火，艾火，雷火神针，及投温散之药品如苍术，白芷，羌活，独活，防风，苏叶，细辛等味，以发其汗。两热，谓湿热与火劫之热也。黄家，夙有黄病之人。湿者，火交于水所化之气，有形无质。一身尽热，谓全身无一处不热。肚，大腹也。曰：一身尽热而又曰：肚热者，示肚部之热较他处为甚也。因其肚部之热较甚，故知热在里而当下也。

此节言黄瘅病而有发热、烦渴、胸满、口燥之证者，乃因黄瘅病初起时，误用火劫其汗，致湿热与火气之热相搏所致。盖热盛则发热、烦渴、口燥，湿淫于内则胸满。再夙有黄病之人，如其湿盛而热在里者，亦能变成黄瘅，而有一身尽热而黄，肚热之证。此际当用寒下以泄其里热，反之，发热胸满者，即非下剂所能尝试。

读此节，可知黄瘅病有由于误用火攻而增剧者，有由于夙有黄病因湿热盛，热瘀于里而变成黄瘅者。后者已明示当下其里热，前者自宜清热救津化湿。

脉沉，渴欲饮水，小便不利者，皆发黄。

脉沉者，当系指寸口而言。脉沉病为在里，渴欲饮水为里热。小便不利，则水郁于里，蒸而为湿。发黄由于瘀热在里，故脉沉。渴欲饮水，小便不利，皆可预其发黄，此医者所当知也。

惟须注意者，如渴欲饮水，水入则吐者，是五苓散证。渴欲饮水不止者，是文蛤散证。渴欲饮水，口干燥者，是白虎加人参汤证。脉浮发热，渴欲饮水，小便不利者，是猪苓汤证。小便不利，脉浮，微热，消渴，是五苓散证。小便不利，其人若渴，由于有水气者，是栝蒌瞿麦丸证。因气分湿热而小便不利者，是蒲灰散证。小便不利之在血分者，是滑石白鱼散证。小便不利之由于阴分水湿者，是茯苓戎盐汤证。

或由于水停不化气，或由于热与水在皮肉间，或由于肺胃热盛，或由于肺热津不布不能通调水道，或由于寒在外，水停蓄而津不升，或由于上焦有热水停不行，或在气分，或在血分，或在阴分，皆非脾家血分之湿热，不能发黄也。

此节示黄病之将成，言外示医者治病，宜预为之图，勿俟其既成而药之，则可百中全百而不至夭枉，《内经·素问四气调神大论》曰：圣人不治已病，治未病，夫病已成而后药之，譬犹渴而穿井，斗而铸兵，不亦晚乎？

腹满，舌痿黄，躁不得睡，属黄家。

黄病由于脾家血分之湿热，已言之矣。腹满（肚腹膨大名曰：腹满）者，瘀热在里也。舌痿黄（痿，干焦也，曰：舌黄，非苔黄可知，宜注意）者，脾之脉络连舌本，散舌下，脾经血分有湿热，故舌色变黄而干焦。脾属阴，主四肢，躁为阴证，脾与胃相表里，脾病则胃亦不和，胃不和而又加以躁证，故卧不安（即不得睡）。凡遇上述色证，其人有黄病可知，故曰：属黄家。但腹满有由于蓄水；有由于便秘；有由于食积。躁有属于少阴者；有属于太阳者。不得卧有半夏秫米汤证；有黄连阿胶汤证。此外尚有下后心烦、腹满、卧起不安之栀子厚朴汤证，宜详辨。

黄瘅之病，当以十八日为期，治之，十日以上瘥，反剧为难治。

黄瘅为脾病，黄者，脾土之色。土无定位，寄王于四季之末，各十八日，故黄瘅之病，当以十八日为期。盖谓十八日土旺脾气至，虚者当复，实者当通。土之所任，仅能及此，过是以往，力遂不胜矣。故不愈则剧，均有定期，治之宜早，不容迁延耽缓，若治之得法，十日以上可瘥，否则必增剧，剧则难治矣。

瘅而渴者，其瘅难治；瘅而不渴者，其瘅可治。发

于阴部，其人必呕；阳部，其人振寒而发热也。

此瘅字，包括五瘅（黄瘅、酒瘅、谷瘅、女劳瘅、黑瘅）而言。渴，是口渴欲饮水，得饮则渴少止。阴部指里，阳部指表。有声有物曰呕。森然若寒，耸然振动而畏冷曰：振寒。

瘅病至渴，则湿已尽从热化，熏灼津液，津液枯涸，求助于水。因脾与胃为表里，胃液伤则脾亦衰而不易转输，驻见水日增而火日炽，如泼膏以救燎，必致水气胀满，故曰：难治。若不渴则热势尚轻，故曰：可治。第必须谛审其证，依证寻治，否则病气连横，将酿成不治之痼，可不慎欤。发于阴部，谓瘅之由于里热者。如酒瘅之因酒毒入胃，女劳瘅之因欲火结于胞宫是。里热上逆，故呕。发于阳部，谓瘅之挟表邪者。因其有表邪，故见发热振寒之表证。

此节以渴与不渴，别瘅之难治、可治。以呕与发热、振寒，辨瘅之在表、在里，学者宜注意。

谷瘅之病，寒热，不食，食即头眩，心胸不安，久久发黄，为谷瘅，茵陈蒿汤主之。

谷瘅，由于胃热脾寒，失饥大食，胃气冲熏所致，已言之矣。寒热者，寒时即不热，热时即不寒，一日或间日一发，休作有时，非若发热恶寒之时寒时热一日数度也。不食，食即头眩者，思食而食即头昏眼黑，致不敢食也，与不能食、食无味、不饥、谷不得下、不思食均异。心胸不安，谓心胸不舒而烦也，与心中热，心中懊恢，心中如啖蒜齑状不同。

谷疸是胃热脾寒，脾胃主肌肉，故有寒热之证。胃主纳谷，胃中之热气得食而上逆，因食即头眩，致畏而不食。胃浊上干，故心胸不安。湿热郁蒸，久则脾土之色现矣。由文句先后观之，是先有寒热头眩之证，久延则发黄，而谷疸乃成。陈元犀注谓：黄成则营卫不利而有寒热不食之病，谬矣。

茵陈蒿汤方中用大黄，方下注有小便当利，一宿腹减之文，则此证尚有小便不利、腹满之证可知。茵陈蒿能降热利水，其气清芬，可以解郁热，味苦可以泄停湿；栀子色黄性寒味苦，善清胃中湿热而安定心胸；大黄降胃热除腹满。故茵陈蒿汤为此证之主方。

按本章第二节示谷疸有小便不通证，第五节又云小便必难，皆未言及心胸不安寒热，而此节则不提小便，何也？曰：病有缓、急，证有虚、实，故同属一病，脉证不尽同也。夫小便不通，势之甚急者也。脉迟，小便难，脾寒失其运化转输之职也。若寒热久久发黄，乃相因而为病，其势渐而缓，是其小便虽不利如前述，然未至于不通耳。至心胸不安，即微烦之互词。心胸不安，食即头眩，与阳明脉迟证之发烦头眩，殆无异焉。

酒疸，心中懊恢，或热痛，栀子大黄汤主之。

首冠酒疸，则病由过饮曲糵而得，且有不能食、欲吐、足下热、小便不利、腹满等证，非止心中懊侬或热痛一证也。心中懊侬，谓心中懊恼郁闷而有无可奈何之状。热，指心中热而言。痛，谓心中辣痛。皆由于酒毒入胃，湿热上熏心包所致。栀子味苦性寒，故专清膈上包络间之湿热；枳实、大黄清胃去满；豆豉亦彻热轻清之品。故栀子大黄汤为酒疸之主方。第病人旧微溏者，不可与，（见《伤寒论》）以其脾虚也。

徐忠可谓：此证是湿热兼燥。又云：因酒客阴分大伤，故不用燥药，实属自相矛盾。何则？燥乃湿之对，燥即不湿，湿即不燥，燥与热异，故有湿热而无湿燥。引燥证者纵非酒客，又安可投燥药。总之此证由于湿热，法当清化，燥药能助热，曷可投耶！

诸病黄家，但利其小便。假令脉浮，当以汗解，宜桂枝加黄芪汤主之。

此节首二句，示治病之正法，因黄病由于湿热内郁，故当利其小便，俾下窍气通，则诸气自不能久郁，黄从小便去矣。然亦有宜汗、下、温和者，此又其变法也。如脉浮为病在营卫，宜用桂枝汤和其荣卫，非利小便所能愈也。因桂枝汤有啜粥、温覆取微汗之法，故曰：当以汗解。

注家谓黄芪发汗，非。加黄芪者，以发黄为脾湿郁遏而成，其来也缓，非若中风之暂也。邪久伏则元气较初感为虚，桂枝汤能逐营卫中邪，不能益营卫中气，能通营卫之流，不能浚荣卫之源。病暂者，治其流即已，病缓者，非追其源不能愈。黄芪，脾药也，能益荣卫中气，通营卫间之阻滞，诚此证之的治。

按桂枝加黄芪汤证一段，方详证缺，当于方中求其证。夫桂枝汤，解肌和营卫者也，此证为杂病而非外感。自系营卫不和而非风寒之邪在肌表，故必有发热，自汗，一身疼痛等证，其与太阳表证有间者，不恶风寒耳。

诸黄，猪膏发煎主之。

诸黄，与前诸病黄家不同，后者指夙有黄病之人，前者，则指患黄病者而言。夫曰：诸黄，似泛指一切黄病，然此节亦方详证略。由上节治黄病有利小便及汗解等法观之，断非猪膏发煎一方能治一切黄病者，故仍当于方中求其证，万不可见黄即用此方。夫猪膏，润燥之品也，发灰入血和阴，以发者血之余也，故必湿热郁蒸而致津枯血燥大便难者，始克用之。第其药性和平，不问阴黄、阳黄，属虚、属实，皆可服，且黄病多为热陷血分故曰诸黄也。

按乱发味苦能胜湿，入血分，利小便，合猪膏能治血分之湿热，而令病从小便出。惟煎时乱发务令消尽，否则食之成瘕，其证胸喉间如有虫上下去来，好饮油类，用雄黄五钱，水调服可愈。

黄瘅病，茵陈五苓散主之。

考《内经·素问平人气象论》目赤，溺黄赤，安卧者，黄疸。此节首冠黄疸病，则以上诸证必具，因其主以茵陈五苓散，必兼有表证。如脉浮、发热、身疼等，故用表里双解之法，非谓一切黄疸病，皆以茵陈五苓散为主方也。观下二节大黄硝石汤证、小半夏汤证自明。至诸黄病或黄疸以外诸疸，更非茵陈五苓散所能尝试。

茵陈蒿功专治黄疸而利水，合五苓散解郁利湿，能解表里之合邪。先食，谓食前服药也。饮服方寸匕，谓用白开水送下茵陈五苓散合市秤七分弱也。

黄疸，腹满，小便不利而赤，自汗出，此为表和里实，当下之，宜大黄硝石汤。

上节示黄疸病之表里不和者，当用茵陈五苓散两解表里，此节示表和里实之黄疸，当下之。可见治病当察其在表、在里，属虚、属实，是寒、是热，然后议药，不可徒执一方而不知随证变法也。

小便不利而赤，腹满，为里实。自汗出，为表和。表和则表无病，故可专攻其里，而用大黄硝石汤焉。

大黄硝石汤，即栀子柏皮汤去甘草加大黄、硝石，因此证腹满里实，故用除满去实之大黄为君，且大黄能去血分之湿热也。因其表和，纯属阳明府证，故佐以硝石、黄柏，复用栀子散热解郁，俾里气和则病霍然矣。后纳硝石更煮者，以大黄、黄柏、栀子，久煎则味浓力强，而硝石久煎则失性也。

黄瘅病，小便色不变，欲自利，腹满而喘，不可除热，热除必哕。哕者，小半夏汤主之。

小便色不变，谓小便如恒而不短赤也。欲自利，谓大便将变溏泄也。哕音月，呃逆也。

上节示黄瘅病实热者，小便必短赤，此证小便色不变，大便欲自利，其非实热也明甚。虽腹满而喘，亦属虚气，不可用除热之药，误用则胃中虚寒起而作哕。此时当先温胃降逆，故主以小半夏汤。

此节示黄瘅病之虚证，误治增病，而用小半夏汤，非谓小半夏汤能治黄瘅病也。

此证有主张用理中汤加茵陈蒿治之者，然茵陈蒿乃清热利小便之品，此证小便色不变，且欲自利，足征无热，夫岂能投。又术、草壅气，非腹满而喘者所宜也。

诸黄，腹痛而呕者，宜柴胡汤。

此节示凡黄病如有腹痛而呕之证，为肝邪犯胃，当用柴胡汤和其肝胃，则痛呕止而黄自退，非谓柴胡汤能治诸黄也。有谓腹痛系胁痛之误，余意小柴胡汤方下，有腹中痛去黄芩加芍药之文，则腹痛而呕，自可用柴胡汤。

按柴胡汤为少阳经主方，因方中柴胡、半夏、生姜能和肝胃，而止痛呕，宜于此证，故借一治。经文曰：宜而不曰主之，其意在此。至柴胡汤是否小柴胡汤，抑系大柴胡汤，经文末予明示，余意可斟酌病情择用。

男子黄，小便自利，当与虚劳小建中汤。

男子纵欲，数扰其阳，致虚阳上泛为黄。因非由于湿热，故小便自利。因其膀胱不急，知非瘀积胞室之女劳疸。因其由于虚阳上泛而非湿热或寒湿，故其色必痿黄而非橘子色或熏黄，更非身面如金。此证属于虚劳，宜和营卫以收其上泛之阳，令其下归于阴，培其中土以全其生气，舍小建中汤其谁能治之，故曰当与小建中汤。上冠虚劳二字者，盖示此证属于虚劳，与其他黄病不同，当从虚劳论治，而用小建中汤，不可用治一般黄病之法也。

按黄与疸皆湿热郁蒸而成，故在营卫者，和其营卫；表和里实者，攻其里；表里俱病者，两解之；又有属于虚劳支别者，则当变攻为补，变寒为温；津枯血燥者，则宜变清利为润导；其有兼证错出者，应注意其兼证；其因误治增病，应先救疗其新病。本章治黄及疸之法，虽仅数节，然于正变虚实之法，已无不备。兹再将后贤治黄疸验案及急黄证之证状，略书于后，以供学者参考。

徐忠可治一黄疸垂危者，以其偏于上，令服鲜射干一味，斤许而愈。又治一人，其黄偏于阴分，令服鲜益母草数斤而痊。又治黄疸初起，小便不利，用鲜车前草根叶子合捣取自然汁，酒服数碗，病即霍然。

杨蕉隐治一人病黄疸甚剧，用活鲫鱼数尾，剪取其尾，贴病人脐之四围，须臾有黄水自脐出，鱼尾渐干，更易贴之，如是者数次，水流尽而黄退矣。

急黄者，猝然发黄，心满气喘，身热，苔垢，身面如金，急用前鲫鱼方，内服茵陈蒿汤加减，或可回生。若兼血溢于上下而肢冷手紫者，不救。

惊悸吐衄瘀血胸满瘀血病脉证并治第十六

寸口脉动而弱，动即为惊，弱则为悸。

寸口者，脉之大会，手太阴肺之动脉也。肺主气，为五脏之长，故取寸口以决百病之死生。《脉诀》谓：关中如豆摇动曰：动脉，主崩中。此则为寸口脉来如豆摇动，主气乱。以寸口主气，动则不静也。脉来细而小沉曰：弱，主心血虚。

闻有声响，惕然而惊者，名曰：惊，惊则心无所倚，神无所归，虑无所定，故气乱痰升而寸口脉动。于是不食、不寐、不便、不言，甚至肢冷自汗，神瞀昏谵等证生焉。故治之之法，宜下其痰与气，所谓惊者平之是也。而养心安神之品，亦应审证渗入，俾神气易复常态。

《内经·素问金匮真言论》曰：肝病发惊骇。《大奇论》曰：肝脉鹜暴，有所惊骇。所以然者，心以阳舍阴，以静摄动，骤有所惊，阳缩入阴，动混于静，不能自振，则肝起为御侮，于是阳错行而气遂乱。故古人治惊责之肝胆。

筑筑然动，惕惕然不能自安者，名曰：悸，有心中悸、心下悸、脐下悸之分。心中悸为心液自虚，发汗过多。致心下悸欲得按，为心液因发汗而虚，故用桂枝甘草补其心气与生津液（小建中汤治伤寒二、三日心中悸而烦；炙甘草汤，治伤寒脉结代心动悸；桂枝甘草汤，治发汗过多，其人叉手自冒心，心下悸，欲得按，内均用桂枝、甘草治悸，），若发汗后，脐下悸，欲作奔豚，则其心液既因发汗而虚，肾邪又复上凌，故于用桂枝、甘草之外，更益茯苓伐肾邪，大枣以缓其迫促，调其冲激。

心下悸之由于水停心下者，则用茯苓行水。如伤寒厥而心下悸者，用茯苓甘草汤；太阳病发汗，汗出不解，其人仍发热，心下悸，头眩身𥄏动，振振欲擗地者，主以真武汤；卒呕吐，心下痞，膈间有水，眩，悸者，主以小半夏加茯苓汤；理中丸证，悸者加茯苓；小柴胡汤证心下悸小便不利者，去黄芩加茯苓；脐下悸，吐涎沫，颠眩，为水在脐下，亦用茯苓。第心下悸之由于停饮者，则又宜用半夏涤饮，麻黄发阳矣。

至少阴病四逆，其人或悸，主以四逆散加桂，则又阳虚之悸也。此外尚有心悸汗出，火升面赤，肢冷，心若悬旌，则由于阴虚阳越，宜用元参，牡蛎，龟板，紫石英，小麦，红枣，茯神，川连，女贞，旱莲等味。综是以观，悸多虚证，故脉恒弱也。

师曰：尺脉浮，目睛晕黄，衄未止，晕黄去，目睛慧了，知衄今止。

尺脉主肾，尺脉浮，是肾经游火。肝开窍于目，目睛晕黄，谓黑珠有晕，白珠呈黄色，乃肝经蓄热。衄，鼻中出血也。有外感之衄，有杂病之衄，外感之衄，多由表热。有因衄而解，有不因衄而解，因衄而解者，如其人发烦目瞑，剧者必衄，衄乃解。所以然者，阳气重故也。太阳病，脉浮紧，发热身无汗自衄者愈。不因衄而解者，如伤寒脉浮紧，不发汗，因致衄者，宜麻黄汤。伤寒不大便六七日，头痛有热者，与小承气汤。其小便清者，知不在里，仍在表也，当须发汗，若头痛者必衄，宜桂枝汤。更有不应衄而强逼之衄者，如少阴病，但厥无汗，而强发之，必动其血，是名下厥上竭，为难治，是也。

外感证致衄之因，由于阳盛，凡脉浮，鼻中燥，口燥，但欲嗽水，不欲咽者，乃欲衄之兆。阳明病，口干，鼻燥，能食者则衄。至杂病之衄血，则大半由于里热。《病源》曰：心主血，肝藏血，肺主气，开窍于鼻，血得热则散，随气上从鼻中出，则为衄。里热由于肺胃者，宜泻心汤。由于肝肾者，宜生地，玄参，女贞，旱莲，栀炭等味。此节即指肝肾蓄热之衄，故目之晕黄去，目光复原，知肾肝之热已除，衄必止，尺脉亦必不浮矣。

又曰：从春至夏衄者，太阳。从秋至冬衄者，阳明。

前言肺胃，肝肾之热均能致衄，然衄究为阳经清道之血，所以然者，因足太阳之脉起于近鼻之目内眦，手太阳之脉支者抵鼻，足阳明之脉起于鼻頞，手阳明之脉挟鼻孔。衄者，鼻中所出之血也。春生夏长，阳气在表，《内经·素问脉要精微论》所谓：春日浮，如鱼之游在波，夏日在肤，泛泛乎万物有余是也。太阳行身之表，故春夏之衄属太阳也。

秋收冬藏，阳气在里，同论所谓秋日下肤，蛰虫将去，冬日在骨，蛰虫周密，君子居室是也。阳明行身之里，故秋冬之衄属阳明也。或问衄何以不属少阳？曰：因手足少阳之脉，均不经鼻頞，故不主衄也。曰：衄皆在太阳或阳明。

然上节所谓尺脉浮，目睛晕黄，非阴中事乎？曰：此示里热自肝肾出，非谓衄属阴经之血也。谁谓病之在阳者，不为阴之所迫而然耶。

衄家不可汗，汗出必额上陷，脉紧急，直视不能眗，不得眠。

衄家，素有衄病之人。额，天庭也。额上，即前囟门，俗谓之泥丸宫。陷者，虚软不充实也。脉紧急，谓脉不柔和也。睛转曰眗，视物而睛不转动，曰：直视不能眗。不得眠，不能热睡也。

太阳、阳明之脉均抵额上，素有衄病之人，阳经之血已虚，如发汗令汗出，则阳气又伤，自然额上陷落。血虚不荣于脉，故脉紧急而不柔和。太阳之脉，起于目内眥，目得血而能视，阳气足，始能开阖转动自如，今阳血既耗，阳气又虚，故直视不能眴。即所谓目瞪也，目瞪则不能合，不能合，故不得熟眠也。

此证甚危，急急扶阳补气血，或可希冀。如人参、芍药、甘草、黄芪、龟甲之属。

夫衄家不可发汗，已言之矣。然伤寒脉浮紧、不发汗因致衄者，及伤寒发烦、热、目瞑，剧者必衄，均主以麻黄汤何也？

曰：此二者皆风寒两伤之证，衄则风热之邪解而寒滞未除，故用麻黄汤发其寒也。若素有衄病之人，阳血已虚，万不可浪投发汗剂，致酿成危证也。

病人面无色，无寒热。脉沉弦者衄；脉浮弱，手按之绝者，下血；烦咳者，必吐血。

面无色，谓面萎白无血色，夭而不泽也。无寒热，谓身无热，亦不畏寒也。手按之绝者，谓重按如无也。下血，谓大便下血。血撞口而出曰：吐血。

按血为心液，心之合脉也，其荣色也，故失血者面必无华色。因血证非外感，亦非阳维为病，故无寒热。脉沉为肾，弦为肝，脉沉弦而面不华色，身无寒热者，显属肾肝之火上逆，逼阳血由清道而出为衄。脉浮为阳虚，弱为血虚，手按之绝，足征下焦之阴尤虚，无阳气以维之，血必下漏，故面无色。无寒热，脉浮弱手按之绝者，主下血也。烦咳由于肺胃之火上逆，咳甚则阳络伤而血外溢，故烦咳无寒热面无色者，必吐血也。

夫吐血，咳逆上气，其脉数而身有热，不得卧者，死。

上节示烦咳者必吐血，是烦咳为吐血之前证，吐血后，则面无色矣。此节首冠吐血，是先吐血而后第增加咳逆上气，脉数身热不得卧等脉证也。

心主血，吐血者，心血必虚，致心火旺，火气乘金，咳逆乃作。上气不休，以至气不归根。心火日炽，于是心脏跳动加速，因而脉数身热，渐至心烦不得安卧矣。此为气血交病，根蒂已拔，将何物以奉其生？不死何俟。前贤陈修园，曾用二加龙骨牡蛎汤加阿胶，愈者颇多。此方余曾试于此，若时日不久者，多奏效。然若脉已空数无根，则虽卢扁亦无可如何矣。

夫酒客咳者，必致吐血，此因极饮过度所致也。

酒客，素喜饮酒之人。酒性热，饮酒过度，湿热必盛，热积于胃，上熏于肺，因而致咳，咳甚击动络脉，络脉伤血管裂，故必吐血。

按后泻心汤，方中黄连苦寒，能胜湿热；大黄能清胃去瘀，实为此证之对证良药。他如薏苡，知母，石膏，竹茹，苇茎，枳椇等药，亦能清肺胃，除湿热，镇咳柔络，止血解酒毒，临证自可酌采。有谓可用猪苓汤、五苓散加减者，然此等淡渗之品，只能治下焦湿热，非此证所宜。

《伤寒论》云：酒客病不可与桂枝汤，得汤则为呕，以酒客不喜甘故也。又曰：凡服桂枝汤吐者，其后必吐脓血也，宜参看。

寸口脉弦而大，弦则为减，大则为芤，减则为寒，芤则为虚，虚寒相搏，此名为革，妇人则半产漏下，男子则亡血。

寸口为手太阴之动脉，五脏六腑之所终始，故法取于寸口也。脉来如张弓弦，曰：弦，脉形粗润，曰：大。脉弦而大，谓轻取弦，重按则大也。弦为阴寒，前已示明，寸脉轻取弦，是阳气虚备，故曰：减。芤，葱之别名，脉浮取、沉取皆有，惟中空如葱管，故曰：芤。血不足故脉管中空。虚谓血不足也，轻取弦，重取大，而中芤。如按鼓然，鼓乃革所制，故曰：革。男子得此等脉，必为亡血。亡血者，曾失血也。妇人半产漏下，解见妇人杂病，兹不赘。

按凡病衄血、吐血、溺血、便血、汗血、咳血、咯血、妇人崩中漏下及其一切出血，皆为失血。

亡血，不可发其表，汗出，即寒栗而振。

此亡血，指衄血以外之失血，以衄家不可汗，已另有专节也。衄为阳血，太阳阳明之经脉均抵额上，故发汗伤其阳气，则额上陷凹。此节亡血，是伤周身之血，不可发表。谓凡属表散之药，皆不可与，不仅发汗剂宜禁也（防风，荆芥，薄荷，白芷，紫苏，牛蒡，白芥子，柴胡，升麻，香薷，蔓荆，桂枝，秦艽，苍术，厚朴，淡豆豉，前胡等味，皆属表散之药）。

中心战惧曰：栗。森然若寒，耸然振动曰：振。寒栗而振，是气血俱虚也。夫周身之血既伤，再投表散令汗出，则气分之津又耗，气血不能荣于周身，故体温降低，心气虚馁，致寒栗而振，与疮家去血，发其汗则痉，其例一也。总之血液虚少者，不可再用表汗剂伤其气分之津也。

病人胸满，唇痿，舌青，口燥，但欲漱水不欲咽，无寒热，脉微大来迟，腹不满，其人言我满，为有瘀血。

胸膈间气塞满闷曰：胸满，外感胸满多属表证，此则为血瘀而气因之不利，致胸满也。唇痿，唇枯而不泽也，血瘀不荣于唇，故唇痿。血瘀而色应于舌，故舌青。口燥，口中枯燥无液也，与口干欲饮水得水即止者异。血瘀阻气，不能化液，故口燥。上虽燥而胃中无热，故但欲以水漱口而不欲吞咽也。病非外感，亦非阳维为病，故身无寒热。脉无力鼓动曰：微，主气虚。形阔曰：大，主血弱。来迟，谓脉往来不流利，以血积经隧也。腹本不满，而病人自言觉满，显系血积在阴，而非气壅在阳也。以上脉证，可断其为有瘀血之候，既非外感，亦非气壅，当从瘀血治而酌用逐瘀之品也。

按温经汤证一节有瘀血在少腹不去，以其唇口干燥故知之之文，唇口干燥，即此节所谓唇痿口燥也。

病者如有热状，烦满，口干燥而渴，其脉反无热，此为阴伏，是瘀血也，当下之。

病者如有热状，谓病者烦满口干燥而渴，俨如热证所呈之证状。然其脉无浮滑数促之象，故曰：反无热，足征其非热证。烦满者，胸满且烦也，血瘀而气为之不利，故胸满。口燥亦为血瘀阻气不能化液，其兼烦而口干且渴者，乃瘀久热郁使然。血属阴，血瘀于内，故曰：阴伏。当下之，谓当用大黄、桃仁、䗪虫等药下其瘀血也。

以上二节辨瘀血之脉证，前者但有瘀血，后者则为久瘀而兼热郁之征。

火邪者，桂枝去芍药加蜀漆牡蛎龙骨救逆汤主之。

按火邪从惊发得之，奔豚气病脉证并治章第一节已示之矣。故太阳伤寒加温针必惊，伤寒脉浮，医以火迫劫之，亡阳必惊狂，是知惊者，多由误用火攻而致，不必见闻骇于骤也。而心无所依，神无所归，虑无所定，则惊之状也。

夫心也，神也，虑也，皆阳之作用也。无所依，无所归，无所定，是阳不守舍矣。惟其阳虽动而阴不逆，则安其阳而召使归阴，自弭帖矣。与因发汗而亡阳之宜止阴之逆，以奠安阳气者不同。盖彼为先动其阴，后动其阳，故一用桂枝去芍加蜀漆牡蛎龙骨救逆汤，一用真武汤或四逆汤也。

惊多由于火邪，已言之矣，故特示此方以为治惊之概，学者倘能细加寻绎，则治惊之法少有乖误。

惊悸与吐衄下血，胸满瘀血，合为一章者，盖惊为火邪，或为气结不行；悸有属于心血虚者；与衄血吐血之由于火；胸满瘀血之由于结。失血者血必虚，彼此原因大致相同也。

举火邪冠于方首，固在治惊，然尚有言外之意焉。即示后学治血先注意火逆也（如衄有由于肾肝之火，吐血有由于肺胃之火上逆，下血有由于湿热是），因不宜乎寒滞，故出此救逆之法，以示阴阳均宜顾及，且通而不滞，药亦平和也。

心下悸者，半夏麻黄丸主之。

按悸之意义及有心中、心下、脐下之殊，已详本章第一节注。而悸之原因及治法，多散见于《伤寒论》，及本经奔豚气病痰饮咳嗽等章，故本章不赘述。惟尚有水饮侵心包，致心气馁缩，因而心下悸者。其原因与惊及失血，同属于心虚，故列于此。主以半夏麻黄丸者，半夏善祛心下之饮，心虚本应用桂枝，然桂枝仅能通血脉，不能发舒心阳，故舍桂枝而用麻黄，第究嫌药峻，故炼蜜和丸小豆大，且用米饮仅送下三丸，日三服以渐去之，旨在变峻为缓。蜜、米皆补正生津益气之品，令邪去而正不伤，洵佳方也。

吐血不止者，柏叶汤主之。

吐血不止，由于血不归经。用柏叶者，以柏叶味苦性微温，入血分，复协以性温之干姜、艾叶、马通（即马粪用水化开以布滤汁，澄清后用），则其吐血必因寒而停，遇隙以溢者，始可用之。夫曰吐血不止，可知曾有以止之而不应，其咎为无益反损，而血之为物，遇寒则凝，遇热则散，故《神农本草经》谓干姜有止血之功能，惟由于里热之衄血吐血，则万不可用也。

马通用于血停而吐血崩中者，能行以散之；用艾叶者，欲其隔阴化阳也，盖吐血不止，是阴蔽而格阳，阳浮而不入阴。斯时也，以阳药通阴，则助浮阳之焰，以阴药摄阳，则增阴滞之凝，设非以艾叶交而通之，承而化之，无十全法矣。

按童子小便，能止血行瘀，时医治血证，多喜用之。陈修园氏谓：用柏叶汤时如无马通，可以童便代之，然终不如马通之妙。

此节柏叶汤治吐血不止，本章末节泻心汤亦主吐血，一热一寒，是明明示人治血证有两大法门，临时审证择用。如系气寒血脱，则当温其气而用柏叶汤，若血缘火迫而溢，则当速用泻心汤釜下抽薪，即就其外状观之，亦可辨其属虚、属实，虚者常见奄奄一息之象，实者多有咳逆哕满之情。

按从口而出之血，有吐血、呕血之分，血出无声，撞口而出者曰：吐血。血出有声，呃逆而出者曰：呕血。呕血病由于肝，吐血多由于胃。然吐血有胸背疼痛者，关系乎肺，有腰胁疼痛者，关系乎肝，法虽治胃，须兼顾肺肝。

治吐血之程序，第一是止血，血溢如不止之，恐血去太多，行将阴竭而死。第二是化瘀，以瘀为离经之血，既与好血不相合，反与好血不相能，不化去之，必酿大患。第三是柔络，因吐血由于阳络伤，下血由于阴络伤也。第四是补虚，失血者其血液必虚，而气为血之帅，故血止后宜气血双补。

吐血如因于六淫之邪而动则稍轻，内因酒色忧愤而动者重。而作劳举重，忍饥疾行，皆能失血，又有无以上诸原因而吐血者，此则最重。缪仲淳氏言：治血首宜行血，不宜止血固是，然行血之药，惟有大黄，盖血以下行为顺，又须看其血证之久新与失血之多少而去取之，妄行之初可下，脱血之后不可下，血家汹涌，必须止之，止后或消或补再商。

如谓止之恐血凝，然血去太多，行将虚脱，不可救药，血凝则尚有大黄䗪虫丸可救也。缪氏又谓宜养肝使血有所归。如伐肝则肝虚不能藏血而血愈溢，然肝阴固宜养，肝火亦宜制。设遇木火上亢，血随气逆者，则龙胆泻肝汤，抑青丸等药，何尝禁用。盖用得其道，则伐之即所以补之，不得其道，而徒奉熟地，当归，枸杞，萸肉等药为补肝之品，则谬矣。

再血证之气虚者多，实者少，热者多，寒者少，惟恃强善怒之人，肝气实而吐血，往往有之，宜清肝火降气。他如肺气虚而不降，则生脉散、观音应梦散。中气虚而不降，则四君子、参橘煎。肾阳虚不能纳气而不降，则八味黑锡丹。肾阴虚不能纳气而不降，则大补阴丸、三才封髓丹，乌可恃韭汁、苏子、降香为下气药耶。医者一见血证，概用生地、麦门冬，诚应审慎，若将二物屏弃，岂非因噎废食。

末按血溢上窍之人，据诸名家经验，阳盛阴虚，有升无降者，十居八九，阳虚阴必走者，百中一二而已，总之虚火者宜清补，虚者宜培补气血，或宜降火，或宜降气，固应随证而定，然前述止血化瘀，则为不易之大法也。呕血之治法，大旨同乎吐血，惟作呕由于肝郁，宜舒其郁，丹栀逍遥散为佳。

血证愈后，每多反复，如系胃膜破伤，可用白芨、鱼鳔、丝棉各等分，烧灰蜜丸，服之可愈，肺破损出血亦可用此丸。

下血，先便后血，此远血也，黄土汤主之，亦主吐衄。

血从下窍而出，谓之下血。先便后血，谓粪先出因努责而血随后下，此证由于内寒不能温脾，脾元不足，不能统血，用力大便，血乃随便而出，故曰：远血。主以黄土汤者，以灶心黄土善能止血，况灶心黄土乃对釜月下者，其性温可知。则因内寒不能温脾，致脾失统御而下血者，舍灶心黄土，他药似较不妥。白术、甘草，补脾元不足而养胃阴。属于下焦之疾而有内寒，故用附子。血证宜濡血，且既属虚，则必温凉并用，燥润兼施，因以干地黄、阿胶、黄芩为佐，而抑黄土、术、附之燥。

此方又主吐衄者，以灶心黄土温脾，附子温肾，地黄、阿胶养血，甘草益胃阴，脾肾为先后天之本，调则荣卫相得，内寒既无，游火不兴，血得所养，必不妄出。吐血、衄血之患，其由于脾肾不调，内寒或游火之虚者，得此自弭矣。而吐血、便血之自利者，尤宜之，但以属于脾虚者为限。

或谓此方以赤石脂易灶心黄土，以炮姜易附子，或加侧柏叶、鲜竹茹，更妙。愚则以赤石脂虽性涩入血分，然先便后血为脾虚内寒不能统血，自以用性温入脾之灶心黄土为对证。下血属于下焦之疾，干姜虽能止血，然仅能温中，非若附子能温下也，故以用附子为较当。惟治吐血、衄血，则可以干姜（炮）代附子，吐血加侧柏叶更妙，第须审证酌投。若吐衄之由于里热，肝火者，万不可用此法。至竹茹能清络热，为血证要药，自可酌加。

存存斋医话谓：吴渭泉治大便燥结，粪后带血，用豆浆熬滚，和冰糖少许，冲荸荠汁空心温服甚效，此则由于肠胃有热浊挟食，故用药如此。盖荸荠甘寒而滑，开胃消食，除热止血，豆浆清热散血，散大肠浊气也。

下血，先血后便，此近血也，赤小豆当归散主之。

先血后便，谓登圊后先解出血，而后粪始下，此由于大肠湿热气盛，所谓脏毒痔漏常带脓血者，即此一类。由用赤小豆当归散即可推知，以赤小豆入血分，排脓行血，故狐惑之有脓者，亦主以是散。

徐洄溪氏批叶天士医案云：便血无至十余年，惟痔血则有之，一人大便下血已逾三十载，形瘦腰疼，嗽痰气逆，王孟英氏断为痔血，疏苇茎合白头翁汤加枇杷叶、旋覆花、侧柏叶、藕与之，不旬而愈，亦清湿热排脓凉血之剂也。

古今医案按选谓：内外痔肿痛出血，胀痛肛坠，不能行坐，昼夜侧卧者，如右关尺脉沉大有力，可用荍（荞本字）麦面猪胆汁为丸服之。又方干柿烧灰饮下亦佳。不外清湿热凉血耳。

按痔有五，皆下血有疮，肛边生肉如鼠乳出孔外，时出脓血者牡痔。肛边肿痛生者酒痔。肛边有核痛寒热者肠痔。大便辄清血者血痔。大便难，肛良久乃入者气痔。此节之证殆血痔欤（即痔血）。

《内经·素问生气通天论》曰：因而饱食，经脉横解，肠澼为痔。《病源》曰：醉饱合阴阳，致血气劳扰，经脉流溢，渗漏肠间，冲发为痔。由是可知痔因气劳扰而下注，血即随注而渗泄，泄而不畅，则瘀滞变热而结肿，渗而不已，则经脉滑溜而为澼，肿久为脓则成瘘，澼久乏气则脱肛。肿而热者化其热，虚而滑者固其脉，必补益其气，使枢轴旋不阻，斯治法之善也。至痔证之肿者，为有湿有火，痛者有热有瘀，便坚者有燥有火，重坠者有湿有热，流血者有瘀有虚，宜谛审而施治焉。

此外又有肠风，其证有血无脓，槐花，地榆炭，银花，竹茹之类可用。如调治未得法，下血不止，血尽而下尘水，水尽而下肠垢，垢尽而吸取胃中所纳之食，泪泪下行，并不停留变化，一昼夜下利数十行，脱肛数寸，面浮色夭，如双目尚炯，是上焦之阴犹存，胃中尚能略纳谷食，而无呕吐哕逆，是胃气犹未绝，速用人参，赤石脂，禹余粮等药投之或可复健。

尚有大便与脓血杂下，大肠肛门痛甚，渐渐食减肌削，服热药则腹痛，此必素酖曲糵，多食辛辣，宜用樗根白皮、人参各等分为末，每服二钱，空心温酒或温米饮下，但此方只宜于久病者。

心气不足，吐血，衄血，泻心汤主之。

心中阴气不足，则阳独盛而血无所主，兼并旧蓄之瘀，郁遏盛甚，而致暴焚，仓皇瀇妄，非用苦寒下瘀之药，曷克有济，尤妙在大黄之通，止血而不使其稍停余瘀，致血愈后，酿成虚劳咳嗽之根，且釜下抽薪，血自无上溢之患。

《伤寒论》凡治阳明胃家实，皆用大黄。本经痰饮咳嗽章，胃热上冲，加大黄，而黄连为心胃之剂，又可由黄连汤及诸泻心汤审知，且黄连、黄芩苦寒能胜湿热，故凡里热在肺胃之吐血、衄血与夫湿热内盛而吐血者，均主之。

按大黄能下宿食，《神农本草经》《伤寒论》枳实栀子豉汤方下及本经腹满寒疝宿食章均有明示。而大黄有止血下瘀之效，已如上述，则伤食吐血，似非大黄不为功。然吴鞠通氏治伤食吐血，用黄土汤获痊，何也？斯盖伤食吐血，多因每日饱食就床，脾阳致困，失其统血之职，血无所制，于焉上溢，故必扶阳理脾，戒其夜食，以清其源，始可霍然。

《伤寒论》以大黄黄连泻心汤治心下痞按之濡，其脉关上浮者，本经以泻心汤治心气不足，吐血、衄血，前者大黄用麻沸汤绞汁，后者大黄与他药同煮，盖一为气分虚痞，故取其气不取其味，一为血分瘀结，故气味兼取焉。

衄血之治法，本章第二节已述之綦详。兹尚有应补充者，前言尺脉浮，衄未止，面无色，无寒热，脉沉弦者。衄，是尺浮在当衄之际，沉弦在既衄之后，故面无色也。尺脉浮，目睛晕黄，为肝肾之火上溢，自非生地黄，玄参，竹茹，血余之类莫能愈。

衄后面无色，脉沉弦，知血已虚，可酌用黄土汤。必脉洪数滑疾，属于里热阳盛或湿热盛者，始宜泻心汤。惟欲求速效，则内治须外治，余用京墨汁调蒲黄炭，以纸卷蘸药后，塞入流血之鼻孔中，衄立止，诸衄皆效。至虚劳里急，悸，衄，腹中痛，梦失精，四肢酸疼，手足烦热，咽干口燥，脉来弦大或荣阳吐血，汗多足麻木食少者，又以小建中汤为主方矣。

血证除衄血、吐血、呕血、便血、痔血、肠风外，尚有咳血、咯血、溺血、血淋等，咳而吐血，名曰：咳血。痰带血丝，名曰：咯血。咳血属于肺，《内经·素问咳论》曰：肺咳之状，咳而喘息有音，甚则唾血。有外感之咳血，属实者多，以其病由皮毛，内合于肺，故咳嗽，咳甚则阳络伤而血溢，或由胃中积热，火盛乘金，气上而咳，或由肝之怒火上逆而咳，此皆咳血之实证。

若内伤之咳血，属虚者多，或由阴虚火旺，肺失清肃之令，痿燥作咳；或挟脾经忧郁，心经虚火，以致咳嗽；或肾经阴虚，阳气不附，上越而咳，此皆咳血之虚证。更有半虚半实之痰咳，虚多实少之气咳。

风热伏肺之咳血，宜杏仁，蝉衣，枇杷叶，浙贝，丝瓜络，白茅根之属。胃热乘肺之咳血，宜竹茹，枇杷叶，鲜石斛，生扁豆，大黄炭，知母等味。肝火上逆之咳血，宜栀子炭，丹皮，旋覆花，新绛纱，丝瓜络，青黛等药。由于愤怒者，可加玫瑰花，绿萼梅。阴虚火旺，肺失清肃之咳血，宜用蛤壳，沙参，竹茹，川贝，白茯苓，甜杏仁，百合，玉竹之类。

脾郁心虚之咳血，可用茯苓，浮小麦，远志，甘草，竹叶，红枣。肾经阴虚阳气不附之咳血，可用沙苑子，牡蛎，苁蓉，龟板，胡桃肉，冬虫夏草，熟地黄。痰嗽有血，川贝，冬瓜子（痰黄者用之）杏仁，丝瓜络，海浮石，白茯苓之属。如时日较久，有老痰血块者，可加蛤壳，瓦楞子。气咳虚多之咳血，宜沙参，甘草，藕汁，薏苡，甜杏仁，白茯苓等味。咯血由于心，心肾同气，阴阳互根，故古人亦谓之由于肾者，治法总不外养阴清火，平气纳肾。

次就溺血、血淋言之，小便解出为血曰：溺血。小便点滴如粟米状，其质为血，茎中痛，为血淋。悲哀太过则胞络绝，胞络绝则阳气内动，发则心跳急溲血。房劳伤中亦致尿血，劳甚则血散失其常经，溢渗入胞而成血淋，故溺血皆虚证，血淋多热证。治溺血如龙骨，鹿茸，干地黄，牛膝，蒲黄等味，均可择用。治血淋则可用瞿麦，海金沙，血余，车前，白茅根，滑石之属。

呕吐哕下痢病脉证治第十七

呕与吐，同为水谷逆出也，吐犹器满而溢，毋庸勉强。呕虽沸腾于中，出反不易。故吐如弃物，撞口而出。呕遭迫胁，必声扬物先。从而可知吐为阴，呕为阳，吐多寒，呕多热，吐属虚，呕属实矣。然吐非无实热证，但系有因，决非自作，如服桂枝汤吐者，其后必吐脓血等证是。呕亦有虚寒证，则能自致，不关误治，如呕而脉弱之四逆汤证，呕而胸满之吴茱萸汤证，是。故曰：病人脉数，不消谷引食而反吐者，胃中虚冷故也。脉数尚有虚冷证，何况不数。

又曰：伤寒发热，呕不能食，而反汗出濈濈然者，是转属阳明也。有汗如此，何况无汗。盖阳之出多奋迅，其所以奋迅，则以阴格之也。阴之出多惨栗，其所以惨栗，则以阳先溃也。故凡呕而利者，无一虚证，如十枣汤证、大柴胡汤证是。既吐且下者，无一实证，如四逆汤证、吴萸汤证是。

余如伤寒三阳证，则多呕而少吐，胃反证则言吐而不言呕。又呕吐亦有并见者，如黄连汤证之胸中有热，腹中痛欲呕吐；小半夏加茯苓汤证之卒呕吐，心下痞眩悸；小半夏汤证之诸呕吐，谷不得下；大半夏汤证之反胃呕吐；附子粳米汤证之腹中寒气雷鸣切痛，胸胁逆满呕吐。总之膈间有停饮，胃内有久寒，则呕且吐也。

尚有干呕，有声无物，属于虚火，其证较重。有厥逆、无脉、干呕、烦之白通加猪胆汁人尿汤证；有下利清谷，里寒外热，脉微欲绝，不恶寒，干呕之通脉四逆汤证；有干呕、吐涎沫、头痛之吴茱萸汤证；有干呕、吐逆、吐涎沫之半夏干姜散证；有干呕、哕、手足厥之橘皮汤证。干呕与哕，皆有声无物。干呕者，气动而不宁，哕者，气定而相搏，二者皆属虚证。惟干呕者虚中之虚，哕则虚中之实耳。

夫呕家有痈脓，不可治呕，脓尽自愈。

夙有呕证曰：呕家。痈脓指胃脘痈所流之脓血而言，此种脓血吐出则吉。虽系呕家，如有痈脓，亦当吐去之，如用止呕剂止之，则脓血不能出而将使脏腑溃腐矣。故呕家有痈脓者，不可治其呕也。且此等人所呕出者必为痈脓，其呕必由于痈脓使然，故呕尽痈脓，则呕自愈矣。

此以痈脓之呕开引下文诸呕，且暗示所之物，不可不察，望、闻、问、切，不可不讲也。

先呕却渴者，此为欲解。先渴却呕者，为水停心下，此属饮家。

呕家本渴，今反不渴者，心下有支饮故也，此属支饮。

先呕却渴，谓呕后口渴也。欲解，谓病将除也。先渴却呕，谓始则口渴喜饮，继则呕也。水停心下，谓所饮之水太多一时不易输泄，而停留于胃也。饮家，谓心下有停饮之人。呕家本渴四句，示呕证与支饮之区别，在渴与不渴耳。

呕家必有停留之水谷，呕后口渴，是停留之水谷已呕尽，胃阳将复，故知欲解。先渴后呕，是因渴而饮水过多，致水停于胃而不行，乃上逆而为呕也，故曰：此属饮家。呕家水从呕去，故当口渴。今呕而不渴，则其呕由于水饮上逆，故曰：心下有支饮。此与水停心下之先渴后呕不同。盖一为宿水，一为新水也。

按先渴后呕，为水停心下，主以小半夏加茯苓汤行水降逆。呕而不渴，为心下有支饮，主以小半夏汤祛心下之支饮，均见痰饮咳嗽病脉证并治章，宜参。

问曰：病人脉数，数为热，当消谷引饮，而反吐者，何也？

师曰：以发其汗，令阳微，膈气虚，脉乃数，数为客热，不能消谷，胃中虚冷故也。脉弦者，虚也。胃气无余，朝食暮吐，变为反胃。寒在于上，医反下之，令脉反弦，故名曰：虚。

数为阳脉，热邪内迫，则脉跳跃较急，故数脉主热。消谷谓多食易饥。引饮谓喜饮水，皆由胃中有热。阳微，谓阳气衰微。膈即膜膈，正当心下。膈气虚，谓膈中之阳气不足。客者主之对。吐为胃病，因胃主纳食也，故此节立论以胃为主，膈为客。

客热，谓热在膈中而不在胃中也。脉弦者虚之虚字，指胃气匮乏而言。朝食暮吐，谓上午所食之物至黄昏时吐出也。反胃，病名。由于纳食后不能运化，至数小时后倾吐无余，是其候也。寒在于上四句，乃反胃病之成因。

脉数为热，然热有胃热、膈热之不同，如系胃热，则当消谷引饮而不吐。今不消谷引饮而反吐，足征非胃热，乃客热也。因过发其汗，致阳气式微，不能充达于膈，膈中之阳气因而不足，故曰：膈气虚。凡人之脉，皆应心而动，膈近于心，致脉不靖而数，故曰：数为客热，即热在膈中，不在胃中。膈下为胃，发汗过多，阳气式微，胃液虚耗，故胃中虚，因而吐食。

尚有寒在上焦，误用攻下，致胃气大伤。胃为阳土，土虚而肝木乘之，故脉反弦。此节脉弦，指双弦而言，属于虚寒，故曰：脉弦者虚也。因此虚是指胃气匮乏，故于虚字之下，紧接胃气无余一句。胃主纳谷，胃气虚则脾气亦衰，消化力弱，致朝食暮吐而成反胃之证。治宜和肝扶脾胃，与下文之反胃不同也。

由上所述，知此节分二段，起首至胃中虚冷故也为上段，脉弦至末为下段。上段言误汗脉数，下段言误下脉弦，一为客热，一为虚寒。且两段虽皆论胃，而上段兼膈，下段兼肝，当别。

寸口脉微而数，微则无气，无气则荣虚，荣虚则血

不足，血不足则胸中冷。

微而数，谓脉鼓动无力而一息六至也。无气，谓阳气匮乏也。寸口脉微，显系肺气衰，故曰：无气。气化津液，津液上交于心即化为血，气乏则津液不足，不能化血。血与荣气，犹火之与热，火盛则热度高，故无气则荣虚，荣虚则血不足也。血者，心火之化，血足则火旺，血不足则火衰。胸中，指心包络。火衰则不温，故曰：血不足则胸中冷。胸中冷则胃阳亦虚而吐证可致矣。故虽脉兼数，亦为真寒假热，仍当以微字为主，不可因其脉数而断为热证也。

由以上二节观之，知脉数有胃热、客热、假热之殊。在《伤寒论》又有数为虚，脉浮数可发汗之示，足征诊病宜望、闻、问、切四诊合参，不可徒凭于指下。而脉诀所谓数为主热，尤不可泥也。

趺阳脉浮而涩，浮则为虚，涩则伤脾，脾伤则不磨，朝食暮吐，暮食朝吐，名曰：胃反，脉紧而涩，其病难治。

趺阳脉浮是胃气不足，故曰：浮则为虚。脾司运化，脾气运动，则脉不涩，今趺阳脉涩，是脾失健运之职，故曰：涩则伤脾。脾失其健运之职，而不能消磨水谷。加以胃气虚，不能腐熟水谷，脾胃两伤，莫由转输下入大小肠，所以宿不化，阳时食入，阴时反出，阴时食入，阳时反出，而见朝食暮吐，暮食朝吐之证。

胃主纳食，其糟粕从二便排泄，今不能循其常度，朝食暮吐，暮食朝吐，故曰：胃反。紧脉应指有力而不坚，状如转索，不似弦脉之端直如弦，牢脉之强直搏指也。紧为诸寒收引之象，故主寒。趺阳脉紧，为寒伤胃阳。紧而涩，则胃阳脾阴两伤，补阳则伤阴，滋阴则损阳，故曰：难治。有人粪如羊屎，此乃脾津不足而胃阳不虚，治之较易，投以生津润下之剂，即可瘳矣。

此节之朝食暮吐，暮食朝吐，由于胃弱，脾失运化之职。与本章第三节之朝食暮吐由于肝木乘胃者有间。

按反胃吐食，无不兼别脏之病者，第三节脉数是兼膈气，脉弦是兼肝气，上节脉微而数是兼心血虚，此节脉浮涩，是兼脾土虚，脉紧而涩，是胃阳脾阴两虚，学者必分看合看，始能贯通。

病人欲吐者，不可下之。

欲吐者，其人意中欲吐，仍未得吐，不由食与不食。因其无所出，乃无火之虚寒证，自不可用寒凉攻下之剂，故特示戒也。

按湿痰阻于胸膈，则上泛而欲吐，宜清化蠲痰，亦不宜下。

无论患何病，如其人欲吐，即不可下，故此节冠以病人二字（但亦有例外，如酒瘅病因饮酒湿热上冲，亦时欲吐，当用栀子大黄汤清其胃）。

哕而腹满，视其前后，知何部不利，利之则愈。

呃逆曰：哕，吃吃然有声也，由于谷入于胃，胃气上注于肺，今有故，寒气与新谷气俱还入于胃，新故相乱，真邪相攻，气并相逆，复出于胃，故为哕。亦有由于火逆者，至久病闻呃者，为胃气将绝之象。

哕与饐（同噎）不同，哕则吃吃然有声，饐者但胸喉间气饐塞不得下通，然而无声也。哕与饐皆胃之疾，但轻重有差耳。如趺阳脉浮则为气饐，脉滑则为哕。虚寒相搏，反饮水，令汗大出，水得寒气，冷必相搏，其人即饐。伤寒大吐、大下后，极虚复极汗出者，其人外气拂郁复与之水，以发其汗，因得哕。

直溢曰满，满者，减之对，知其欲降泄而不能也。此节之腹字，包括小腹而言，哕而腹满，谓始哕而继增腹满，且腹满由于哕所致也。视其前后，谓询其小大二便利否。知何部不利二句，谓小便不利者，利其小便则病已。大便不利者，利其大便则病已。所以然者，水谷之气不能消化，遂上逆而为哕，如系水停膀胱，小便必不利，蓄水渐多，小腹必满，故当利其小便，使水行则哕满自痊。如系谷食不消，停于腹中，其大便必不利，浸假而腹满矣，故当利其大便，下其宿积，则病可瘳。

按哕而腹满小便不利一证，与阳明中风腹都满，小便难，时时哕有间。盖一为杂病，一为外感，小便难乃脾不能为胃行其津液。小便不利，则由于水停不行。一虚一实，不可同日而语也。

此节若小便不利，其腹满当指小腹满而言，而阳明中风之腹都满，乃三焦之膜油布于腹中使然，病之部位亦不同矣。且腹都满，时时哕，与先哕而继增腹满者迥殊，曷可混耶。二证之原因证状既异，故治法各不同，此则当利其所不利，彼则宜刺其经穴，如外证未解，当以小柴胡汤和之。至不尿腹满加哕者，是其生机化源已绝，胃气匮竭，乃不治之证也。

呕而胸满者，吴茱萸汤主之。

胸膈间气塞满闷曰：胸满。呕而胸满，谓始呕而继增胸满也。

《伤寒论》《金匮》凡言胸前，是指膈上之膜连及于胸者也。凡言胸中，是指心肺。凡言心下，是正指膈。此节所谓胸，自系指膈膜而言。肝体在膈下，此证之呕，正是肝中寒气上逆，胸中阳气为阴邪所壅，因而满闷，故以专治阴邪壅阳之吴茱萸为君，宣壅止呕之生姜为臣，佐以人参、大枣以建脾胃之气而镇逆上之阴，使正胜邪消，呕及胸满自愈矣。

按呕多为热邪肝火，《内经·素问至真要大论》曰：诸呕吐酸，皆属于热，此证则属于肝中寒气上逆，故首出此节，以促后学注意而示辨证宜精，不可拘泥以致误也。

干呕，吐涎沫，头痛者，吴茱萸汤主之。

有声无物曰：干呕。口吐清涎曰：吐涎沫。此干呕吐涎沫由于厥阴之虚寒上逆，足厥阴肝之脉上额交颠，寒气从经脉上攻，故头痛（指额及颠顶痛）。而君入厥阴之吴茱萸以治之，因干呕为虚中之虚，故用人参、大枣以扶脾胃。

按此证与半夏干姜散证之干呕，吐逆，吐涎不同。此证为厥阴虚寒上逆，半夏干姜散证由于中焦虚寒，故有时干呕，有时吐逆，而无头痛证也。

呕而肠鸣，心下痞者，半夏泻心汤主之。

呕而肠鸣，谓既呕而肠中辘辘有声也。心下痞，谓心下满而不痛也。

此证由于饮停心下，胃火上升，故呕而心下痞。心气被遏，不能上行，水走肠间，则肠鸣。主以半夏泻心汤者，以半夏为治呕专剂，且能除心下满及肠鸣，故用之为君；佐以干姜守中；芩、连清胃热除痞；参、枣、甘草，保胃实肠，病即可得愈也。

干呕而下利者，黄芩加半夏生姜汤主之。

此节之下利，指滞下赤白而言。黄芩善清肺胃大肠之热；芍药破阴结，止腹痛。就其用黄芩、芍药，知此干呕由于肺胃热气上逆，下利必为赤白浊黏，且腹必痛也，半夏、生姜为止呕专剂，故加之。然半夏非渴者所宜，必不渴而后始克用之，病人有痈脓者，亦不可用姜夏治呕也。

后人治痢证初起之芍药汤，即从黄芩汤套出，然其用木香性升，兼呕者即不相宜，又其方有槟榔、肉桂、当归，性皆燥烈，热盛者，万不可投。

诸呕吐，谷不得下者，小半夏汤主之。

诸呕吐，包括一切呕吐而言。呕吐谷不得下，谓食物能入咽而不能下于胃即呕或吐出也。由于停饮在中，内方盛滞，纳食即溢，故可入而不可下。主以小半夏汤者，因方中半夏涤饮降逆；生姜温中散寒。能使胃气温和，而呕吐自平。

呕吐谷不得下，与食入口即吐不同，与食已即吐亦异。盖食入口即吐，乃食才入口未尝及咽而即吐出也。呕吐谷不得下，能入咽而不能下也。食已即吐，食已入胃而不能留也。三者，一系寒热相格，内外交斗，故应机病发；一系停饮在中，内方盛满，纳物即溢，故可入不可下；一系下脘壅塞无从传化，故不能留而反出焉。此所以一用干姜黄芩黄连人参汤，除寒热而开格拒；一用小半夏汤涤饮降逆；一用大黄甘草汤通其下脘而养胃阴。学者其可忽诸。

呕吐，而病在膈上，后思水者，解，急与之。思水者，猪苓散主之。

呕吐，谓呕兼吐也。膈上，指胸中。按膈上有停饮，或胃内有久寒，则呕而吐。此节之证，属于前者，故曰：病在膈上。后思水，谓呕吐之后欲饮水也。解，谓病差也。急与之，谓速取沸水令饮也。思水者二句，

313

谓未曾呕吐之先而欲饮水者，非猪苓散莫能愈也。

此节分两段看，即（一）先呕吐后思水。（二）先思水后呕吐。前者由于胸中有痰水而呕吐，痰水随呕吐而去，故呕吐竟而病即已。惟呕吐后胃中津液亦因之而干，故思水，当急与以少量之水，以滋其燥而免生他病。后者由于胸中有痰水，阻其正津，因而思水，饮水较多，必溢而呕吐。宜乘其未呕吐之时，投以猪苓散，祛其胸中之痰水，俾脾津能升无阻，则思水之证愈而呕吐必不作矣。

或问半夏为治呕涤饮专剂，何以此证不用？曰：半夏系治心下之痰饮，此证为胸中之痰水，引半夏非思水者所宜，故不用也。

按思水与渴欲饮水有间，饮水多而饮能解渴者名曰：渴，故渴欲饮水，必饮多量之水而渴始能暂解。若思水则稍得水而口即润矣。

呕而脉弱，小便复利，身有微热，见厥者，难治，四逆汤主之。

身有微热，谓全身温度较平人略高也。手足逆冷曰：厥，故文中身字，当除手足两部而言。难治，谓病已危笃，求愈殊难也。

此言虚寒之呕，阳虚而不能摄阴，故小便利（清长），阴虚阳越，故身有微热。手足属胃，胃气因呕而大伤，虚阳不能布护周身，故见厥。夫水谷由口呕出，而不下行，其小便当不利。周身微热，手足不应反冷，今呕而小便复利，身有微热而见厥，明见上下将脱，加以脉弱，足征其阴阳、表里、气血俱虚，故难治。惟有速用四逆汤撤上下之阴邪，招欲散之残阳，引气血接回其厥，扶胃温中养阴，或可回生耳。

呕而发热者，小柴胡汤主之。

《伤寒论》著小柴胡汤之效曰：上焦得通，津液得下，胃气因和，此证主以小柴胡汤。必由于上焦不通，盖上焦不通则气阻，气阻则饮停，饮停则生火，火炎则呕逆。再此证之发热，必兼头角痛，脉必弦细。因小柴胡汤为少阳主方，脉弦细、头角痛、发热者，属少阳也。

按前节之呕脉弱，此节之呕脉当弦细，彼有小便复利，手足逆冷等证，此则无之。彼为身有微热而此为发热。二者一虚一实，一寒一热，一里一表，一脱（呕而小便复利，是上下将脱），一闭（呕而发热，是上焦不通，故用柴胡），遥遥相对。

胃反呕吐者，大半夏汤主之。

胃反者，朝食暮吐，暮食朝吐，宿谷不化也。食物入胃，全凭津液化之，今朝食暮吐，暮食朝吐，宿谷不化，显系脾胃之津液枯竭，虚气上逆。故用人参扶脾胃生津；白蜜润燥；半夏降逆止呕吐；复用甘澜水煮药，俾参、蜜、半夏之性，流连于胃，能徐徐斡旋于中也。

胃反呕吐与食已即吐不同，盖一兼呕而一但吐；一为朝食暮吐，暮食朝吐，一则食毕即吐也。胃反由于脾不能运，食已即吐则系下脘似有物阻塞，无从传化所致也。二者一缓一急，故治法各殊焉。

胃反呕吐与呕吐谷不得下，病均在胃，第后者乃胃逆有火，足征胃犹有权，故用小半夏汤劫散其火，胃中自安。若前者朝食暮吐，暮食朝吐，宿谷不化，胃几于无权矣。故用大半夏汤扶胃滋脾降逆，转硗瘠为膏腴。用人参不足，又益以白蜜，并以甘澜水煎药，俾不至性急下趋，化半夏之辛燥为宛转滋沮之剂。

考《伤寒论》《金匮要略》两书，用人参治呕吐者，有吴茱萸汤治呕而胸满，及干呕吐涎沫头痛者；半夏泻心汤治呕而肠鸣，心下痞；小柴胡汤治呕而发热；大半夏汤治胃反呕吐；干姜黄连黄芩人参汤治食入口即吐；黄连汤治欲呕；干姜人参半夏丸治妊娠呕吐不止；七方。因呕吐乃脾胃虚弱，更触邪气，人参扶脾胃祛邪，故用之也。惟表邪方实者，葛根汤证；里热正盛而不渴者，黄芩加半夏生姜汤证；饮在心下或膈上者，小半夏汤证、猪苓散证；因非关脾胃虚弱，故不用人参。

食已即吐者，大黄甘草汤主之。

食已即吐，食物入胃而不能留也。由于下脘为物壅塞，无从传化，故不能留而反出焉。李东垣所谓幽门（胃之下口）不通，上冲吸门（会厌）是也。由于胃热，大便必不通畅也。

大黄人皆知其为下药，本经已明示病人欲吐者不可下，此证食已即吐，主以大黄甘草汤，何哉？曰，欲吐者，其人意中欲吐仍未得吐，不由食与不食。食已即吐，可见不食则不吐矣。欲吐为无火之虚证，不可下。食已即吐，是胃热之实证，自宜下之。故用大黄而协甘草扶胃，此万无一失之良治也。

食已即吐与食入口即吐不同，盖食入口即吐，乃食才入口，未尝及咽，即吐出，由于寒热相格，内外交斗。若食已即吐，是食已入胃始吐出也。故治食入口即吐，宜用寒热两清，匡扶脾胃之干姜黄连黄芩人参汤，非大黄甘草汤所能尝试。

胃反，吐而渴欲饮水者，茯苓泽泻汤主之。

此证由于饮留于中，碍脾之输，竭肺之化，不能输水，不能化水为津液，故渴欲饮水，水溢而化机仍窒，故吐。夫饮乃未化之水，客于一隅。茯苓能克，故能治饮而以之为君，合泽泻能引水就下，使饮无横溢之患。至用白术、甘草、生姜，皆和中涤饮助脾转输之品耳。

此证既系饮患，本节首冠胃反二字，何也？斯盖必有朝食暮吐，暮食朝吐之现象，与胃反证相似。如肺中冷、吐涎沫之酷类肺痿，而冠以肺痿二字也。此证渴欲饮水，趺阳脉不浮涩，且无宿谷不化之证与胃反不同。再此证用茯苓、泽泻等淡渗之品，其小便必不利，而其所以冠胃反二字者，盖欲使后学与胃反证对勘而辨其同异也。

吐后渴欲得水而贪饮者，文蛤汤主之，兼主微风，脉紧头痛。

吐后渴欲得水与先呕却渴，一吐一呕，证象不同。贪饮者，饮水不休也，与思水之得少量之水即可者有间。故吐后渴欲得水而贪饮者，与呕吐后思水者，亦不能混而为一。

此证为火之溺于水，水虽随吐而去，而热却不与水俱去，故贪饮不休也。惟其火在水中而病，故以文蛤治之，合麻黄杏仁甘草石膏汤加姜、枣以清之。引麻黄、石膏并用，能深入伏热之中，顷刻透出于外，故曰：汗出即愈。盖热解则不贪饮矣，其兼主微风，脉紧头痛者，以风为阳邪，得此凉散之剂，自可解也。

按前节系吐而渴欲饮水，此乃吐后口渴贪饮；彼为饮留于中，此为火溺于水；彼朝食暮吐，暮食朝吐，此则非是。二者虽皆有渴，然其原因证状不同，渴之程度亦有轻重之殊，故治法各别。一主茯苓泽泻汤祛饮，一主文蛤汤祛水中之火兼清透也。

干呕，吐逆，吐涎沫，半夏干姜散主之。

吐之由于胃中寒气上逆曰：吐逆。口唾清涎曰：吐涎沫。干呕、吐逆、吐涎沫，谓有时干呕，有时吐，有时吐涎沫也。皆由于胃家寒重使然。故用干姜温胃；半夏降逆止呕吐也。

此与第九节干呕、吐涎沫、头痛之吴萸汤证不同，彼为肝经寒气从经脉上攻，故有头痛之证；此为胃寒，故有吐逆之证。彼宜治肝祛寒，故用吴茱萸汤。此宜温胃降逆，故用半夏干姜散。因胃寒重而津液不枯涸，故不用人参。

按半夏干姜散与小半夏汤同，以姜、夏二味成方，惟小半夏汤主诸呕吐，谷不得下，支饮呕而不渴。半夏干姜散则主干呕、吐逆、吐涎沫。一则气逆而实，一则气逆而虚，实者用走而不守之生姜，虚者用守而不走之干姜，又半夏之性较盛为烈，而姜能制半夏之毒，故实者夏倍于姜，虚则夏、姜相等之二方者。非特意义不同，抑且制剂各别。实则多与而叠与焉，虚则仅服方寸匕。又用浆水（炊粟米熟，投冷水中，浸五六日，味酢生白花，名曰：浆水，凡病谷不从水化，及水不能化物者用之）煎之，以和其性，固难并日语矣。

病人胸中似喘不喘，似呕不呕，似哕不哕，彻心中愦愦无可奈何者，生姜半夏汤主之。

胸中，指心肺言。似喘不喘三句，谓其证似喘而实未喘，似呕而实未呕，似呃逆而实未呃逆也。由于寒邪搏饮，结于胸中，阻其呼吸往来出入升降之机使然。彻，通也。愦愦，心乱貌。胸中有饮邪，干犯心阳，故心乱不安，有无可奈何之状。

此证全在病人意中而不见诸形象，迷闷之极，自非徒以降逆所能治，故倍生姜捣取其汁，先煎半夏而后内之，使姜之气锐，夏之气醇，散力迅急，降力优柔，厥疾自瘳矣。小半夏汤亦用生姜、半夏二味，第其夏倍于姜，且不取姜汁，两方用意不同，庸能相提并论。

读以上二节，可知姜、夏二味之殊性及其功能，而处方用药时裁成辅相之宜，亦可悟矣。

王孟英治张氏妇气机不舒，似喘非喘，似逆非逆，似太息，非太息，似虚促非虚促，似短气非短气，似闷非闷，面赤眩晕，不饥不卧，用平肝化痰清火降逆法，以栀子，楝实，鳖甲，铃羊角，旋覆，代赭，海蛇，地栗，黄连，黄芩为大剂，送当归龙荟丸，未及旬日而安。此又属于肝火挟痰，与此节之证原因不同，且无似呕不呕，似哕不哕之苦闷，故治法大异，录之以供学者参考。

干呕哕，若手足厥者，橘皮汤主之。

有声无物曲脊作呕声曰：干呕。哕则喉中吃吃作声，即呃逆也。二者虽同为有声无物，然干呕者，气动而不宁，哕者气定而相搏，故干呕为虚中之虚，哕则为虚中之实。若此证有时干呕，有时呃逆，是虚中有实。厥者，手足逆冷是也。

干呕哕，若手足厥，乃胃不和，气逆胸膈，不行于四肢，非亡阳也，故用橘皮达胃络之气出于四肢，生姜宣通阳气，气通则疾自愈。

哕逆者，橘皮竹茹汤主之。

此言胃有虚热，冲逆为哕，故用人参、甘草、大枣清养其胃；橘皮、竹茹下逆气。因呃逆究系寒热错乱，二气相搏所致，故用生姜、竹茹，一寒一热以祛之。

按后贤有丁香柿蒂汤，方用丁香、柿蒂、人参、生姜，即从橘皮竹茹汤套出，治胃虚有寒之呃逆甚效。

胃有虚热，下部阴亏，哕汗脉虚大，可用橘皮竹茹汤去姜、橘，加刀豆子、牡蛎、枇杷叶、西洋参、牛膝、石斛、柿蒂等味，久病胃气欲绝见呃者，急用人参、陈仓米、甘草、刀豆子、竹茹、金钗石斛、莲子、金橘饼、红枣肉等药，或可挽回。哕之因，不外寒火虚气，病在胃，上述治哕之法，庶几备矣。

夫六腑气绝于外者，手足寒，上气脚缩；五脏气绝于内者，利不禁，下甚者，手足不仁。

胃、大肠、小肠、膀胱、胆、三焦谓之六腑，六腑为阳，因其为手足三阳之腑，经脉皆上至头，头法天为阳也。阳者卫外而为固，故阳气足则四肢温和。而胃乃众腑之原，如原气衰，阳不充于四肢，则众腑之阳皆不足，故手足寒而不温。胃阳虚，则呕、吐、哕诸证作。呕、吐、哕皆由于胃气逆，故曰：上气。甚则诸寒收引而脚缩矣。

肺、心、脾、肝、肾谓之五脏，五脏属阴，藏而不泻。而肾为众阴之主，真阳所寄之地，如真阳衰则五脏气皆不足，因而虚寒之利作，滑泄不禁，甚者阴气脱不随阳气以运行，则手足不仁。

此节暗示治病以胃、肾为首要。

下利，脉沉弦者，下重；脉大者，为未止；脉微弱数者，为欲自止，虽发热不死。

此节之下利，指痢疾言。因其为肠门开辟（古闢字），故《内经》恒名痢疾曰肠澼，所云肠澼下白沫，即今之白积；肠澼下脓血，即今之红白积；肠澼下血，即今之赤痢肠红。按《难经》五泄之大瘕泄，即今之痢疾。徐灵胎《兰台轨范》泛指肠澼为肠红，而以《难经》五泄概入泄，本经下利概入痢，不免疏谬。

下重，即里急后重，谓时时登圊，解时腹痛坠胀，而所出甚少不能畅解也。未止，病未减也。欲自止，行将自愈也。

脉沉为病邪在里，弦为肝火，肝火下注，故逼塞不得畅，所谓里急后重（即下重）是也。脉大为邪方炽盛，故知病未减也。脉微弱为热邪已衰，数为阳脉，微弱中见数，是阳气将复，故知痢欲自止。虽其人尚发热，亦必不久自退。发热者，其热时发时止。与身热之周身皆热，其热无时或歇者不同。医者慎勿误以发热为身热，而引《内经》肠澼身热者死之文，据断为不治之证也。

此节示痢证之轻重及愈否，均可凭脉而认定也。

下利手足厥冷，无脉者，灸之不温，若脉不还，反微喘者，死。少阴负趺阳者，为顺也。

此节之下利，是指虚寒洞泻。阳气虚陷，不能布于四肢，故手足厥冷。阳气不能充于经脉，故脉不能鼓动。灸，谓用艾火灸百会穴（在头顶上，为诸阳脉交会处），以起下陷之虚阳，如灸后手足转温，知阳气已回，自可无恐。如灸后脉能还，纵手足不温，亦未绝望。若脉又不还，反加微喘，是下焦之生气不能归元而反上脱，必死。

少阴是言足之少阴，诊于大溪（足内踝骨边动脉），趺阳在足趺约三寸处，为胃之动脉，脉之元始于少阴，生于趺阳。负者，负戴之谓，肾在下而胃在中，少阴脉有根则趺阳脉可生，故曰：少阴负趺阳者为顺也。推之而两手尺脉（侯肾）有根，渐上至关（候胃），亦为吉兆。《难经》曰：下部有脉，虽困无能为害。人之有尺，犹树之有根，枝叶虽枯槁，根本将自生，此之谓也。由是观之，胃肾之盛、衰，关系人之生、死，诊疾者盖可忽乎哉。

读以上二节，知痢疾与洞泻有虚实、寒热之不同，脉法之生死小异。

下利有微热而渴，脉弱者，今自愈。

下利，脉数，有微热，汗出今自愈；设脉紧为

未解。

下利脉数而渴者，今自愈；设不差，必圊脓血，以有热故也。

下利脉反弦，发热身汗者，自愈。

下利气者，当利其小便。

下利寸脉反浮数，尺中自涩者，必圊脓血。

此节之下利，包括泄泻、痢疾。脉弱有微热而渴，是热邪已衰，阴阳将和之兆，故不日可痊也。反之，痢证如身热脉大，是邪盛正衰，必死。下利，有微热汗出者，其热邪已随汗而衰，虽脉尚数，亦将自愈。未解，病邪未去也。脉数而牵转曰：紧，下利有微热汗出，脉不数而紧者，是表邪尚在，故曰：未解。

痢证以见阳为吉，数为阳脉，脉数而渴，是阳能胜阴，故病可瘳，设不差者，知其里热尚炽，势必动血化脓而便脓血也。下利为脾胃之疾，弦为肝脉，脾胃病忌见肝脉，以木克土也，故曰：反弦。下利见弦脉，似非佳兆，惟发热身汗（全身出汗）者，则热邪已从外解，仍是休征。下利气者，下利而矢气（放屁曰：矢气，坊本多作失气，误）不已，即后文所谓气利是也。

矢气虽出于大肠，实由于膀胱三焦气道不通，故宜利小便俾气道通快，则气利止矣。下利为里证，脉应沉而不宜浮，今寸脉见浮数，而不沉，故曰：反。有谓寸脉浮数，系邪还于表之征，然邪还于表，尺脉当和，今尺中自涩（谓其涩不因误药而致），乃热邪搏结于阴分，必迫血化脓而便脓血也。圊，登厕也。

读此节，可知痢证脉微弱者邪轻，脉大紧涩者邪重。

下利清谷，不可攻其表，汗出，必胀满。

泄出澄澈清冷，内有未化之谷食，曰：下利清谷，与自利清水，色纯青，而无未化之谷食者不同。下利清谷，是脾胃虚寒；自利清水，是热迫水及胆汁下泄。故一宜急温扶脾胃，一宜急下存阴。

下利清谷，属于里气虚寒，急当温里，今反用发表之剂（如苍术，防风，白芷，麻黄，桂枝，羌活，葛根、荆芥，柴胡等药），攻其表令汗出，则阳气外泄而阴弥寒，阴邪壅阳，胸腹必至胀满，此时急宜温脾胃，补阳气，除阴邪，疏壅满，用厚朴生姜甘草半夏人参汤，以干姜易生姜，加附子以救之。

按下利腹胀满者，虽有身体疼痛之表证，亦宜先用四逆汤温其里，使其利止里和，然后再用桂枝汤攻其表，以除其疼痛，免致阳气外泄而为阴邪所壅，且为保脾胃计，亦当先止其利也。

读此节可悟凡里气虚寒者，万不可发汗也。

下利，脉沉而迟，其人面少赤，身有微热，下利清谷者，必郁冒，汗出而解，病人必微厥。所以然者，其面戴阳，下虚故也。

此下利亦是指虚寒洞泻，泄泻脉沉而迟，为阴盛阳虚。阳虚则气浮于上，故面少赤。面少赤，是两颧红而有竭光，所谓红而娇嫩带白，与实证面赤之尽面通红异，故谓之戴阳（高年下虚而误服升提者往往变此证，须以真武四逆诸法救之。若误投表散，必一汗亡阳矣）。身有微热，谓全身皆有微热，乃阳浮于外。下利清谷，乃阴塞在内，所谓真寒假热是也。因其戴阳洞泻，阳在上，阴在下，两不相接，故必微厥（手足欠温）。郁结而气不舒曰：郁，昏冒而神不清曰：冒，郁冒之来，由于虚极乘寒。

此证下利清谷而戴阳，是下焦阳虚，阴寒独盛，故见郁冒。冒家欲解必汗出，以虚故也。喻嘉言氏训面少赤、身有微热为兼外邪，必从汗解，意在于温里中兼用解表，大谬。然则此证之宜急用通脉四逆汤加葱白救之矣。以利未止，故不用人参。参后下利清谷，里寒外热，汗出而厥，主以通脉四逆汤一节更明。

下利后，脉绝，手足厥冷，晬时脉还，手足温者生，脉不还者死。

此下利亦指虚寒洞泻而言，大泄后中土大虚，脉不能从中焦注于手太阴，故脉绝。中土即脾胃，主四肢，中土虚，则手足厥冷。晬时，一周时也。脉以平旦为纪，一日一夜，即二十四小时之内，行阳二十五度，行阴亦二十五度，终而复始，循环一周，故脉如能复还，当在此一周时之内，简言之即自脉甫绝时起二十四小时内也。脉还，谓脉复出也，脉还手足温，为阳气已回，故生。若晬时后脉不能还，是中土已败，生气已绝，不可为矣。

此证之能脉还手足温，多由投剂得宜，陈修园氏主张用通脉四逆汤，或白通加尿猪胆汁汤。喻嘉言氏谓当用灸法。余意此证非少阴阴寒下利（无但欲寐，心烦欲吐，小便色白等证），不宜投白通加尿猪胆汁汤。且系下利后而非下利时，与通脉四逆汤证及前用灸法之证状不合。当用通脉四逆汤加人参，以利后阴液亦亡也，参看《伤寒论·霍乱篇》四逆加人参汤条。

下利后，腹胀满，身体疼痛者，先温其里，乃攻其表，温里宜四逆汤，攻表宜桂枝汤。

此下利亦指脾胃虚寒泄泻而言，腹胀满即肚胀。由于脾胃虚寒，《内经》所谓脏寒生满病是也。身体疼痛，全身无一处不痛也。身体疼痛，乃表有寒，故此证为表里俱病。惟其脾胃虚寒，里气不充，如投表药，令阳气外泄，里寒必转增，故当先用四逆汤温其里，俾阴霾散而胀满自除。然后再用桂枝汤攻其表而已其身体疼痛。因桂枝汤系啜粥温覆取微似汗，攻表中仍顾及脾胃也。

此证，用四逆汤而不加人参者，以其有身体疼痛之表证，故虽在下利后，仍不用人参。

下利，三部脉皆平，按之心下坚者，急下之，宜大

承气汤。

三部，指两手之寸关尺言。平，和缓而不坚不软，不浮不沉，不迟不数，不滑不涩，不弦不紧也。夫三部脉皆平，不应胸腹中有病，乃按其心下（即胃部）坚硬者，显系有形之实邪，自宜急下以去之。由是可知此下利系指痢疾之实证宜荡涤者，并可悟诊病当四诊合参，不可徒凭于指下以偾事也。

或曰：《伤寒论》已明示心下硬满者不可攻，此节按之心下坚，何以宜大承气汤？曰：《伤寒论》所谓心下硬满不可攻，系指阳明感证言，必具有身热，汗出，不恶寒，反恶热等证，其心下硬满，乃邪聚阳明之膈而非胃实，故不可攻。且就其下文利遂不止一句观之，除上述见证外，必便溏也，自不可再投攻下。若此节乃杂病痢证，此心下坚，由于胃有积聚，且其大解也必不畅而热，又不挟表邪，故宜攻下以祛其宿垢而清其肠胃，俾痢愈而心下亦舒矣。

按腹满寒疝宿食病脉证并治章有按之心下满痛者，此为实也，当下之，宜大柴胡汤一节，与此节之证亦异。因彼为心下满痛而不坚硬，此则心下坚硬而不满痛；且彼列入腹满寒疝宿食病脉证并治章，其所谓心下当包括腹部在内，故宜有芍药之大柴胡汤；此证不满痛，故不用芍药；此下利而彼则否。当辨。至结胸证为心下满而硬痛，甚者痛及少腹而不可抚摩。痞证，则心下满闷而不硬痛，均与前二证有间矣。

此证寸、关、尺三部脉皆平，何也？盖有形之实证，初未动气血，故不形于脉，而杜渐宜速，此其所以宜急下欤。

下利，脉迟而滑者，实也。利未欲止，急下之，宜大承气汤。

此下利及后六节，均指痢疾言。此证由于肠胃中有热邪实积，阻其脉行之期，故脉迟而滑。不可泥于诸家脉诀，遽断其脉迟为寒而投温热之剂也。实积未尽，滞而不通，故痢未能已，非急下去之弗愈也。

下利，脉反滑者，当有所去，下乃愈，宜大承气汤。

痢疾多滞而不畅，脉不当滑，即令滑亦必带迟，此证脉但滑而不迟，故曰反滑。滑乃实象，故主宿食，其腹必满而不欲食（伤食则恶食），与上节脉迟而滑，由于实邪积滞者不同。当有所去二句，谓宿食宜以下剂去之，大承气汤方中大黄、芒硝均能下宿食，推陈致新；枳实能泄满。故宜用之。

下利已差，自其年月日时复发者，以病不尽故也，当下之，宜大承气汤。

已差，谓病虽已而邪未尽，犹有复发之势也。若邪尽而病根已刈者，则谓之愈。当辨。

痢疾至其年月日时复发者，由于胃中陈积未尽，故如期而作。当下，谓此证非下之不能愈，与急下不同。

按痢疾止而复作，俗谓之休息痢。然亦有乍作乍止者，多由于甫差即恣食厚味，或作劳太早，因其正虚未复，邪复不尽，未可言下，宜扶正祛邪。若此证上次痢止已久，其正已复，其积未除，故宜用大承气汤下其积。

下利讝语者，有燥屎也，小承气汤主之。

讝音詹，讝语者，疾而寐语也，与谵言不同。讝谵同音异义，谵，多言也，醒而胡言曰谵言。讝语证属阳明，谵言证属厥阴。讝语多由胃中有燥屎（食物因胃邪热而结成坚硬如羊屎曰：燥屎），故主承气荡涤。谵言多由热入心包，神昏而致，故主犀、黄开透。虚者则宜酸枣仁、五味子、安神丸之属补心敛气。从而讝语、谵言之原因证治大异，不可不辨。

下利讝语，乃胃有燥热结成燥屎所致。然胃有燥屎讝语者，必兼潮热。潮热者，其热发于申初，而不恶寒，至交戌时热即退，如潮水之来去有时。一日一度，阳明旺于申酉，故热作于兹时。胃为阳明之府，胃有燥屎故发潮热，潮热与一日二三度发之发热既不同，与全身皆热其热无时或歇之身热更异。医者不可误认此节之证为肠澼身热，率称不治，亦不可误认讝语为热入心包之谵言，而投犀角、牛黄至宝等药，致酿成危证也。

按胃中有燥屎讝语潮热，本为大承气汤证，而此用小承气汤者，以下利肠虚，与六七日不大便者迥殊，且此节之证非有形之实证，又无宿食或其他实积，故但用小承气汤微攻其胃也。仲景用药之慎如此。其挟表证或具有《内经》《难经》《伤寒论》《金匮要略》所示，不可攻下情形之一者，即小承气汤亦难遽投矣。乃后学多谓痢系实积，动辄滥投承气，非所宜也。

下利便脓血者，桃花汤主之。

下利便脓血，谓既下利而又便脓血。即所谓肠澼下脓血，稀粪中挟赤白垢也。此证主以桃花汤，足征属于虚寒而非实热。所解之脓血，色必黯而不鲜，其脉必微细，腹痛喜就温及手按，且必无里急后重之。

再就《伤寒论》桃花汤证参研，其小便必不利。夫下利是病在气，便脓血是病在血，病既兼害其气血，故主以赤石脂、干姜守中止利，粳米益气止泄扶脾胃，病庶几得愈也。其先煮米汁后入他药者，盖先煎米则米之煮时多，气散而味全，故能奏补虚止泄之功。后入姜、脂，则姜、脂之煮时少味寡而气全，俾克具温中之力也。

前五节用大小承气汤治实热积滞之痢，因恐人误以为凡痢皆属实热积滞宜攻下之，故紧接出虚寒痢证一节以促人注意也。

热利下重者，白头翁汤主之。

热利，痢之因于热者。下重，里急后重也。多便脓血，因承上节而言，故略。按热利多发于秋，乃肺金不清，肝木遏郁。肝主疏泄，肝火下注，疏泄之力太过，则暴注里急，有不能待之势。而大肠为肺金之府，金性收涩，不使快利，遂为后重。因其为肝热所迫，故《伤寒论》列此节于厥阴篇中，《内经》以暴注下迫与吐酸并列。此证主以白头翁汤者，以白头翁善清肝热；黄连、黄柏皆清热坚阴治泄利之要药；秦皮能使津液上升而不下溜，实为治热利下重之良剂。

按《伤寒论》尚有下利欲饮水者，以有热故也，白头翁汤主之一节。足征凡泄泻痢疾，只要口渴属热者，纵无里急后重之证，皆可投也。

本经妇人产后病脉证并治章治妇人产后下利虚极，用白头翁汤加阿胶、甘草。王孟英氏治热利（包括泄泻痢疾）之虚者，随证酌加冬虫夏草，枸杞，西洋参，薏苡，苁蓉，藕，葡萄干，莲肉，石斛，陈仓米等味，效若桴鼓。非若诸承气汤，瓜蒂散，麻黄汤等之不可施于虚弱之人也。

下利后更烦，按之心下濡者，为虚烦也，栀子豉汤主之。

曰下利后更烦，则下利时已有烦证可知，惟利止后其烦更甚耳。何谓烦，烦乱见诸言也。烦为热，第有虚实，如系实证，心下当硬满，今按之濡软，显非实邪，故曰：虚烦。夫痢后更烦，自系热证，栀子豉汤治热证，不治实证，且栀子善解烦愠，香豉能解上焦之蕴结，故为利后更烦之要药。

或问，《伤寒论》云：凡用栀子汤，病人旧微溏者，不可与服之。夫微溏尚不可服，曷以痢证反用为主方耶？曰：旧微溏者，其人脾胃虚寒，故不可服苦寒之栀子，宜涌之豆豉也。若痢证与平素脾胃虚寒，大便易溏不同，且此证在痢后，其烦较痢未止时为甚，显系热证，故宜栀子豉汤以去心胃之余热也。

下利清谷，里寒外热，汗出而厥，通脉四逆汤主之。

泄出清水中夹未化之食物曰：下利清谷。此乃虚寒洞泻，非滞而不通之痢疾，故解出必多而畅，然亦有热迫妄行，不及化谷者，第其气必酸臭，小便必黄赤或短涩也。此证下利清谷，由于脾胃虚寒，故曰：里寒，阴内盛则阳外亡，故面必戴阳，身有微热而自汗，即所谓外热也。脾主四肢，脾阳虚则手足逆冷，其脉亦必虚微欲绝或沉而迟，非大温之剂勿克回阳，故主以通脉四逆汤。因方中干姜温脾胃止泻，附子祛阴寒，壮元阳，甘草益气存津养胃也，（参看本章第二十八、二十九、三十各节）。

若下利完谷，脉两尺寸俱弦长，关前浮右甚，色如草滋，乃肝风传脾，而非脏寒，宜小续命汤减麻黄加白术，白头翁汤证是里热之痢，故必下重，此证乃里寒洞泻，故为清谷，彼为热证，此属真寒假热，遥遥相对。

按小儿脾胃较弱，因乳食失宜，或误服寒凉，多有此证。昏睡露睛踡卧（即《伤寒论》所谓蜷卧）神疲，手足逆冷，宜用通脉四逆汤加高丽参，白术，怀山药，扁豆，白茯苓，石斛，薏苡等味。

考《伤寒论》及本经治里寒洞泻之方，有四逆汤、通脉四逆汤、白通汤、理中汤、吴茱萸汤、白通加尿猪胆汁汤。四逆汤证，多由表病误治而致，或阳气不能运行所生，故虽用干姜、附子，而以从容筹划之甘草将之。

通脉四逆汤药味与四逆汤同，其证外皆有热，厥逆，而脉微欲绝，由脾胃之阳大虚，阴寒内盛，脉生于胃，脾主四肢，胃主肌肉，脾胃之阳大虚，则脉微欲绝，手足厥冷，而身微热，故主干姜重用之以温脾胃而回阳生脉而名通脉四逆汤也。甘草分量不减者，盖恐散涣之余，不能当姜、附之猛，还赖甘草以收扶正之功也。

白通汤则专治少阴阴盛于下，格阳于上之下利，非太厥二阴之下利所可用，（少阴下利，必有但欲寐、烦躁等证）少阴下利，如服白通汤无效，反增干呕而烦，则宜加除呕止烦之人尿、胆汁。

若少阴病，吐，利，手足厥冷，烦躁欲死，则又非吴茱萸汤不为功。因少阴之脏，皆本阳明之水谷以资生，而复交会于中土，若上吐下利则中土大虚，中土虚则气不行于四末，故手足逆冷，中土虚，不能引足少阴之气而上交，则为躁，不能导手少阴之气而下交，则为烦，甚则烦躁欲死，故用吴茱萸之大辛大温，以救将绝之阳，佐人参扶脾胃以安中气，姜、枣和胃以行四末。

至理中汤则补脾养胃扶阳温中之剂，凡脾胃虚弱之吐利咸宜，尤利小儿。

按四逆散证亦有泄利证，第四逆散为阳邪厥逆之主方，故其泄利必下重，与四逆汤之治亡阳厥逆虚寒洞泻而不下重者寒温不同，当详辨脉证色质而择用。通脉四逆汤、白通汤、白通加人尿猪胆汁汤证，皆阴气内盛为下利，格阳于外为面赤，是因阴逆而阳衰，较之中阳自衰者有间，若早用人参，正恐其入阴化阴中之阳为津反致增其泄利，故必利止亡血脉不出者，始可加参。至吴茱萸汤、理中汤，系治吐利兼作，吐由胃阳虚，故必用参以扶中土也。

下利肺痛，紫参汤主之。

此下利为痢非泻，乃大肠之病。大肠与肺合，肠中有积聚，则肺气不行，肺有所积，大肠亦不固，故大肠病而气寒，则肺痛，肺有积者亦然。紫参通窍利大肠，故为此证之主药。盖通则不痛，利则不塞而积去痢止矣。惟紫参味苦气寒，必其寒热邪气积聚已化为大热者，方得用之。佐以甘草者，盖使助脾益肺肠胃安和也。

程云来因《神农本草经》，紫参主心腹积聚，疑此节肺痛之肺字，系脾字之误，然下利之有肺痛证，已如前述，足征经文肺字并无讹舛。再若《图经》，紫参苗长一二尺，茎青而细，叶似槐，根如地黄状，与丹参异，《金匮》用紫参之方凡两见，即紫参汤与治咳而脉沉之泽漆汤。唐容川谓肺痛之证未明，紫参究系何物，亦未能考，疏矣。张隐庵谓紫参即牡蒙，陈修园谓紫参近似桔梗，均乏确据，今各地药肆中已无此物，盖久无人用矣。

气利，诃黎勒散主之。

气利谓下利而气由谷道中频频泄出。其利下如蟹沫，则前所开下利气也。此证乃宿物痰涎下壅而作。气之所阻，即痰涎之所留，而痰涎尤为柔滑之物，能阻气不能锢气，故气有时得自泄而终不能通，非小便利，则痰涎不能行，气终难畅。故前有下利气者，当利其小便之指示也。乃不用利小便之药，而主以性温味涩之诃黎勒一味为散者，盖诃黎勒有止泻痢之效，且以粥饮和服，粥即最利小便之物也。

本经示治呕、吐、哕、下利之法，至为綦详，学者苟能细心揣摩，应用不虞匮乏。

东垣谓吐证有三：气，积，寒也。上焦吐者属于气，中焦吐者从于积，下焦从于寒。脉沉而迟，朝食暮吐，暮食朝吐，小溲利，为下焦吐，宜散下焦之寒，如吴茱萸，茴香，丁香，肉桂，半夏。若大便秘者，宜通其秘，复以中焦药和之，半夏为治呕专剂，盖呕缘气逆，气逆由于水与气相激，半夏长于下气降逆，消痰水，允为的对之药。

惟呕渴并见之候，如猪苓汤证之咳而呕渴，五苓散证之小便不利，渴欲饮水，水入即吐，均不用半夏，以半夏味辛性燥，非渴证所宜。再观本章呕家有痈脓不可治呕，脓尽自愈，已隐然寓有不可用半夏之意。盖有痈脓者，脉必数，口必渴，是其呕缘火气犯胃，而非气与饮搏，自不可服半夏也。末就《伤寒论》小柴胡汤、小青龙汤诸方渴者去半夏之文考之，则非特渴而呕者不用半夏，即任何病之有渴证者，皆不宜投也。

呕吐大抵属于脾胃虚弱，故除大黄甘草汤、十枣汤、大柴胡汤数证属实外，可谓绝无仅有，故仲景有伤寒呕多，虽有阳明证，不可攻之戒。

考《伤寒论》《金匮》两书，治呕吐多用半夏、生姜、附子、吴茱萸等温热之药，足征呕吐多系寒证，然《内经·素问至真要大论》又云：诸呕吐酸，皆属于热，何也？盖《内经》所谓呕吐酸，系指肝胃有热，郁蒸成腐，则变酸馊，肝胃气逆，则呕吐出也。若呕吐则多属脾胃虚弱，所谓胃中虚冷则吐，脾伤则不磨，朝食暮吐是也。

腹满口舌干燥，肠间有水气，渴欲饮水，水入即吐，名曰：水逆，食已即吐，名曰：格塞，兼此三者，是寒饮水气伏留于肠胃，宜用防己，赤苓，川椒目，泽泻，川连，大腹皮，桂枝木，焦白术，干姜，半夏，白蔻仁等味。

泄，利也。《难经》云，泄凡有五（《难经》所谓泄，包括痢疾），有胃泄、有脾泄、有大肠泄、有小肠泄、有大瘕泄。胃泄者，饮食不化，色黄，由于风木之邪乘胃，胃府郁迫，水谷不化，必脉弦肠鸣，而致排泄之物呈胃土之色。《内经》云：春伤于风，夏生飧泄，即指此而言。脾泄者，腹胀满泄注，食即呕吐逆，由于脾土湿寒，不能蒸水化气，故水谷并下，胀满泄注（直下曰：注）也。食即呕吐者，脾弱下陷，则胃逆也，必所下多水，脉缓，腹不痛，《内经》云：湿甚则濡泄者是也。大肠泄者，食已窘迫，大便色白，肠鸣切痛，由于肠虚气不能摄，故胃方实，即迫注于下，气不和则攻冲，故肠鸣而痛，《内经》所谓清气在下，则生飧泄者是也。

小肠泄者，溲而便脓血，少腹痛。由于小肠与心为表里，心主血，气不相摄而便脓血，小便亦不禁，故曰：溲而便脓血。小肠之气郁冲下达膀胱，膀胱近少腹，故少腹痛也。大瘕泄者，里急后重，数至圊而不能便，茎中痛，此即所谓滞下（痢疾）证也。由于邪气结于下（肠胃），如瘕之聚则有形，散则无迹，故谓之大瘕泄。隐寓塞证宜通之意。里急后重者，肠气急迫，肛门重坠也，数至圊而不能便，由于热邪郁滞，致欲大便而不爽也。湿郁为热，大便气不能达，则移于小便，故茎中痛。

诸泄，脉大者，难治，泄而脱血，飧泄脉小者，亦然。泄而腹大胀，四末青，脱形者，为逆。

按泄泻亦有寒热、虚实之别，治法自各不同，泻出臭秽觉热，溲少或色黄赤，苔黄口渴发热者，多属热证。其泻出甚爽利者，可用生薏苡，生扁豆，鲜石斛，滑石，竹叶，银花，沙参，稻花，甘草等味。其欲泻而不能快利者，可用白头翁汤加减。腹痛者，酌加金铃子，元胡索，橘皮，蚕沙等味。呕恶者，加苏叶（炒），川连，橘皮，竹茹，枇杷叶。由于肝火下注或内风者，宜白头翁汤加减（内风宜加牡蛎，鳖甲，龟甲，竹茹等味）。如系肺移热于大肠，发热，大渴，汗多者，可投白虎汤加减。稍久正虚肌削气逆者，宜用竹叶石膏汤加石斛，扁豆，玉竹等味。此热泻之治法也。

洞泻无度，澄澈清冷而不酸臭，完谷不化，甚至手足逆冷，脉微或如无，指螺下陷，肌肉消削，则宜随证遵经法择用四逆、白通、通脉四逆、理中、吴茱萸诸方，已如前述，兹不赘。如泻久食少，由于脾虚饮滞，肝盛风生，则宜用潞党参，真于术，广陈皮，京半夏，白茯苓，杭白芍，宣木瓜，沙苑子，健脾涤饮平肝。

其泻久晨甚，肠鸣不渴，胸闷时呕，不眠肌削，溲畅色瘁，畏热无汗者，乃气虚血涸，中虚木侮，生化无权，忌投刚燥滋腻，以刚燥能助风阳，滋腻更增滑泄也，法当砥柱中流，挽狂澜而镇风轮，如潞党参、怀山药、赤石脂、禹余粮、茯苓、白芍、诃子、广陈皮、牡蛎、乌梅肉炭、酒炒川柏、熟附子、炙甘草、陈仓米等味，以甘澜水煎服。

泄泻而舌赤无津，口干，脉弦梗，不知饥，胁腹时胀者，宜濡润，如甘草、干地黄、麦门冬、阿胶、枸杞、苡仁、玉竹、乌梅、牡蛎、蔗浆、楝实等味。其虚滑不禁，昼夜无度者，可用罂粟壳、乌梅、吴茱萸、诃子（煨）、没石子、川黄连等味。又有饮酒过多致成酒泄，肌削不能食者，宜用鹿茸（酥炙黄）、肉豆蔻（煨）、麝香（另研）为末，陈米饭为丸，梧子大，每服五十丸，空心米饮下。以上为虚证泄泻之治法也。

若食生冷过多，腹膨泄泻，则宜用醉乡玉屑。太阳与阳明合病之自利，用葛根汤。太阳与少阳合病之自利，用黄芩汤。太阳中风下利，呕逆表解者，用十枣汤。伤寒发热，汗出不解，心中痞硬，呕吐而下利者，用大柴胡汤。此皆下利之实证也。

肠澼泄利，一病于塞，一病夫通，不得一物两绾，盖泄利如漏泄，肠澼下重赤白，则厉膙而难也，虽然，塞与通皆由于结，阴结而阳不足以破之，则病乎通。阳结而阴不足以入之，则病乎塞。故利澼之治，不容苟同，解结辟途，仍归一辙，而其批却导窾，却又别有经纬。盖读《伤寒论》《金匮》而知其部署分析，各有区域。即久利暴利是已，久利寒热错杂，宜兼筹并顾，且泄多宜涩，故主以乌梅丸。若暴利则宜分上、中、下三停，所谓伤寒服汤药，下利不止，心下痞硬，服泻心汤已，复以他药下之，利不止，医以理中与之，利益甚，理中者，理中焦，此利在下焦，赤石脂禹余粮汤主之。复利不止者，当利其小便是也。

再益之以热利、气利、清谷利、厥逆利，既吐且利，实结利之证治，则利病可以掌握其大概矣，惟一证之内，尚容有罅隙，不可不详细推求。有由于开阖之不遂者，食物之不化者，径道之枯涩者，及病在血者，自各有其的对之治焉。他如兼外邪者宜解表，因劳乏者当补虚，则又不待言而可识矣。

《外台秘要》有水利、久水利、赤利、久赤利、血利、久血利、赤白利、久赤白利、疳利、久疳利之名，此以利之新、久而分者也。

《千金方》有热利、冷利、疳湿利，此以利之冷、热而分者也。《伤寒论》云：太阳病，桂枝证，医反下之，利遂不止。太阳中风，下利呕逆，太阳与阳明合病，必自下利。太阳与少阳合病，亦自下利。伤寒发热，汗出不解，心中痞硬，呕吐下利，阳明与少阳合病，必下利。

太阴为病，腹满而吐，食不下，自利益甚，自利不渴者属太阴，以其脏有寒故也。少阴病脉微下利，少阴病下利清谷，里寒外热，汗出而厥。厥阴病，下之，利不止。伤寒先厥后发热而利者，必自止，见厥复利。伤寒始发热六日厥，反九日而利，后三日脉之其热续在者，期之旦日夜半愈，此按病之表里而言者也。

再就自利与因下而利论之，未经攻下而便自溏泄者，谓之自利（包括滞下、痢疾在内）。误服攻下寒凉而致泄利者，谓之因下而利。自利者，不乘里不虚，因下而利者，不连表难治。本经云：下利脉沉弦者，下重，（下利与因下而利不同，此下利指自利中之痢证言，）脉大者为未止，脉微弱数者为欲自止。虽发热不死，下利有微热而渴，脉弱者，令自愈。下利脉数，有微热汗出，令自愈。设复紧为未解，此自利乘里可治之候也。

《伤寒论》云：下利手足厥冷，灸之不温，若脉不还，反微喘者死。少阴病，恶寒，身蜷而利，手足逆冷者，不治，此自利乘里不可治之候也。又云：太阳病，下之后，其气上冲者，可与桂枝汤方用前法。太阳病下之，仍头项强痛，翕翕发热，无汗，心下满微痛，小便不利，桂枝去桂加茯苓白术汤主之，此虽在下后而表证仍在之候也。

又云：动气在下不可下，下之则腹胀满，卒起头眩，食则下利清谷心下痞。咽中闭塞不可下，下之则上轻下重，水浆不下，卧则欲蹉，身急痛，下利日数十行，此因下而不连表之候也。

痢证，近代医者通常分为白痢、赤痢、五色痢、噤口痢、奇恒痢。白痢者，滞下色白，粘腻如脓，《内经》所谓肠澼下白沫是也。医者多谓白痢由于寒湿滞中，宜用温补，不知白痢十九属于伏热。然白痢既少寒证，何以服辛热之药亦多愈者，此则因辛热之药，能开发肠胃郁积，使气液宣通，流湿润燥，气和而已。

又有先曾通泄，或因服凉药太过，脉微沉细，四肢逆冷，自宜择用理中、四逆之属。非谓白痢概不可用热药也。至白痢之挟湿，或误补痛胀欲死者，可酌用杏，苡，山楂，滑，朴，曲，海蛇，鸡内金之类。其由于劳倦气虚而致者，参，燕，陈皮，砂仁，当归，白芍可用。

赤痢者，滞下赤垢或红白积（便脓血），多因肝火下注奔迫，以致里急后重，滞而不快，治宜清肝胃，故以白头翁汤为主方，他如白芍，枳壳，枇杷叶，连翘，当归，生地，丹皮，地榆，皆可酌用。津耗口干者，鲜石斛，鲜稻根，沙参，银花，扁豆花之属可加入。

五色痢者，所解之物赤白黄酱绿色兼而有之，亦肝火为患，可酌投白头翁汤加银花、冬瓜、竹茹，吞滋肾丸等味。

噤口痢者，不能纳食，滞下红白或五色，甚至干呕哕逆。此证颇危，乃热邪伤其胃中清和之气，胃津受烁，故用黄连苦泄其邪，即仗莲子甘镇其胃，以莲子最补胃气而镇虚逆也。古人多用石莲（湖池中淘得入水不腐之老莲），今肆中石莲多伪，不如用鲜莲子去心，无鲜则干者亦可。

其气大虚而渴者，陈仓米，鲜稻头，西洋参，鲜石斛，北沙参，生白扁豆等味亦可酌加。胸脘闷者，用鲜菖蒲；干呕哕逆者，加竹茹，枇杷叶，柿蒂，刀豆之类。如挟食者，益以山楂，神曲，滑石。

奇恒痢是下痢而咽痛咳呛，证多不救。以其上下皆结，阳气偏剧，阴气大伤，急投大承气汤泻阳养阴，或可回生。

治饥饱劳伤之虚痢，可先补而后攻，补药中仍佐调气破滞之品。

暑热滞下虽属虚人，必急去其邪，以存阴液。

小儿食生冷致泻痢久不愈者，苔必白滑，宜用生厚朴，生苍术，丁香柄，鸡胵胵，砂仁壳，橘皮，苡仁，黄连，炙甘草，木香，防风，择而为剂，（上药除黄连，苡仁，木香，防风，名醉乡玉屑，并治便血，脉软，时或不禁，服凉药转剧者）。

滞下者，垢浊欲下而气滞也。如用升药，则浊气必上冲而为呕恶，设兼有胸痞腹满脓血窘迫等证，更不可用柴、葛、升麻。常见小儿患疹痢者，服升药多喘吼而死，惟芍药开阴结，自便利者宜减，则滞下证自宜用之。

疮痈肠痈浸淫病脉证并治第十八

诸浮数脉，应当发热，而反洒淅恶寒，若有痛处，当发其痈。

师曰： 诸痈肿，欲知有脓无脓，以手掩肿上，热者为有脓，不热者，为无脓。

杂病脉浮数，其热当显于外，故曰：应当发热，今不发热，而反洒淅（身如冷水浇也）恶寒，其气血凝滞可知。其脉浮数，由于阳气有余，气血凝滞，即经所谓荣气不行，阳气有余。荣气不行，故发为痈肿。痈，阳毒也，与疽之为阴毒不同。若有痛处，谓身上若有痛处，则更显明其为痈矣。

当发其痈，谓遇有浮数之脉，反洒淅恶寒，且身上有痛者，即系痈毒而当用药托之起或消之去也。盖发字包括起发、发散而言。由反洒淅恶寒一句，知痈肿乃血阻气，故发痈之法，当助气行血，后人或用麻、桂，或用参、芪，但助其气，而不行其血，自非良治。

气为血阻，则蒸血化腐为脓，以其为血所化，较水为浓，故名曰：脓。以手按其肿上，热者，为毒已聚，故为有脓。若不热者，毒未聚，故为无脓。以手按肿处陷而不即时起者，脓未成，按之软而复起者，脓已成。轻按热甚便痛者，有脓且浅且稠，重按微热方痛者，有脓且深且稀。

观下节，内痈有脓用薏苡，排脓汤用枳、桔，是行其气，气行则脓自行。肿痛脓未成者，用大黄、牡丹，是行其血，血行则气散，气散则痛自愈。由是可知凡痈毒之未成脓者，当行其血使不阻气，痈必内消。脓已成者但行其气，使水不行，则脓自尽。

外科之证，最宜详审，凡诸痈疽疔毒，初起，多恶寒发热，不可误认为伤寒。按痈疽毒疮，发热晡甚旦止，伤寒则否，以此为辨。他如肺痈不可误认为外感咳嗽，肠痈不可误认为腹痛，学者宜注意毋忽。

按妇人产后留瘀，室女停经，瘀血久留，必致成痈。

痈肿痛痒，多属于火。脓流肉腐，皆伤于阴，治法总宜清火养阴为主，而加开胃健脾之药，人参止用钱许，数剂即效。

又凡治痈疽，应注意其人之肥瘠，瘦弱之躯，忌见血，疮口若大，则肌肉难生，宜用围药，如马氏金箍散，束其根盘，则顶自高而脓易成，继则护心化腐提脓可安。痈为阳毒，故必红肿疼痛，疽属阴毒，状多平塌，皮色不红，宜酌用阳和汤（熟地、鹿角胶、白芥子、肉桂、甘草、麻黄_{先煮去沫}、姜炭）加减，以消为贵，以托为畏，切忌滥用刀针。痈证初起，亦宜用消药，逾四五日始能用托药，兹撷拾前贤治痈疽疔毒之良法附于此章，以供学者研究。

前言痈毒乃气为血阻而成，疽之因亦多由阳虚血滞。尚有疽类之流注、瘰疬属于痰注于络者，肩背腰胁等处连生数孔以至数十孔，名曰：流注，其毒水流于何处，其处即烂，虚痰流注，宜用大活络丹（《圣济方》，药用白花蛇、乌稍蛇、威灵仙、两头尖俱酒浸、草乌、天麻煨、全蝎去毒、首乌黑豆水浸、龟板炙、麻黄、贯众、炙甘草、羌活、官桂、藿香、乌药、黄连、熟地、大黄蒸、木香、沉香各二两、细辛、赤芍药，没药去油另研、丁香、乳香去油另研、白殭蚕、天南星姜制、青皮、骨碎补、白蔻仁、安息香泡酒、黑附子制、黄芩蒸、茯苓、香附浸酒、元参、白术各一两、防风二两五钱、葛根、虎胫骨炙、全当归各一两五钱、血竭另研七钱。地龙炙、犀角、麝香另研、松脂各五钱、牛黄另研、冰片另研各一钱五分、人参三两，为末。蜜丸如桂圆核大，金箔为衣，陈酒送下）。

若实痰可酌用控涎丹（生川乌、半夏洗、炒殭蚕各半两，均用生姜汁浸一宿、铁粉三钱、全蝎、甘遂麦裹煨各二钱，为细末，姜汁法丸如菉豆大，辰砂为衣，食后生姜汤下）。瘰疬一证，服药最难见效，许辛木氏有消核膏药，未溃者，贴之多效。汤绪云氏又加入数味（方用制甘遂二两、红芽大戟三两、白芥子八钱、麻黄四钱、生南星、直天虫、朴硝、滕黄、半夏各一两六钱，用槐枝麻油如法熬成膏药），不独疗瘰疬，即痰核、乳岩初起贴之亦消，久者贴后可保不再大。瘰疬已溃者，可用阳和解凝膏，掺以九一丹（降药九分、生石膏一分），贴之颇验。

疔疮为一种火毒恶疮，由于膏粱之变（《内经·素问生气通天论》，膏粱之变，足生大疔，足，能也），如过食炙煿酒厚味鱼肉，或被鼠蛇等物所咬，均能成疔毒，可内服菊花饮（杭菊花四两，鲜菊花连叶更妙、生甘草一两，水煎服，此分量依民间通用之秤戥，非汉以前制也。下地丁饮同），或地丁饮（紫花地丁五钱、银花一两、白矾一钱、生甘草一两，水煎，俟稍冷服），有效。切忌温散升提补腻，不可食肉类，误食者则患处肿痛神昏，甚至不省人事，谓之走黄，速取芭蕉根捣汁灌之可生。

又疔为火毒，忌用火灸，治疗膏药，忌用桐油纸，疔之种类亦多，以葡萄疔、红丝疔、刀镰疔、七星攒月最为险恶。葡萄疔多生头部，状如葡萄，色紫红，痛甚。剧者患处麻木不知痛痒，此属肺肝之热，一见鼻血即死，速用大剂金银花，紫花地丁，菊花，生甘草等药，或可愈。

红丝疔多生于手足头面，生于手者，红丝由疔头起渐走至心口。生于足者，红丝渐走至腹部。生于头面者，红丝渐走至咽喉。至则死，急投地丁饮或菊花饮，一面用吸烟之烟管内烟油，隔红丝头五分处多多涂搽，日七、八次，以愈为度。

刀镰疗如韭菜宽，长一、二寸，用葱白七个、明矾三钱，共杵烂分七次以热酒送下，温覆取汗。七星攒月绕唇而生，头肿神昏，急用蛔虫捣烂敷之，顷刻疮口出黄水，肿消神清而愈。

肠痈之为病，其身甲错，腹皮急，按之濡，如肿状，腹无积聚，身无热，脉数，此为肠内有痈脓，薏苡附子败酱散主之。

肠指小肠。湿气瘀血盘踞于小肠而为痈，谓之肠痈。气血为内痈所夺，不得外荣肌肤，故其身上枯皱，如鳞甲之交错。腹皮急三句，谓腹外皮似肿大而非肿大，紧而不舒，但按之则柔和而不坚硬也。腹无积聚，谓此证非由于腹内有积聚，盖有积聚，按之必不柔和也。外寒方狷，格热于内，内热将甚，故身无热而脉数也。

按此证亦如胸痹之有缓急，身甲错，是急之微。腹皮急，是急之甚。按之濡，是缓之形。如肿状是缓之著。其病为内缓而外急，故亦用薏苡、附子，惟肠痈的系湿热为患，故君薏苡以清热去湿；益以败酱解热毒而钟生气，俾瘀浊垢秽行而不留。小肠者，水谷难居，为太阳寒水之府，故佐以少量之附子令入小肠以追寒破结耳。

阳痈、肺痈而外，尚有肝痈、肝疽。考《内经》有期门（穴名，肝之募也），隐隐痛者肝疽。其上肉微起者肝痈。肝痈两肤满，卧则惊，其人胁下表皮必见红紫色，舌必见青色，法当平肝，佐以泻火去毒，宜用山栀，粉甘草，金银花，白芍，当归等药。

肿痈者，少腹肿痞，按之即痛如淋，小便自调，时时发热，自汗出，复恶寒，其脉迟紧者，脓未成，可下之，当有血。脉洪数者，脓已成，不可下也，大黄牡丹汤主之。

肿痈者，大肠上生痈也。大肠居于小肠之下，逼处膀胱，故少腹肿痞，按之即痛如淋也（即痛如淋，谓按时少腹痛引脐中，有似淋证，但淋证小便如粟状，而此则小便自调，此二者之区别也）。惟此非膀胱之病，故小便如恒，大肠与肺为表里，肺气通于皮毛，故时时发热自汗出，复恶寒也。脉迟紧为邪暴遏而荣未变，故知脓尚未成，纯系血积，故可下其血，血行则气散，气散则痈自愈矣。

曰：可下者审慎之词，见可攻则攻，因病人脉色形质兼证或宿疾不宜攻者，则勿用此法也。古人用下之慎如此，再肿痈之可下者，以脓未成时为限，若脉洪数者，是毒已聚而荣气腐，血已化为脓矣，渐成虚证，自不可攻下其血而益其虚也。

大黄牡丹汤为攻下血积之剂，故必脓未成者，始可用之。若脓已成，则非实积，不可用此汤。斯际当行其气，盖气行则水行，水行则脓行，脓行则痛自愈矣。尤在泾、陈修园谓：大黄牡丹汤不论痈之已成未成，皆可主之。又谓脓已成者，虽下之亦不能消，均谬。

按脉数为热，脉迟紧为寒。夫人而知之者，乃肠痈脉数反用附子，肿痈脉迟紧，反用硝黄，何也？盖肠痈为小肠上生痈，小肠为太阳寒水之府，太阳多血少气，阴盛阳虚，故身无热而用附子也。若肿痈为大肠上生痈，大肠为阳明燥金之府，阳明多气多血，最易化热，故用硝黄（按肿痈发热，汗自出，小便自调，皆阳明证）。

或问：大黄牡丹汤为攻下血积之剂，用于脓未成之时。若脓已成，当用排脓散或汤，不宜用大黄牡丹汤。前已言之，并指出尤在泾、陈修园不论痈脓之已成未成，大黄牡丹汤皆可主之为谬说矣。然则此汤方下注有脓当下，何也？曰：观其下文有，如无脓当下血二句，是有脓当下之下字，应作利水解。盖谓脓已成者，当利其水，水行则脓尽，而痈愈矣。若无脓者，是脓未成，尚系血积，当用大黄牡丹汤下其血也。

问曰：寸口脉浮微而涩，法当亡血，若汗出，设不汗出者云何？

曰：若身有疮，被刀斧所伤，亡血故也。

左寸候心，心主血，右寸候肺，肺主气。气为血之帅，脉涩主血少，浮涩为营血受伤，两手寸脉浮涩而微者，血亡而气失所辅也，故主亡血。或汗出，以汗为血液所化也。若其人无汗而有刀斧伤，自系伤口出血过多使然。身有疮，谓身上有刀斧伤口，刀斧为金属，故刀斧伤口名曰：金疮。文中疮字即金疮之省文。脉浮者当汗出，今无汗者，以夺血者无汗也。

病金疮，王不留行散主之。

金疮即刀斧伤（包括枪箭弹药伤），前已言之。伤口封固不密，风水易入，中于风则发痉，中于水则湿烂成疮，流出青黄汁。王不留行（即剪金花），主金疮止血、逐痛、除风痹内塞也；桑根白皮益气；蒴藋叶又名接骨草，渗筋骨之风水。王不留行、桑东南根、蒴藋细叶皆烧灰存性者，欲其入血去邪止血也。川椒去疮口之风；厚朴燥伤痕之湿；黄连退肌热；芍药散恶血；干姜和阳；甘草和阴，退金疮肿，生肌。夫如是则风湿去，阴阳和，疮口收，肌肉生，此治金疮之大法也。风寒桑东南根勿取者，注家多谓桑根止利肺气，不能逐外邪，其证较似。

病金疮，则经脉斩绝，荣卫阻弛，治之者，必令经脉复行，荣卫相贯而后已。故王不留行散中，除王不留行、蒴藋细叶、桑东南根三味应烧灰外，余药不可日曝火炙方效。

或问：《伤寒论》有亡血家不可发汗之戒，病金疮亦为亡血，何以破伤风仍当取汗？

曰：亡血家乃宿恙，金疮失血为新病，二者各别。引破伤风证告危极速，即系亡血家，如患破伤风于法当汗时，仍应酌投汗剂，若守此亡血家不可发汗之禁条，则固矣。

破伤风，寒热交作，口闭咬牙，或吐白沫，手足扯动，甚则角弓反张，伤口平塌，至为险恶，急投玉真散（明天麻、羌活、防风、姜汁、炒南星、白芷、竹节、白附子研极细末，收贮小口磁瓶内，用蜡封固，勿令泄气），或可回生。如制药不及，可用手指甲，脚趾甲各一钱，香油炒黄研末，热酒调服，汗出即愈。如能随证酌用小续命汤去黄芩，重加桂、附、干姜，益以当归、独活、天麻、细辛等药，则更善矣。

排脓散方：枳实十六枚、芍药六分、桔梗二分合杵为散，取鸡子黄一枚，以药散与鸡子黄相等，揉和令相得，饮和服之，日一服。

夫气行则水行，水行则脓尽，故排脓必用桔梗开利其气以行其水，并佐枳壳为之助，因脓由血化，故兼利血，而用芍药，惟血既腐化而成脓，则去血必多，爰一面排脓以去其气分之实，一面用鸡子黄以补其血分之虚。

排脓汤方：甘草二两、桔梗三两、生姜一两、大枣十枚，以水三升，煮取一升，温服五合，日再服。

按排脓散，即枳实芍药散加桔梗、鸡子黄。排脓汤，即桔梗汤加姜、枣，二方除桔梗外，无一味同，皆以排脓名，可见桔梗为排脓之要药。枳实芍药散，本治产后瘀血腹痛，加桔梗、鸡子黄为排脓，则其所排乃结于阴分血分之脓。桔梗汤本治肺痈吐脓咽痛，加姜枣为排脓汤，则其所排必系阳分气分之脓矣。

浸淫疮，从口起，流向四肢者，可治；从四肢流来入口者，不可治。

浸淫疮，黄连粉主之。

浸淫疮，类似棉花疮、杨梅疮、喉疳、脑疳之类，以此等疮毒，非暴得之病，亦非一治可瘳之候，故名浸淫疮也。从口起流向四肢者，谓其疮先生于口中或两唇，渐及于四肢，乃毒气由内走外之征，故曰：可治。若先生于四肢，渐至口中者，则毒气由外走内，渐归脏腑，故曰：不可治。

浸淫疮主以黄连粉者，因疮毒多由湿热有虫。黄连苦寒，能驱湿热杀虫，又诸痛痒疮，皆属于心，黄连苦寒能泻心火，故主之。黄连粉方未见，疑即黄连一味为末，内服外敷。

陈修园氏治杨梅疮、棉花疮方，用连翘、蒺藜、黄芪、金银花各三钱（现行老秤）、当归、甘草、苦参、荆芥、防风各二钱。土茯苓煮汤代水煎药，空心服，十日可愈。但此疮多系性交传染者，其毒乘肾气之虚，从精孔深入肾中散及冲、任、督脉难愈，宜加龟板入任，生鹿角末入督，黄柏入卫，并先用黑牵牛制末，作小丸，和烧裈散，以土茯苓汤送下，令黑粪大下后，再加前汤。此方余曾用过有效。

唐容川主张用龙胆泻肝汤加减治杨梅结毒，喉疳，脑疳，固亦有其理由。然陈、唐二人之方虽可酌用，终不如黄连粉之妙，且专用则药力大取效速也，如有兼证，自可随证加味，非谓主方不可稍有移易也。

跌蹶手指臂肿转筋狐疝蚘虫病脉证治第十九

师曰：病跌蹶，其人但能前，不能却，刺腨入二寸，此太阳经伤也。

跌音踬，跌字从失，与趺阳之趺字从夫不同。失足仆地曰跌。蹶音厥，颠仆也。前，向前行走也。却，退后也。腨音善，足肚也。亦谓之腨肠。

人身经络，阳明行身之前，太阳行身之后，跌蹶后，但能向前行走而不能退后，足征太阳经脉受伤，太阳经脉下贯腨内，故宜刺腨肠以和利其经脉。然太阳经穴甚多，必刺腨肠者，以此穴本属阳明，乃太阳经所过之处，与阳明经气会合，刺之则太阳、阳明气血相贯通，前后行走皆能如意矣。

病人常以手指臂肿动，此人身体𥆧𥆧者，藜芦甘草汤主之。

手指臂为手阳明、太阴两经经由之地，肿则为湿，动则为风。湿盛生痰，谓非风与痰壅于肺部可乎。身体𥆧𥆧，谓全身之肉，无一处不微动也。𥆧者动之微，动者𥆧之著。𥆧则惟己独知，动则人皆可见，当其风痰上壅，其所主之经，既已跃动昭彰，人身之气血脉络，无不应之，寝假而肉亦𥆧动矣。因其邪在高位，于法当越，故用辛寒入肺之藜芦吐去风痰，俾肺家安逸，则其

357

所主之经络自然通畅，一身之与相应者悉矗矣。佐以甘草者，以其能解藜芦之毒而保胃液，使虽吐而不伤中气也。

转筋之为病，其人臂脚直，脉上下行微弦，转筋入腹者，鸡屎白散主之。

臂脚直，谓两手臂及两足胫间筋疼，直而不能屈伸也。脉上下行微弦，谓脉长直略有如张弓弦之状。《内经·素问至真要大论》曰：诸暴强直，皆属于风。转筋者由于脾土虚而肝木乘之，故脉证如斯。转筋入腹，谓牵连小腹一带拘急而痛不可忍也。

鸡屎利脾气，因用之。

霍乱多有转筋证，即俗所谓吊脚痧是也。亦多属肝木侮脾土。王孟英氏仿鸡屎白散意，用晚蚕沙、宣木瓜、、大豆黄卷、醋炒半夏、焦山栀等药制成蚕矢汤，治霍乱转筋颇效。

阴狐疝气者，偏有小大，时时上下，蜘蛛散主之。

阴指男子生殖而言。疝气，谓邪气积聚，诜诜引少腹急痛也。狐者，言其出入无定也。偏有小大，谓其睾丸偏左或偏右肿大也。时时上下者，病发时则肾囊肿坠而下，病息时则收而上。故当令其收上，勿使坠下则愈，主以蜘蛛散。

其中桂枝能通气散寒，此证在卧后得温暖即消，其为寒也可知。然与寒疝不同，寒疝由于阴气积于内复为寒气所加，腹痛而阴不肿，故列之于腹满宿食间。此证则为邪气聚于阴，致阴核气结肿大，或偏肿大，故又名癫。

问曰：病腹痛有虫，其脉何以别之？

师曰：腹中痛，其脉当沉，若弦反洪大，故知有蚘虫。

蚘音回，一作蛔，形扁圆而长，色赭黄，似蚯蚓，长约三四寸，或至七八寸，处于肠中，能上能下。

脉沉属阴主里，腹中痛多由阴寒在里，故脉当沉。今脉弦而洪大，即非阴寒，乃蚘动之象，故知有蚘虫，而温里散寒之剂不可用矣。惟须注意者，若腹中痛，脉双弦而不洪大，又属虚寒。

按有虫积者，面多白点，或面黄不润，多蠏爪纹，或面色忽黄忽赤，宜详察。

蚘虫之为病，令人吐涎，心痛，发作有时，毒药不止者，甘草粉蜜汤主之。

吐涎，吐出清涎也。此心痛由于蚘虫为患，故必痛如咬啮，时时上下，蚘饥求食则痛作，饱则静而痛止矣。毒药，谓患此证后曾服雷丸，鹤虱，苦楝，胡粉等杀虫药（近世之山道年鹧鸪菜等亦包括之），因毒药能伤胃气，反致蚘动不止，故用甘草、白米粉、蜂蜜之甘和以解其毒，而扶胃气，自可向安。且蜜能安五脏止痛，故服后不仅可解前服杀虫药之毒，而吐涎心痛，亦可瘳矣。

甘草粉蜜汤方中白粉，注家多以为即铅粉，然铅粉亦毒虫药，既因服毒药未效，胡又用毒药，故必非铅粉，证以猪肤汤系用白米粉及蜜，与千金翼用炙甘草、白梁粉及蜜解药毒，则白粉必系白米粉无疑。

蚘厥者，其人当吐蚘，令病者静而复时烦，此为脏寒。蚘上入膈，故烦。须臾复止，得食而呕，又烦者，蚘闻食复出，其人当自吐蚘。

蚘厥者，乌梅丸主之。

蚘厥者，因蚘动而手足逆冷也。《伤寒论》曰：胃中冷，必吐蚘。胃主四肢，胃中冷，故手足逆冷也。静而复时烦，谓蚘未动时则静，蚘动则上入膈（即心下胃也），故蚘动则心下不舒而烦。脏寒，谓病由于肝胃之寒也。须臾复止者，蚘下入肠也。得食则呕又烦者，以蚘厥为厥阴病，当知饥而不能食，故得食则呕，蚘闻食臭，复上而求食，因此烦闷又作。蚘至咽则吐出也，故曰：其人当自吐蚘，主以乌梅丸者，以厥阴生肝木耳。

《书经·洪范》曰：木曰：曲直作酸，《内经·素问金匮真言论》曰：木生酸，酸入肝，君乌梅之大酸，是伏其所主也；黄连、黄柏，苦以降之，先其所因也。肝欲散，故用细辛、干姜辛以散之。肾者，肝之母，用蜀椒、附子以温肾，俾肝得所养。引蚘得酸则静，得辛则伏，得苦则下，故乌梅丸实为治蚘佳剂。因寒热杂用，恐气味不和，故佐以人参，调其中气，并用苦酒渍乌梅，同气相求，蒸之米下，资其谷气，加蜜为丸，少与而渐加之，缓则治其本也。

按此证与前节之证异，此为蛕厥，彼为心痛，此吐蛕而彼则否，此为脏寒，彼为脏燥，故此用梅、连、椒、辛，彼用甘草粉、蜜，学者宜辨。

蛕厥与伤寒脏厥不同，脏厥肤冷，蛕厥仅手足逆冷，脏厥躁无暂安时，蛕厥尚有静时，且不躁，但烦闷耳。脏厥脉微而蛕厥则否，故脏厥较蛕厥为重，以其阳气衰微，急用四逆或灸法，厥回者生，不回者死，至蛕厥用乌梅丸安蛕温胃补虚，即可告愈。

妇人妊娠病脉证并治第二十

师曰：妇人得平脉，阴脉小弱，其人渴，不能食，无寒热，名妊娠，桂枝汤主之。于法六十日，当有此证，设有医治逆者，却一月，加吐下者，则绝之。

妊娠，妇人受孕后生产前之期间。平脉，无病也。阴脉，即尺脉，小弱，沉而细软也。阴脉小弱者，初怀孕胎气未盛，而阴方受蚀，故阴脉较阳脉为小弱。至三、四月经血久蓄，阴脉始强。《内经》所谓：手少阴脉动甚者妊子。《千金》所谓：三月尺脉数是也。渴不能食而得平脉，即《内经》所谓：身有病而无邪脉也。无寒热者，无邪气也。夫脉无故而身有病，又非寒热邪气，其为妊子明矣。

妊娠首贵阴阳调和，气血足而流通，庶胎无疾苦而易产，故主以调阴阳和荣卫之桂枝汤。盖其渴非上焦有热，乃阴火上壅，故以芍药、甘草平其阴火；桂枝补中和营卫；姜、枣和胃气，自可止渴进食。六十日即两个月。受孕满两个月，其胎已成而气干上，故往往有渴及恶阻不能食之证。设医者不知其为孕宜用桂枝汤而误治（如误以渴为热邪而解之，以不能食为伤食而消导之是），则正气损而病反增。却，后也。加，添新证也。

吐下，指吐泻言，非谓用涌吐剂或攻下剂也。绝之，谓断绝妊娠。却一月至末句，盖言若在误治后一月之内加吐证或泄泻证者，则胎必不保而断绝其妊娠矣。从而可知误治后不加吐证或泄泻证者，其胎尚不致坠，可随证治之。

如赵晴初治一孕妇因过药伤胃，用疏气、降逆、养胃、清和、平淡之品渐痊。娄全善治一孕妇病恶阻，为前医误治，用炒糯米汤代茶渐安。惜二公皆误解"绝之"二字为绝止医药，俟其自安，因病者必欲得药，始与上药也。夫既已误治，亟应设法挽救，庸能听其自安乎！然则"绝之"二字不能解作绝止医药明矣。有谓"绝之"是言当断绝其病根，不知加病乃误药所致，用药拯救，此事理之所必然者，毋庸作此叮咛也。

按渴字一本作呕，尤在泾谓为亦通，愚以为不能食即是呕恶不能纳食，已包括呕恶证在内，渴字并无讹误。或问：酒客不喜甘，得桂枝汤则呕。小建中汤即桂枝汤加饴糖，呕家不可用。又凡服桂枝汤吐者，其后必吐脓血，《伤寒论》已有明示，是呕吐者不可用桂枝汤矣。乃妊娠多有呕吐恶心不能食之证（恶阻），竟以桂枝汤为主方何也？

夫用药审病之大端，大端当用，则不得顾小小禁忌，妊娠者赖阴阳营卫血气之调，方得母子均安而易产，桂枝汤为调和阴阳营卫气血之妙剂，自为妊娠保安之主方，不得以其有呕吐、恶心不能食之证而不用也，医者泥于胎前宜凉之证，金以姜、桂性热碍胎戒用，汲汲从事养血滋阴，皆泯于仲景之法也。

妇人宿有癥病，经断未及三月，而得漏下不止，胎动在脐上者，此为癥痼害。妊六月动者，前三月经水利时，胎也。下血者，后断三月衃也。所以血不止者，其癥不去故也，当下其癥，桂枝茯苓丸主之。

宿，平素也。癥，病名。病在血分，有块可征曰癥。与瘕异，瘕者聚则有形，散则无迹，其病在气也。经，妇女经水，《内经》所谓月事，以其按时而至，每月一次，故又谓之月经或汛。经断，谓经水因受孕或病而中断也。漏下，谓血自上缓缓下泄，如屋之漏，而其来不骤不涌也。

痼害，谓久痼之疾作祟也。妊，女妊身动也。经水利，谓经水按期而至，无多少黑淡等情形也。后断三月，谓自经水断之翌日起三个月之内也。衃，败恶凝聚之血而色赤黑者也。

妇人行经时，如为六淫（风，寒，暑，湿，燥，火），七情（喜，怒，思，忧，恐，悲，愁），或房事所伤，冲断其经，致余血停留，凝聚成块，结于胞中而成癥病，故经断有怀胎与衃二种，宜详辨而不可率断。经断满六月腹中觉动而经断前三个月之经水均利者，始可断为胎。若经断前三月之经水不利（如经事参前、愆期或色不佳等）则可断其非胎，其所漏下之血，即非养胎之血，而系经断后三个月所积之衃。

桂枝茯苓丸，乃治怀胎而因宿癥致养胎之血漏下不止者也。桂枝善治血虽行而癥结自若之疾，故以为一方之冠，茯苓有在下主血之能，故次之，因癥病腹中有块，必拘急时时痛，爰佐芍药、丹皮开阴结以除腹痛，用桃仁使领诸药直抵于癥痼而攻之，俾瘀积去而新血不伤，癥病愈而血能养胎不至漏下，胎得血养则不动而安矣。

或问：白术散、当归散皆养胎之妙剂，此皆舍之不用而主以桂枝茯苓丸，其有说乎？曰：此证因宿癥致血下漏而不能养胎，故必下其癥俾血不漏而胎有所养，若白术散则为寻常养胎之剂，当归散则为血气不足有热郁者立法耳。衃血一段，不过示人辨证宜审不可稍忽而已。衃乃积血当下，下后可用药调理，故不著于妊娠证治章。

妇人怀妊，六、七月，脉弦，发热，其胎愈胀，腹痛，恶寒，少腹如扇，所以然者，子脏开故也，当以附子汤温其脏。

此脉弦指两手六脉皆弦言。所谓双弦是也。双弦主寒，本经痰饮咳病脉证并治章已有明示。此发热恶寒虽似表证，然表证当有头项强、身体疼痛等证，此则无之。且恶寒二字，紧接于腹痛之下，显谓其人但腹部恶寒而他处不恶寒，与外感之恶寒不同。腹痛，就下少腹如扇一句观之，当指为少腹痛。少腹如扇者，谓少腹阵阵风冷如被扇然。子脏即子宫。

此证由于子脏开而寒气乘之，子脏与膀胱相近，膀胱为太阳之腑，主一身而统营卫，寒伤太阳之表，则脉弦发热。腹以下均属少阴，寒伤少阴之里，则腹痛恶寒。寒气内侵，迫动其胎，故胎愈形横胀，而少腹现出阵阵风冷如被扇也。末"脏"字指子脏。

此证既由寒气侵入子脏为患，故当温其子脏，子脏温暖，则诸证悉蠲，而胎自固矣。用附子汤者，附子温下，为驱少阴里寒之要药；白术安胎；芍药破阴结，除腹痛；茯苓与术、芍为伍，有在下助长气血之能；又以子脏之所以开，胎之所以不固，不外血气之虚。故用人参补之，且以监附子之猛也。

师曰，妇人有漏下者，有半产后，因续下血都不绝者，有妊娠下血者，假令妊娠，腹中痛，为胞阻，胶艾汤主之。

妇人有漏下一句，谓未怀孕之妇人经水不调，居恒下泄如屋之漏也。妇人怀孕十月而生，若怀至四、五月胎即堕者，谓之半产，俗名小产。续下血二句，谓半产下血后仍继续下血不绝也。妊娠下血，谓怀孕期间下血也。三者截然不同。胞阻，病名，妊娠腹中痛下血，谓之胞阻。

此节须分宾主，妇人有无胎而经水漏下不匀者，有半产后因下血不绝者，此两证是宾，有妊娠下血者，此一句是主。假令二字，承上文而言，谓假令妊娠而下血腹中痛者，此为胞阻也。

此妊娠下血，与前经断后漏下不同，与下衃血更异。经断后漏下胎动脐上，乃宿有癥病使然，此则有胎无癥，由于胞中之气血不和而阻其化育，冲任脉虚，阴气不守也，至前下衃血，是无胎，此为妊娠下血，是有胎。

胞阻与恶阻不同，胞阻乃阻胞中之血，故下血而腹中痛。恶阻乃阻胃中之水，故呕恶不能食。

按血虽欲其流，不欲其泄，盖泄则不流，化源反竭，胞阻下血腹中痛，即为血妄行而有瘀之证。胶艾汤以阿胶为君，阿胶者，取其有止血之功；艾叶者则取其隔阴而化阳也；至地、芍、芎、归，养血行血，寒温相济，故此汤实为调经胎前产后之总方。凡冲任脉虚，阴气不守者，皆宜之，岂仅能治胞阻而已哉。经文以无胎漏下、半产后续下血及妊娠下血并列，殆示胶艾汤为经产阴气不守之的治欤。后人去胶、艾、甘草，易名为四物汤，谓系补血诸方之冠。板矣。

妇人怀孕，腹中疠痛，当归芍药散主之。

自膈以下至少腹曰：腹中，其中之一部分作痛，谓之腹中痛。与腹痛者范围一广一狭，不可囫囵吞过。疠音绞，一作疝，《说文》，疝，腹中急也。则疝痛当解为腹中急痛，而徐忠可、陈修园、唐容川诸贤皆训作绵绵而痛，邹润安氏亦谓疠痛与急痛有别。考《伤寒论》有腹中急痛与小建中汤之文，《伤寒论》《金匮》，均系仲景所作，仲景下笔谨慎，断不至同一病情而书两名，由是观之，当以徐、邹诸贤所训为正，质言之，疠痛者，绵绵而痛，异乎寒疝之绞痛，血气之刺痛也。

当归芍药散即当归散减归、芎、术，以苓、泽易黄芩，其不减芍药且分量甲于他味者，以芍药为治血中气结腹中痛之要药也。腹中疠痛，虚而无热，故不用黄芩，因目的在治腹中疠痛故减归、芎、术，又因腹中疠痛，究由血虚，而血生于中气。中者，土也，土过燥或过湿，皆不生物，故用茯苓、泽泻协术以渗其湿，归、芎、芍药，则任润燥之劳，燥湿得宜，则中气治而血自生，疠痛自止矣。按此方当以芍药为君，乃冠当归于芍药之上者，以妊娠首重养血、和血、行血，惟当归有此能也。

当归长于养血行血；芍药善能破阴结，止腹中痛，已言之矣。而妇人以血为主，血分之病较多，故妇人腹中诸疾痛，亦主以当归芍药散也。

或问：妇人怀孕腹中疠痛，当归芍药散主之。产后腹中疠痛，当归生姜羊肉汤主之。同为腹中疠痛，何以治法则异。

曰：怀孕腹中疠痛，由于血中气结，非芍药不为功，而欲母子均安，端赖当归、芎、术调其血气，非必要时不宜以汤剂荡之，此所以用当归芍药散也。若产后腹中疼痛，显属血虚，客寒阻滞气血，故用当归补血而行血滞，生姜散寒而行气滞，益以温补气血止痛利产妇之羊肉，俾邪散痛止而虚亦复。不用芍药者，以其苦泄破阴结，非此虚寒证所宜。又產后阴血大虚，且多瘀滞，升壅忌投，当归芍药散方中川芎辛窜，泽泻利水，白术壅气，故产后腹中疼痛、產后腹痛均不用之。

或又问：产后腹痛主以枳实芍药散，仍用芍药，亦系散剂何也？曰：产后腹痛，乃瘀滞胃不和之实证，芍药在所不禁，因其由于瘀滞，故腹痛而兼烦满，胃不和，故不得卧。爱君枳实烧黑入血分逐瘀滞以除烦满，佐大麦粥以和胃，俾能卧也。

妊娠，呕吐不止，干姜人参半夏丸主之。

有声有物曰；呕，有物无声曰：吐，呕则有寒有热，吐则由于胃中虚冷。按妇人怀孕呕吐为恶阻，无须治疗，俟产后自愈。惟呕吐不止，则脾胃大虚，胃有寒饮，不能不加以疗治，故用干姜温胃；半夏涤饮；人参扶脾胃。有谓半夏能堕胎，此盖不知有故无陨也。且半夏得人参，不惟不碍胎，反能固胎。妊娠例不用人参，恐其滞胎也，而此独用之者，以脾胃大虚，非人参不足以补益中宫且以监半夏也。此方用丸不用汤者，乃缓以图之耳。

按阳明之脉，顺而下行者也，有寒则逆，有热亦逆，寒逆用此方，热逆则必呕而不吐，宜用竹茹，半夏，生姜，茯苓，人参，麦门冬，枇杷叶等药。

妊娠，小便难，饮食如故，当归贝母苦参丸主之。

小便难而饮食如故，其病不在中焦可知。因无腹满身重等证，亦非蓄水或有水气，就其以当归，贝母，苦参合用而以当归为主言。此证显系血虚热郁而津液涩少，故小便难也。盖当归补血，贝母疏郁且除淋沥邪气，苦参清热，则膀胱邪热之气除，而淋沥愈矣。

妊娠有水气，身重，小便不利，洒淅恶寒，起即头眩，葵子茯苓散主之。

身不轻舒曰：身重。小便短少欠畅曰：小便不利。身畏冷，觉如冷水浇，曰：洒淅恶寒。头昏眼黑曰：头眩，起即头眩，谓起身即觉头昏眼黑也。

身重至头眩是证状，有水气是病因。

小便不利而无少腹满茎中痛之苦，显非蓄水而系水气在内。盖气则无形也，水气在外，则洒淅恶寒，水气阻遏阳气上升，故起即头眩。

葵子性滑，能归肾利窍，故有利小便治头眩之功；茯苓能化气行水而止眩悸。有谓葵子能堕胎不宜施之于孕妇，殊不知葵子利小便并非径情直行，尚能返顾，安能堕胎。

此证与泽泻汤证，均系水气致眩。惟彼为心下有支饮，此为身重小便不利，一上一下，一属饮邪，一为孕妇，迥不侔矣。

妇人妊娠，宜常服当归散主之。

妇人以血为主，因其月事以时下，故其病多半涉血。引妊娠尤赖血气之调，方得母子均安。又胎本母血所养，故欲胎安易产，自宜常服养血而兼和血行血之品。盖血不足者，胎必枯槁，往往半产。而血之不足，多因内热火盛，阳旺阴亏，而胎产之难，多由热郁而燥，机关不利，故以清热为次，此妇人妊娠之所以宜常服首当归次黄芩之当归散也。

因妇人多肝郁，血壅则胎病，故协芍药理肝而开血中气结；第欲血之不壅，必谷旺气行而后可，故有取于芎劳、白术。血盛能致气盛，气盛能生火，必用泄气分之火而不伤血之黄芩始能中病。至怀孕五六月，胎气日充，需血渐多，气随血下，血之精华为胎所吸，其余则与气搏化而为水，阻于腰脐之间，多病子肿，又非去水之白术，开阴结之芍药不能奏功。

综是以观，妊娠常服当归散，可减少胎之疾苦，分娩必易也，再当归散方中，当归补血润肠，黄芩除热，白术益津止汗，芍药开血中气结，川芎除血壅，产后血虚津伤，大便多难，或身热汗多，或瘀阻腹痛，均宜上药故又主产后百病。

妊娠养胎，白术散主之。

养胎，谓护养胎儿俾不致受伤也。胎儿端赖母体冲任之血濡养，而气为血之母，故必取兼长补气益血之白术散为主方也。因血行则胎安，而行者尤当上通下达，故用川芎升血分中阳气，蜀椒达下，俾血行而不壅也。且妊娠以呕为常候，呕多心下即难免痛，呕痛而须达下者，非蜀椒莫办。惟蜀椒须去闭口者，炒令汗出，始可内服。又川芎辛温升窜，易动胎气，虽用以升血分之阳气，然必用召阳归阴之牡蛎以监之，斯有利而无弊。杵为散用酒调服者，取其能行血而不滞也，按心主血，肝藏血，脾统血，妊娠无他疾而心下独痛，显系血壅，故宜倍川芎以行血。若但苦痛者，乃阴结也，须加破阴结之芍药。若吐痛心烦不能饮食者，则加半夏降逆和胃，细辛祛寒，服药后，更服酸浆水以行谷气。若呕则用酸浆水调前药服。不解，则以小麦煮汁调前药服，取其入心而用在肝也。若病已口渴者，则以寒不伤胃，补不滞中之大麦为粥下白术散。

或问：方书多谓胎前立凉，何以此用白术、蜀椒、川芎之温，至渴尚不转用凉剂，仅用大麦粥止渴。又冷庐医话载陆以湉室怀孕服川芎末少许，即胎动不安。严兼三谓常服当归、川芎，则屡生而不育，何以白术散用川芎而云养胎，当归散有芎、归而云妊娠宜常服，岂古今之人秉赋有异耶？

曰：胎前宜凉，为火下迫胎及热郁机关不利者言耳，曾谓有寒湿或上热下寒者，亦可凉乎，引妊娠首宜养血和血行血，孕妇多恶阻、子肿之疾，非当归、白术、川芎不能奏绩，已言之矣。白术散中有潜阳之牡蛎，能制川芎温升之性，且散仅一钱七，粥至少饮一升，粥多散少，亦能敌蜀椒之热。至当归散中之黄芩、芍药，性皆寒凉，能解热郁，苦降酸收，足制芎、归之走窜。后人不熟谙古方之旨，但用川芎、当归二味，甚至只服川芎末或当归精，焉得无害，况妇人多患肝气，川芎性升，如无监制之品，断不可用也。

仲景每出治法，必先指其所治何病，其病因何而致，尚恐后人误用，又必反复申明所以然之故，惟当归散、白术散两方，则概之曰：妊娠宜常服，曰：妊娠养胎，可见有病可服，无病亦可服，第白术散专主养胎，当归散则养血和血行血，清热破阴结，故能治恶阻、子肿、腹中痛、胎火诸患，俾胎无疾苦而易产，并主产后百病，其用途较白术散为广，学者尤当会意而用之也。

妇人伤胎，怀身腹满，不得小便，从腰以下重，如有水状，怀身七月，太阴当养不养，此心气实，当刺泻劳宫及关元，小便微利则愈。

伤胎，病名。怀身，即怀孕。无溺曰：不得小便。如有水状，谓腰以下重无溺腹满，有似蓄水证。太阴为肺之经。养谓养胎。肺属金，心为火，心气实则心火旺上乘肺金，致肺气不得下降，而水不得下行，因生小便不利，腹满腰以下重诸证，而水中之阳，复不能化气上升，将逼其胎下坠，此胎之所以致伤也，故曰：太阴当养不养，由于心气实也。故欲保胎，当刺心之穴劳宫以泻心气，刺肾之穴关元以行肾气，俾小便微利而心火降，心火降则肺气自行而能养胎矣。世传胎前不宜热之说实出于此。

此证与当归贝母苦参丸证不同，与葵子茯苓散证亦异，盖一为不得小便，一为小便难，一为小便不利；一则腹满腰以下重，一则饮食如故而无他苦，一则身重恶寒，起即头眩；一由心气实致肺气不降，一由血虚热郁，津液涩少，一由有水气，故一当刺劳宫、关元以泻心气行肾气而令肺气下降；一用当归贝母苦参丸补血清热舒郁，一主葵子茯苓散祛其水气也。

妇人产后病脉证并治第二十一

问曰：新产妇人有三病：一者病痉，二者病郁冒，三者大便难。何谓也？

师曰：新产血虚，多汗出，喜中风，故令病痉。亡血，复汗，寒多，故令郁冒。亡津液胃燥，故大便难。

新产，谓生子尚未弥月也。痉病一端为痉，乃风疆病也。郁结而气不舒曰郁。昏冒而神不清曰：冒。郁冒之来，为虚极而乘寒。大便难，谓大便解出不易也。喜中风，易患中风感证。亡血，谓生产时去血过多，血大耗，则气无偶而外泄，因而汗出。曰：复汗者，谓既已亡血而又自汗出也。

寒多，谓亡血自汗，是气血两耗，外寒易乘虚而袭入也。外寒入则闭而为郁，阳被郁而不得四达，从下冲上，独冒于头而昏瞀头汗出矣（参见次节），胃中津液不涸，则胃不燥，胃不燥，则小肠化物无碍而大肠传导糟粕亦易，今津液因血去过多，汗出太过而枯竭，故胃燥而大便不易解出也。

新产血去之后，八脉皆空，风、寒、暑、湿、燥、火之邪易袭，虚阳尤易外越，实不只此节所示痉，郁冒，大便难三病。然此节但示上列三病，除风寒外俱不道及者。盖风为阳邪，暑，火，温热皆为阳邪。故言风即可包括暑，火，温热。寒为阴邪，言寒即可包括一切

375

阴证。而竹叶汤证之面正赤即是阳浮上戴。

若痉，郁冒，大便难三病，亦非产后专有之证，不过产妇气血大耗，津液竭，易见此等病耳。故以之为产后病之提纲，非谓产后之病仅此也。产后恶露不行，气结血滞，为害甚大，其证治不可不知，故次焉。产后何病不可有，宜见病治病，不可拘泥，然有时不可不顾及，故又举产后伤寒，中风，下利各一例以示人。提要钩粹，不偏不倚，且面面顾到，学者苟能悉心探讨，自能得心应手也。

产后郁冒，其脉微弱，呕不能食，大便反坚，但头汗出。所以然者，血虚而厥，厥而必冒，冒家欲解，必大汗出。以血虚下厥，孤阳上出，故头汗出。所以产妇喜汗出者，亡阴血虚，阳气独盛，故当汗出，阴阳乃复。大便坚，呕不能食，小柴胡汤主之。

呕，不能食，谓因病郁冒而呕，致不能食食物。与不思食，不食异。不思食是心中不欲食，不食是因食则助胃热而增病，不食则稍安也。此外尚有食无味，谷不得下；按食无味，谷不得下，乃思食而觉食物乏味，即俗所谓食不香也。呕不能食，是因呕吐甚致谷食不得下咽，与不能食等彼此各殊，医宜详辨。

大便反坚，意谓呕不能食，多由脾胃虚，大便当溏，今不溏而干硬，故曰：反坚。但头汗出，谓独头部出汗而他处无汗也。头汗与额汗有间，额汗则仅额上有汗，头角颠顶脑后皆无汗。若头角颠顶脑后均有汗，则为头汗。手足逆冷名曰：厥。《伤寒论》已有明示，陈修园作阳气上逆解，非。

冒家，言其患冒非只一次也。欲解，将解也。下厥，当指两足逆冷而言。孤阳者，阴血大虚，则阳气无偶也。喜汗出者，因但头汗出，为阴虚阳越，若通身汗出，则所郁之阳气得以外泄而解，可得勿药之喜也。亡阴血虚四句，是释明汗出则郁冒之病解。大便坚，呕不能食者，是产后郁冒病之一端，只要见证如上，即以小柴胡汤为主方。

新产阴血大虚，阴血大虚，则阳气无偶而复汗。因之气血均耗，客寒乘虚袭入，而郁冒之病作，脉遂微弱，寒气郁结，则呕。阳被郁而不得达，兼之虚极，因而上越为冒，昏瞀而神不清，独头汗出，见证若是，自不能食。呕而不能食，则胃液必干，大肠无以润，则传导不易而大便坚矣。夫如是，阴阳气显不相顺接，加以气血大虚，不能荣于四肢，故手足逆冷形厥，阴气大虚，孤阳无偶，因而上越，下部无阳气，故两足厥而不温。阳越故但头汗出，以头为诸阳之会也。下焦阴血虚，孤阳上越而独盛，故宜折之令其全身汗出，俾所郁之阳气得以外泄而解，所谓损阳就阴，则阴阳乃复也。

呕不能食，大便坚，由于郁冒而胃液干，故宜疏郁和胃生液，而呕为木火之郁，木郁宜达之，火郁宜发之（见《内经·素问六元正纪大论》），小柴胡汤以柴胡为君，柴胡能达能发；佐以黄芩清火；半夏止呕；人参、甘草、大枣和胃生液；生姜散寒宣通阳气。自可为产妇郁冒及大便坚之主方，服后则上盛之阳从汗而泄，郁开而阴阳和矣。

按产后昏谵汗厥恶露行，亦有属痰饮者，宜用蠲饮六神汤（石菖蒲、胆南星、旋覆花、白茯苓、橘红、半夏曲）。

病解能食，七、八日更发热者。此为胃实，宜大承气汤主之。

病解能食，谓郁冒之病解后已能吃饭及其他食物也。七八日更发热，谓郁冒之病解后七八日，又发热也。此发热当指蒸蒸发热言，蒸蒸发热者，热在肌肉，如熏蒸也。阳明主肉，故蒸蒸发热为阳明病。胃主纳谷，为阳明之腑，能食而发热，显非虚证，乃产后病郁冒愈后复因停食而蒸蒸发热也，故名之曰：胃实，而主大承气汤下其宿食。

古人治病，每于虚处求实，实处求虚。前者如五劳七伤中有干血之大黄䗪虫丸证，后者如阳明病大便硬而汗出小便利之用蜜煎导法。盖五劳七伤虽属虚证，然因其有瘀血，则以祛瘀为急，而不宜偏补其虚。汗出小便复利，此为津液内竭，虽有阳明大便硬之证亦不得攻之，此吾人所宜注意者也。

又大虚之后有实证，不可不知，如此节产后郁冒，因气血大虚，客寒乘之而得，已言之矣。第郁冒差后，有因停食发热之胃实证，又当从实证而论治，慎不可以其产后气血大虚，曾患郁冒而率投补剂。亦不可畏大承气汤药峻，以为非产后所宜，而改山楂，谷芽，麦芽，神曲之属，消耗胃气。

朱丹溪谓产后惟大补气血为主，其证显偏而不可法。故虽喜用温补之张景岳，亦力辨其非，惜张氏独泥于产后宜温之谬说。致近世涉猎医书者金谓产后宜温，禁用凉剂，不知产后固宜用补，然仍须先议病后用药。若其病宜用寒凉攻下，即当放胆用之。所谓宜寒宜凉，对证并不禁也，如此节胃实证，虽在新产亡血复汗寒多郁冒之后，仍主以大承气汤是。

产后腹中㽲痛，当归生姜羊肉汤主之，并治腹上寒疝，虚劳不足。

㽲痛，谓绵绵而痛，其痛缓。腹气逆上作痛谓之寒疝。五势、七伤、脱力、气血虚损，皆得称为虚劳不足。

按当归生姜羊肉汤，又主腹中痛及胁痛里急（见腹满寒疝宿食病脉证章）。此方三味均列而以当归冠之，则其所主之腹中痛，胁痛里急，寒疝，产妇腹中㽲痛，必由血虚，寒邪乘虚逼迫血分。盖当归为补血之品；生姜连质合煎，能散在下之寒；羊肉温补气血，故此方又能治虚劳不足。第此虚劳不足，当指气血虚而有寒滞者，与黄芪建中汤证之虚劳不足，由于营卫不和，阴阳形脉俱不足者有间。至若阴虚有内热之人，以上两方，皆不可用，医者审之。

产后，腹痛，烦，满，不得卧，枳实芍药散主之。

此证之烦，由于不耐腹痛而生，不得卧则由烦满所致，曰腹痛烦满而不曰虚烦，足征其为实证而非虚证，不可投补剂矣。

腹痛烦满不得卧，本系小承气证，惟在产后则非特为气分壅结，血分且必有留滞。枳实破热结除满，烧黑能利气中之血；芍药破阴结，止腹痛，能利血中之气。气利则满除，血利则痛已，痛满既蠲，必不烦而能卧矣。

此证与上节之证，一实一虚，一疏一补，恰是对子。盖示人以产后之病，亦有实、有虚，宜详加辨认，慎勿囿于产后阴血大虚宜补气血之偏见而致偾事也。

师曰：产妇腹痛，法当以枳实芍药散，假令不愈者，此为腹中有瘀血著脐下，宜下淤血汤主之，亦主经水不利。

产妇腹痛，服枳实芍药散不愈者，显非积滞胃不和，乃有瘀血著脐下，即所谓恶露不行也。此证非芍药枳实所能为力，其脐下必硬痛，故宜下其瘀血，而主以下瘀血汤也。

　　下瘀血汤方用大黄、桃仁、䗪虫，考《神农本草经》，大黄主下瘀血、破癥瘕积聚，故用以为君。脐下为小腹，小腹两旁，谓之少腹，瘀血著脐下，是少腹有故。盖少腹者胞宫藏血之所，恶露由此出也。夫产后恶露之不行，必因邪气所阻，故桃仁能入血分以通气，气通则邪除而血行。且稽之以《伤寒论》《千金方》等书，用桃仁之外候有三，曰：少腹有故，曰：身中甲错，曰：表证未罢，则此证自当用之。䗪虫味咸气寒能去脐以下之积血，又善能续绝伤，产妇阴气大伤，而积血著脐下又当速去，故必用此始为标本兼顾万全之法。

　　方中大黄、桃仁、䗪虫均负重任。产妇腹痛有瘀，应以下瘀血为急务，故方名下瘀血汤。按此方即抵当汤以䗪虫易䗪虫、水蛭，或问：䗪虫水蛭，皆能行血破瘀，何以不用于此证？曰：䗪虫、水蛭，只能治腹中脐下已凝之瘀，而不能治新积之血，产后恶露因邪气所阻而著于脐下，自属新积之血而非久凝之瘀。观下瘀血汤方后注明，新血下如豚肝可知矣，从而䗪虫、水蛭自不可投，再瘀血不限于久凝之瘀，即新积之血，亦可谓为瘀血也。

　　兹录清王孟英治产后恶露不行验案两则以资参考。

　　一妇娩后恶露不行，或劝服生化汤，王孟英适至，诊曰：阴虚内热，天令炎蒸，虽赤砂糖不可服也。以生地、丹参、丹皮、豆卷、茺蔚子、茯苓、桃仁、栀子、山楂、泽兰、琥珀投之，即效。

一妇产后恶露不行，而宿哮顿发，孟英以丹参、桃仁、贝母、茯苓、滑石、花粉、桂枝、通草、蛤壳、苡仁、紫苑、山楂、丝瓜络、茺蔚子、旋覆花、琥珀。出入为方，三日而愈。

观上两案，用药均不出下瘀血汤之范围，其不用大黄、䗪虫而代以丹参、琥珀等味者，盖因人之体质不齐，脉证各殊也。

产后七、八日，无太阳证，少腹坚痛，此恶露不尽，不大便，烦躁，发热，切脉微实，更倍发热，日晡时烦躁者，不食，食则谵语，至夜即愈，大承气汤主之。热在里，结在膀胱也。

无太阳证，谓无头项痛、腰脊强、发热恶寒之证。少腹坚痛，谓脐下两旁硬且痛也。恶露不尽，谓恶血未尽去也。此发热指蒸蒸发热言，明其热在肌肉，乃阳明里证。若太阳表证发热，则一日二三度发，随寒随热，随热随寒，所谓翕翕发热是也。切脉，谓以手诊脉也。脉应指有力，长大而坚，三候皆然曰：实。主实邪热结。微，略形之谓，非指鼓动无力之微脉也。更倍发热，谓热度增高也。更倍发热两句，谓发热至日晡时热度增高，因而烦躁也。

谵语，疾而寐语，呼之即醒，乃阳明实热，与热入心包之谵言异。谵言是醒而胡言，神昏不知人，二者有别。不食二句，谓日晡时不可食食物，食则谵语。盖食能助胃之热也。至夜即愈者，谓戌时以后，阳明气衰，故谵语止，非谓诸证悉瘥也。此与热入血室之昼日明了，暮则谵语如见鬼状恰相反。由此可知此节之证，不崇在血，乃热在阳明之里，故有蒸蒸发热及不大便，食则谵语之证。

因产后血虚，热邪乘虚袭入胞室，致恶露不能尽出，积淤其间而坚痛，故曰：结在膀胱（指当膀胱之处），法当荡涤阳明里热兼下瘀血，舍大承气汤其谁能治之。若以为产后恶露不尽宜下其瘀而但治其血，则病必不除。

此节及以下伤寒，中风，下利三节，示治病宜随证处方，即喻嘉言氏所谓先议病后用药，慎毋拘泥产后，如下节见伤寒阳旦证，即与阳旦汤。中风证即用桂枝汤加减之竹叶汤。下利证即主以白头翁加甘草阿胶汤。此节之证，既属阳明里热，血淤胞室，即宜投大承气汤，不得以产后为虚而不攻，亦非但攻其瘀所能奏效。其无太阳证四字，不仅可明下文，发热系阳明里证之蒸蒸发热，而非表证之翕翕发热，言外见有太阳表证者即不可下也。

产后中风，续数十日不解，头微疼，恶寒，时时有热，心下闷，干呕，汗出，虽久，阳旦证续在者，可与阳旦汤。

此中风，指外感太阳中风证言。表证已罢曰：解。数十日不解，谓患感已数十日之久，中风证仍在也。心下闷，谓心下（膈间）迷闷不快，与胸满，心下痞，结胸，脏结均异。有声无物曰：干呕。汗出，指自汗言。头微疼，恶寒发热，干呕汗出，为桂枝证。心下闷，系风寒之邪入中焦。上述桂枝证益以心下闷，即名为阳旦证，故虽为时已数十日，只要阳旦证尚在，即可与阳旦汤。

考《伤寒论》误服阳旦汤之救治一节，知阳旦证除前述诸证外，尚有脚挛急一证。阳旦汤，系桂枝汤加附子增桂枝，以附子能除风寒邪气，温中治拘挛，桂枝能宣阳去闷也。

按阳旦汤，坊本多依孙思邈说，谓系桂枝汤加黄芩。清喻嘉言亦从其说，且谓尚有阴旦汤，不知其何所据而云也。

此节示产后见伤寒阳旦证，仍当按法与阳旦汤。言外见产妇患感，但见何病即与何方，幸勿拘忌，惟阳旦汤增桂能令汗出，产后阴血大虚，当谛审其可与则与，不可与则弗与，故曰：可与阳旦汤也。

上节为阳明里热实邪，兼血淤胞室，虽生产甫七八日，与大承气汤而不伤于峻，此证为太阳表邪不解，虽历数十日之久，仍可按法与阳旦汤而不虑其散也。

或问：阳旦汤系桂枝汤增桂令汗出，此证汗出已数十日之久，又系产后，何能再令汗出？曰：因其心下闷，当去芍药之酸收，惟芍药、甘草同用，有补血之功，产后亡血，未便去之，故增桂枝以宣阳除闷。至汗出数十日之久，因其与发汗遂漏不止之证异中有同，故亦用桂枝加附子汤法，固少阴之根而止其汗焉。

产后中风，发热，面正赤，喘而头痛，竹叶汤主之。

此中风亦指外感中风言。中风发热喘而头痛，显系太阳桂枝证，太阳经脉起目内眦，上额交颠，下脑后，此头痛必额颠脑后皆痛。主以竹汤者，盖产后中风，发热面正赤，喘而头痛，乃阳无根而上泛，复为阴翳所累。故用柔润和阳，轻清散阴之竹叶为君，率葛根、防风、桔梗以解散其阴。且此证虽系桂枝证，然其面戴阳而喘，则为下虚，故用桂枝汤中之桂枝、甘草、生姜、大枣，不用破阴结性苦泄之芍药，而加扶下焦虚阳之附子。若颈项强者，乃太阳风寒之邪入于筋脊，应用大附子一枚。

张石顽氏谓本方中之附子，恐系方后所加，未免误解。又此证阳不蠖屈于下而蟠于上，不能不以竹叶清之，桔梗开之。然阳之离根而上者，未必遽因附子遂猝然止也，故用防风使之随卫气外达而行，借其发散即借其悍护，用人参安辑中气，内顾根本，用葛根则在解阳邪起阴气以和阳，呕为胃气上逆，故加半夏以和胃降逆，此汤既能祛邪，又能扶正，可谓面面顾到。

按上二节，是示人勿拘泥产后，而下节及末节，又示人要照顾产后。此节中风虽同，然面正赤而喘，乃虚阳上浮，则由于产后阴血大虚所致，故宜祛风邪而兼扶正，不可忘却产后，而以寻常中风治之也。

妇人乳，中虚，烦乱，呕逆，安中益气，竹皮大丸主之。

妇人乳，谓哺乳之妇。中虚，中焦虚乏也。心烦不安见诸言曰：烦乱，与躁扰见诸行者不同。胃气上逆，致喉中发声。物自咽出曰：呕逆，与吐逆，呕吐，吐酸均异。安中，谓安定中焦。益气，谓补养其气以生血。竹皮即竹茹。

哺乳之妇，乳汁去多，则中焦虚之，致心神无依而烦乱，下不能安胃以和气，则胃气上逆而为呕逆，故宜安中益气。主以竹皮大丸者，以竹茹能益气安中而除烦止呕逆，故用之为君；重用甘草并以枣肉和丸者，取其填补中宫化生汁液；又以桂枝协竹茹达心通脉络，以助生心血，俾神得凭依而烦乱止；复佐石膏、白薇清胃降逆，使气得安养而呕逆除；白薇为治血虚液衰致阳气浮越而热盛之要药，故有热者倍之。至柏实能使气血相生，因之烦喘可定也。

或问：乳者，血之所化，乳汁去多，其血必虚，于法当补血。当归、枸杞为补血要药，白术能补中气而益

血，何以此证皆不用？曰：当归性温体滑，仅能治阳气
蹶于血分，枸杞子性滋腻能妨中运，白术温而燥，非烦
乱呕逆者所宜，是以不用也。

产后下利虚极，白头翁加甘草阿胶汤主之。

考《伤寒论》白头翁汤，主下利欲饮水或热利下重
者，叶天士、王孟英诸贤，均用以治热证泻痢，此节所
谓下利，当指热证泻痢而言，其人必脉数口干或下重，
若系虚寒泄泻，下利清谷，脉沉微迟缓者，断非此汤所
宜，此学者所宜留意者也。

产后阴血大虚，益以下利伤其脾胃津液，故曰：虚
极，法当大补。故于白头翁汤方中加甘草益气，养胃阴
生津液，阿胶补血益脾。因产后虽宜补血，第气为血之
母，血乃中焦胃汁所化，故以甘草冠阿胶之上而名为白
头翁加甘草阿胶汤。

妇人杂病脉证并治第二十二

妇人中风，七、八日，续来寒热，发作有时，经水适断者，此为热入血室，其血必结，故使如疟状，发作有时，小柴胡汤主之。

中风，指外感之中风证而言。即具有发热，汗出恶风，脉缓之脉证者。七八日，谓已病中风七八日。续来寒热，发作有时，谓七八日之前，业已热除身凉和，乃至七八日之间，又作寒热，故曰续来。寒热者，寒时即不热，热时即不寒，来去皆有定时，故曰：发作有时。经水适断，谓续来寒热时，月经适于此时停而未行也。

热入血室四句，谓中风之热邪，乘其行经之虚而入于胞中，胞中之血，为热邪所遏，致经停而不得畅行，卫气行到其间，遇阻而不能达，遂与邪相争，而发为寒热。卫气之行经其处也有定时，故寒热亦休作有时也。故用小柴胡汤透达卫气，使邪热随气透达于外，则血分自清矣。医者如误以为疟而截之，必致偾事。

其知为血结而投以破血之剂者，则邪虽有可出之机，然真气已败损矣。引寒热为少阳经病，此证原为中风，依《伤寒论》伤寒中风，有柴胡证，但见一证便是，不必悉具之指示，恶得不用小柴胡汤耶。再就其方中药味论之，柴胡长于透达，又擅调经之能；黄芩退热；姜、夏除寒；人参、甘、枣之扶脾胃而生津，此证服之，寒热当能已也。

妇人热入血室后发斑，可用小柴胡汤加生地。

按此证在初感时，切不可投小柴胡汤。盖小柴胡汤虽能治伤寒中风，因其为半表半里之剂，究不宜于初感有表证无里证之时，误用则反致引邪深入。在此证必其热已入血室，因而血结，经水断续来，寒热发作有时者，始以小柴胡汤为主方也，当须识此，勿令误也。

此外尚有应注意者，此证与桂枝麻黄各半汤证，桂枝二麻黄一汤证不同。桂枝麻黄各半汤证，是太阳病八九日，如疟状，一日二三度发，仍属发热恶寒，而非往来寒热发作有时，且面反有热色，身痒无汗，此乃太阳外寒固闭，郁热壅遏使然。桂枝二麻黄一汤证，乃桂枝汤证服桂枝汤不得法，而变成形如疟，一日再发，乃肌表兼病也。

妇人伤寒发热，经水适来，昼日明了，暮则谵语，如见鬼状者，此为热入血室，治之，无犯胃气及上二焦，必自愈。

曰：伤寒，则必具恶寒体痛，呕逆，脉阴阳俱紧之脉证。经水适来，谓其时适逢月经至也。昼为阳而主气，暮为阴而主血，今昼日明了（谓白天清楚），暮则谵语（谓黄昏以后呓语），其病显在血而不在气，而谵语乃热证，又适值经水来，则此证的系热入血室无疑。

仲景恐后学误断为阳明胃实之谵语而用硝、黄、枳、朴，攻其胃与上二焦，故有治之无犯胃气及上二焦之指示。意谓但从热入下焦血室治，则谵语必自愈，不可误行治谵语之常法，致病不愈而上中二焦及胃气反受伤也。然则此证当用何药，喻嘉言、唐容川、郭白云金谓宜小柴胡汤，柯韵伯谓宜刺期门，余以小柴胡汤能治伤寒中风及热入血室，前已言之綦详，此节又承上节小柴胡汤证，汉文言简而意深，则此节治之二字，殆即当与小柴胡汤之示也。，

按阳明胃实之谵语，其热必潮，其腹必满，其谵语日夜皆有，此证则为发热而非潮热，暮谵语而昼则明了，且无腹满之候，易辨也。

热入血室，不仅伤寒中风有之，即杂病亦有此候，如妇女经后忽病如狂，腹时痛胀，昼则明了，夜多梦呓，即是热入血室，惟治法则宜用凉血去瘀之品，如犀角，菖蒲，桃仁，红花，胆星，旋覆，赭石，丹参，琥珀等味，瘀血行则神情爽慧矣。至温病湿温中暍之热入血室者，当宗《伤寒论》之法治之，毋庸喋喋。

妇人中风，发热恶寒，经水适来，得之七、八日，热除，脉迟，身凉和，胸胁满，如结胸状，谵语者，此为热入血室，当刺期门，随其实而取之。

由首二句知起病时系太阳中风证，必具有发热汗出恶风寒，头项强痛，脉浮缓等脉证。胸胁俱满曰：胸胁

满，胸满多为表证，胁满则为半表半里证，以邪气自表入里，必先自胸膈经心胁而入胃肠也。此证七、八日表邪渐入于里，故外热除而脉迟身凉和，转为胸胁满，如结胸状。谵语，所谓如结胸状者，谓外形胀满如结胸然，而实非结胸也，以结胸乃心下坚满拒按，且有热。此证则为胸胁胀满不痛而无表热。

何以知其为热入血室，因血室下居腹内，为厥阴肝所主，胁亦属肝，热气上行，故邪热入血室，有胸胁满如结胸状之证。肝主语，热入血室，伤肝，故有谵语，总之此证为肝之实邪。期门，穴名，肝之募也。故刺期门以泻肝之实邪，是穴刺法。肥人至多一寸（市寸），瘦人减半，不肥不瘦中取之，下针后，令病人吸五吸，停针良久，徐徐出之，此平泻法也。

随其实而取之一句，示后学诊病，见何经邪盛，即应泻何经。如此证系肝经邪盛，即刺期门以泻其肝也。反之可悟何经虚者，即宜补何经也。此外尚有当虚则补其母，实则泻其子以及肝虚当先实脾之，学者宜参《内经》《难经》《伤寒论》诸医经及本书其他各章而求其详悉也。

按温热证中尚有血结胸证，与此不同。其证身体必重，侧旁气痹，痛连胸背，法宜去邪通络，犀角地黄汤，加桃仁、红花、生大黄、枳实。又有杂病胸痛，由于胸有瘀血，指甲与唇俱青，脉沉弦，宜丹参，桃仁，赤芍，归尾，五灵脂，乳香，琥珀，东洋参等药。

阳明病，下血谵语者，此为热入血室，但头汗出，当刺期门，随其实而泻之，濈然汗出则愈。

此言阳明感证，亦有热入血室之候，不必定在经水适断或适来之时。下血，指由后阴或前阴出血而言，乃热迫血下行也。此虽为阳明病，然非胃家实而为热入血室。因肝藏血，血室以厥阴肝为主，而肝主语，故热入血室有谵语证，不可误为胃家实之谵语。

但头汗者，谓余处无汗，仅头部出汗也。血室中冲任脉皆上行，肝脉亦上颠，热入血室，其气上冲，故头汗出。刺期门者，以门为肝之募，刺之可泄肝经血分之热邪也。故刺后则周身濈然汗出，血室中之热邪随汗而出，故病愈。濈然，水流出貌。

妇人咽中如有炙脔，半夏厚朴汤主之。

如有炙脔，谓咽中有痰气阻塞，宛似燻肉贴于其内之旁，吐之不出，吞之不下，俗谓之梅核气病。良由七情菀结，痰凝气滞使然。主以半夏厚朴汤者，方中半夏降逆气；厚朴消痰疏表开结；紫苏叶散郁；茯苓祛痰饮；生姜扶正祛邪。若此则郁散气调痰消结开矣。

此证男子亦间有之，徐忠可治王小乙案可证也。按徐忠可治王小乙，初用半夏厚朴汤，投之立愈。后每发，夜中灯下，每见晕如团五色，背脊内酸，知其阴气不足，乃用前汤加枸杞、菊花、丹皮、肉桂，晕乃渐除，而咽中之病亦愈。

《三因》四七汤方用姜汁炒半夏五钱、姜汁炒川厚朴三钱、茯苓四钱、紫苏二钱，加姜、枣煎，功专舒郁，能纾痰涩呕痛。实即半夏厚朴汤加枣也。

此节所谓咽中如有炙脔，即《千金方》所谓咽中贴贴状吞之不下，吐之不出者（与噎证不同，噎乃饮食之际如有物梗阻塞之状也），炙脔贴于咽中，病在上，奔豚起于少腹，病在下，俱属于气，炙脔乃七情郁结而成，奔豚皆从惊恐得之。惟仍分肾气凌心之奔豚与肝气之奔豚二种。

妇人脏躁，悲伤欲哭，象如神灵所作，数欠伸，甘麦大枣汤主之。亦补脾气。

妇人，包括室女在内。脏指五脏（心、肝、脾、肺、肾）而言，脏躁谓五脏之全部或一部，津液阴血不足。肺津虚则悲伤欲哭，心血虚则神乱，而如有神灵所凭。呵欠曰：欠。伸，即俗所谓伸懒腰也。肾精虚则欠，胃阴虚亦欠，脾主四肢，脾气虚则伸。数欠伸者，时作欠伸也。主以甘麦大枣汤者，盖人以胃气为本，方中甘草养胃阴，生用能生津缓急；小麦能养肺津，舒肝郁，又能养心血；大枣养脾，补气补津液。诚治脏躁之良剂，补脾气之佳方。

旧时代妇人因受社会与家庭中不平等待遇，故多悒郁，善思虑，致病发心脾，寝汗减餐，晡寒夜热，咳嗽胁疼，肌削神疲。而平昔畏药者，不可强药再戕其胃，宜以此汤加藕，以红枣易大枣，令其频饮弗辍，久服自愈。盖红枣色赤补心，气香悦胃；藕能舒郁怡情养血；合之甘麦，又可益气润操缓急，且性极和平，不滞不寒不热，无恶劣之味，不妨久任。

王孟英氏治朱氏妇案可稽，余按凡病人脾胃弱，津液阴血虚少，不堪任药饵者，皆可用此法，不必拘于妇女，亦毋须具有悲伤欲哭，状如神灵所作数欠伸之证也。他如阴虚木火上亢，而见面赤自汗、心悸、头疼、口燥等证者，以甘麦大枣汤加减，取效甚捷，不可以果类药而忽之也。

妇人吐涎沫，医反下之，心下即痞，当先治其吐涎沫，小青龙汤主之。涎沫止，乃治痞，泻心汤主之。

吐涎沫，乃上焦有寒饮，法当温其上焦，乃医者反用寒下之药，致寒邪入里而增心下痞闷不舒之证。痞者，但满而不痛也。若满而硬痛，则为结胸证矣。

痞为阴寒之邪入里所成，反用寒凉之泻心汤者何？盖急泻其阴，阳亦随之而降，斯阴邪凝结者去而真阳流布矣。因泻心汤为寒剂，故宜于寒饮已去之后服之，否则反增其寒邪。引先上后下，先表后里，为治病之原则，此其所以有当先治其吐涎沫之训欤。

吐涎沫由于上焦有寒饮，小青龙汤方中桂、麻、姜、辛、夏、芍、五味子，皆温上祛寒饮之药，故以之为主方服之则涎沫必止，然后再用泻心汤，则痞亦除矣。

按此证之吐涎沫，与肺痿吐涎沫不同，彼为肺中冷，上虚不能制下，故目眩而遗尿，此则由于上焦有寒饮，但吐涎沫而已。故彼用益气之甘草，温而且守之干姜以治之也。

妇人之病，因虚、积冷、结气，为诸经水断绝，至有历年，血寒积结，胞门寒伤，经络凝坚，在上，呕吐涎唾，久成肺痈，形体损分；在中盘结，绕脐寒疝，或两胁疼痛，与脏相连；或结热中，痛在关元。脉数无疮，肌若鱼鳞，时着男子，非止女身。在下未多，经候不匀。令阴掣痛，少腹恶寒，或引腰脊，下根气街，气冲急痛，膝胫疼烦，奄忽眩冒，状如厥癫，或有忧惨，悲伤多嗔，此皆带下，非有鬼神，久则羸瘦，脉虚多寒。

三十六病，千变万端，审脉阴阳，虚实紧弦；行其针药，治危得安，其虽同病，脉各异源，子当辨记，勿谓不然。

虚谓气虚血少。积冷谓久积冷气。结气谓气血菀结。经者，常也。此血来有常期，故名经水。失常则有迟速、多少、崩中、漏下、逢期则痛之象，故曰：诸经水。断绝，谓经水因虚，积冷或结气而致不来也。至有历年，谓经水不来已有一年以上。血寒积结，谓血气因沉寒夙冷而不流通，菀结于内。胞门，子宫口也。寒伤，为寒气所伤也。经络凝坚，谓气滞血凝，则肌肉筋骨为之不利，如肌若鱼鳞，膝胫疼痛，形损羸瘦，不仁，麻木，难以屈伸等是。

涎，口涎也。唾，涎之浊者。咳而胸中隐痛，咽燥喘满，多唾浊沫，时时振寒，久久吐脓如米粥，为肺痈。形体损分，谓成肺痈后，形体尪羸，与未病时判若两人。盘结，谓血气菀结于心、脾、肝之间。恶寒，不欲食，绕脐痛，若发则白津出，手足厥冷，为寒疝。胁在胸背之间，行身之侧。脏，子脏也，即子宫。或结热中，热气结于心、脾、肝之间。无疮，谓病人身上无疮疡痈毒。肌若鱼鳞，谓肌皮起皱纹如鱼鳞状。

时著男子，谓男子亦有此热结之证。在下未多，谓带下证不多见也。经候不均，谓经水不准时而至，且或多或少也。阴掣痛，谓行经时阴中筋掣痛。气街，穴名，乃冲脉行经之穴。气冲，谓气由气街上冲腰腹，致腰腹急痛，而痛根则在气街，故曰：下根气街。唐容川谓：气冲即是气街，非。

冲脉与少阴之大络，并起于肾，经气街，伏行骷骨内踝际，痛根在气街，故膝胫亦疼烦，因疼而致心烦，曰：疼烦。奄忽，有时突作也。眼黑之谓：眩，昏瞀而神不清曰：冒，手足逆冷而神昏曰：厥。意不乐，直视僵仆曰：癫。嗔，怒詈也。此皆带下两句，谓自经候不匀以讫悲伤多嗔，皆为带下证，并非鬼神作祟。

盖示人遇此等证，应延医用药调治，勿信巫觋之言，致为所误也。按女子系胞，全赖带脉主之。盖以其根结于命门，环腰贯脐，居于身之中停，当属之于脾，故女子脾病，名曰：带下，以其属脾而又下垂于胞中，随带而下也。

三十六病，指十二瘕，九痛，七害，五伤，三因而言。

十二瘕者：谓所下之物，一，如青泥；二，如青血；三，如紫汁；四，如赤皮；五，如脓痂；六，如豆汁；七，如葵羹；八，如凝血；九，如青血似水；十，如米汁；十一，如月浣；十二，如经度不应期也。

九痛者：一，阴中痛伤；二，阴中淋痛；三，小便即痛；四，寒冷痛；五，月水来腹痛；六，气满注痛；七，汗出阴如虫啮痛；八，胁下痛；九，腰痛。

七害者：一，害食；二，害气；三，害冷；四，害劳；五，害房；六，害娠；七，害睡。

五伤者：一，孔痛；二，中寒热痛；三，小肠急牢痛；四，脏不仁；五，子门不正。

三因者：一，月水闭塞不通；二，绝产乳；三，赢瘦不生肌肉。

千变万端，言变化无穷也。审脉阴阳，至脉各异源六句，谓除认定病证外，尚须详察其脉之阴阳、虚实、紧弦而再议治法，始克转危为安。设病证同而脉异，则治法亦不同，不可徒执一法也。脉之阴阳，如浮、大、滑、动、数为阳脉，沉、弱、涩、弦、迟为阴是，脉之虚实，如细、微、弱、芤、革、散等为虚，大、实、牢、滑、数等为实。寒甚有痛处则脉紧，气结则脉弦。

按此节当分五段看，起首至经络凝坚为一段，示妇人经水之有多少迟速，痛与不痛，及崩中漏下之别，至经水断绝之原因则不外（一）虚（二）积冷（三）结气而已。

在上，至形体损分为一段，示风热蓄结，血积上焦，始则呕吐涎沫，久则成肺痈，形体尪羸，与未病时判若两人。在中，至非止女身为一段，示血气菀结于心、脾、肝之间，寒气凝滞，则为绕脐寒疝痛，两胁子脏亦牵迹作痛。又有热结，其痛在脐下之关元穴，即血室之内作痛，其脉必数。身无疮疡，蒸为干血，致肌若鱼鳞，男子亦有此疾也。

在下未多，至非有鬼神为一段，示带下证之证状。久则羸瘦至末句，总结前数段而言。示后学宜谛审脉证形质，分别寒热、虚实，及病之在上、在中、在下，而立方施治，或酌用针砭，不可执一也。

按带下证经候不匀，可知其经水尚未断绝，则此节前四段当分开看，陈修园谓：全节皆为带下证。非。

问曰：妇人年五十所，病利数十日不止，暮即发

热，少腹里急，腹满，手掌烦热，唇口干燥，何也？

师曰：此病属带下，何以故？曾经半产，瘀血在少腹不去，何以知之？其证唇口干燥故知之，当以温经汤主之。

妇人年五十所，谓妇人年满五十岁。其时七七之期已过，天癸当竭，而病下利，似非因经水所致。不知由于少腹旧有积血，欲行而未能遽行，于是下利窘急，至数十日犹未止。暮即发热者，乃血结在阴，阳气至暮不得入于阴而反浮于外也。少腹里急腹满者，阴寒在下，血积不行也。手掌烦热，病在阴，以掌心属阴也。唇口干燥，血内瘀而不外荣也。此为瘀血为患，不必治痢，但去其瘀而利自止。

温经汤方中以吴茱萸为主，吴茱萸主温中除湿血痹，故用之为君，当归、川芎、芍药、阿胶，皆补血液之药，以此证瘀久荣血必衰也。桂枝能散血分之结，则当行者（瘀血）自行。此证暮即发热，是兼有表证，因瘀血在大肠，大肠与肺为表里，大肠有病，必延及肺，肺主皮毛，故发热。牡丹皮主寒热邪气，除淤血留舍肠胃，故适宜于此证。

夫血主于心，统于脾，藏于肝，荣血虚则心、肝、脾皆虚。人参补五脏，且扶胃，此证下利数十日不止，脾胃大伤，故用人参、甘草、生姜、夏，以扶脾胃；久病伤津，恐吴茱萸、半夏等药耗津，虽有人参生津而力不足敌，故再益以麦门冬，提拽胃家阴精，润泽心、肺，以除手掌烦热。汤名温经，以瘀血得温即行也，方内多培养气血之药，未尝着重逐瘀，而瘀血自去者，此养正邪自消之法也。

温经汤能补气血，能温能通，故亦主妇人少腹寒，久不受胎，方中补血液之药多，尤以阿胶能续血之化源，化源续，则新血生而瘀自行，故能兼治崩中去血，至月水过多，则血必不足，故可用温经汤补其血液。惟亦有因热而迫血妄行者，则不可用此汤。若至期不来，少腹瘀积，手掌烦热，气血衰少者，其宜温经汤，自不待言。他如既行而腹痛喜按由于气虚血少者，似亦可治。

带下，经水不利，少腹满痛，经一月再见者，土瓜根散主之。

首冠带下二字，则必具有少腹恶寒，阴中掣痛，气冲急痛，膝胫疼烦，上引腰脊，奄忽眩冒，状如厥癫，或有忧惨，悲伤，多嗔等证。经水不利，谓月事不能准时而至，又不爽利，即前所谓经候不匀也。因经水不能如期，且未畅所行，以至少腹满痛，因其有热，故不及待下月之期而于本月内再至。

夫经一月再见，而曰：不利。以其蓄泄失常，前经停瘀未畅所行耳，此乃桂枝所主。所谓通中不通者也，满痛在少腹，乃芍药所主。所谓阴结阳不布也，以其由于带下，则因带而经络滞涩，故用土瓜根为主以滑泽其途径，并用䗪虫连络其断续也。

按经一月再见，与经事参前有间，盖经一月再见，乃一月之间经来两次而不畅利，且少腹满痛也。经事参前，则不过此次行经日期，较上次提早数日。如上月经来系十三日，此月则在十二日以前即至也。经事参前，多因血分有热，可用白芍，丹皮，生地，当归，香附之属。如痛而经来，黑色有瘀，可加金铃子，玄胡索，泽兰，郁金之类。

经候不匀，除前述参前及一月再见者外。尚有逾期而经始行，或数月而一行者，其原因或由于气血虚少，脾气失养，或由于脂痰凝寒，前者宜温经汤，后者宜温通祛痰。至月水来，过多或少而色淡者，多属虚候，前者乃温经汤所主，后者宜四物汤加人参、白术。

尝见禀质素弱之妇女，因情怀悒悒，汛事渐愆，肌瘦吞酸，寝食皆废者，宗王孟英氏法以高丽参，盐水炒黄连，甘草，小麦，红枣，百合，白茯苓，牡蛎，白芍，旋覆花，新绛纱等药治之辄效。盖甘以缓之，苦以降之，酸以敛之，皆古人之良法也。病愈后，可参、归、地善后，则必康强胜昔。

此节与前节皆带下证之证状及治法，所谓带下，非指白带、赤带可知，学者慎毋误解。

再此节所谓经水不利，系指经水不能如期而至，且不能畅行也。自与月闭不同，而月闭与逾期而经始行，及数月而经一行者亦有间。盖月闭者，月事不来也，病多在中，《内经·素问评热病论》曰：月事不来者，胞脉闭也。胞脉者，属心而络于胞中，今气上迫肺，心气不得下通，故月事不来也。《内经·素问阴阳别论》曰：二阳之病发心、脾，有不得隐曲，女子不月。月闭有因于热者，有因于寒者。

寸口脉弦而大，弦则为减，大则为芤，减则为寒，芤则为虚，寒虚相搏，此名曰：革，妇人则半产漏下，旋覆花汤主之。

孕妇得革脉必半产者，血虚不足以养胎也。无孕之妇女得革脉，知其血已虚少，必因漏下使然。

脉革半产、漏下，既由于血虚，乃不用补血之剂，而用治积聚肝著之旋覆花汤何也？钱天来氏谓：系错简，半产漏下，气已下陷，焉有用旋覆花下气之理。陈元犀氏谓：非用于漏下之时。

第考《神农本草经》，旋覆花功能补中下气，脉革为外盛中虚，舍补中而谁何？然旋覆花之补中，端赖其下气之力，盖气能下返，则血源自裕。浮取得弦脉，为内阳衰惫，故用得阳气即森然之葱茎，通其在内疲敝之阳。绛，深红色也，新绛能行络中之血而不伤，络通则血泽，瘀去而新血生矣。余遇此证，辄用此汤，投之多效，若用补血之剂，而不思所以裕其源，是犹头痛治头，脚痛治脚，其不偾事也几希。

妇人陷经漏下，黑不解，胶姜汤主之。

陷经漏下，谓经血下泄，久而不已，惟不若崩中之血来汹涌耳。黑不解，谓先下鲜红，继下黑块或黑水，而仍不止也。胶姜汤方末见，林亿氏谓系胶艾汤之误，或又谓即阿胶、干姜二味。第考胶艾汤系治妊娠胞阻，病由阴蔽而格阳，故用艾叶隔阴而化阳，非此陷经证所宜也。干姜守而不走，不能导血归经，惟生姜升散，实符陷者举之之旨。且姜能止血，生者尤良，《神农本草经》已明示矣。

陈修园氏治宋氏妇经血暴下，先红后黑不止，用四逆汤加赤石脂及阿胶，艾叶，干姜，附子等药均不效，改用生姜一两，阿胶五钱，大枣四枚，投之即愈，从而胶姜汤之为阿胶、生姜二味似无疑窦矣。

治血证首贵止血，经血下泄，久而不已，设不用止血之剂，则血罄而命亦随之。考《神农本草经》，阿胶主女子下血，故用之为君，因经血下陷，法当温升，故佐以生姜，方名胶姜汤者以此。

此节之漏下由于气不摄血，前节之漏下由于虚寒，故治法不同也。

或曰：竹茹，蒲黄，茅根，生地黄，鹿茸，赤石脂，伏龙肝，禹余粮，龙骨，地榆，马通，鬼箭羽，丹雄鸡，赤马蹄，麦角等，皆治崩中漏下之良药。乃咸置不用，蠲取阿胶何也？

曰：崩中漏下，虽同为下血，然有轻重缓急之殊，崩中之来也骤而多，诗曰：山冢萃崩，其证之重且急可思矣。漏下犹漏师（见公羊传），言自上下泄，其势较崩为缓矣。陷经漏下，经血下泄，久而不已也。证状既有差别，用药讵能含混，且致崩中漏下之原因甚多，原因既殊，治法自异。

尝考诸本草，竹茹系治中气之有阻而逆，致相逐而为崩中者；蒲黄治热伤水势而迫血妄行，致崩中不住者；茅根甘寒，崩中之由于热而阴不和者宜之；生地黄填阴凉血，必阳迫血而阴不固者始可投。此数者，皆非陷经漏下之当温养举陷者所宜。

鹿茸系治漏下恶血，恶血者，血衃也，与陷经漏下之先红后黑者不同。则以鹿茸治陷，显有未当，引其值昂，非贫者所能得，故不用也；赤石脂悍而燥，病之由于水、痰、湿者则能治之，他则非所宜也。伏龙肝所主乃脾病而崩中者也，病在他经，则不可用矣；禹余粮治烦满，下赤白由于津液之逆者，陷经漏下，不兼烦满，非由于津液之逆，胡可投耶；龙骨固主漏下者也，然必水违土而有火之相迫，或火违土而有水之相尾者始宜之，非陷经漏下所能尝试。

地榆宜于崩中，漏下或月经不止之因风且有痛证者，陷经漏下非因于风，亦不痛，地榆自非对证之药；

马通主血之因寒而停，遇隙而溢之崩中，其不宜于陷经漏下可知；鬼箭羽主崩中下血腹满汗出，故病非崩中下血，或崩中下血而腹不满汗不出者，即不相宜。

丹雄鸡治肝不藏血之崩中漏下，若非由于肝不藏血者，自不可用；赤马蹄治赤崩，不治漏下，且非当用之药；麦角性收敛，能止血，西医多喜用之，然麦角能止血而不能化瘀，瘀不化，常贻患于将来，故古方不采也。

朱丹溪谓：经紫为热，黑为热极。陈修园谓：成块色紫黑而明者热结，色紫黑而黯者寒凝，读此节可悟其说之不可拘泥。必谛审其脉证而施治，始无失也。

妇人少腹满如敦状，小便微难而不渴，生后者，此为水与血俱结在血室也，大黄甘遂汤主之。

敦音对，古盛黍稷之器，形似碗。如敦状，谓少腹外形凸起如碗状也。少腹乃胞中血海之所居，膀胱近血海，膀胱中水停不行，则口渴小便不利少腹满。血海中之血淤积，则少腹亦满。因水未停蓄，故小便自利，但不渴，此蓄血与蓄水之区别也。此节小便微难而不渴，其为水与血俱结在血室可知。血室即血海也。生后，谓生产之后。生产后，胞水与恶血积蓄在血室，故有此病。主以大黄甘遂汤者，以方中大黄攻血积；甘遂攻水蓄；尤妙在用阿胶行水去瘀生血，且监制大黄、甘遂之悍峻也。

妇人经水不利下，抵当汤主之。

经水不利，谓月信不能如期而至。此节则指经闭不通而言。

读《伤寒论》《金匮要略》两方于方详证略之处，可于方中求其证，此节但云：经水不利下，而未详其兼证及其致疾之因，就主以抵当汤一点观之。知此经水不利下，为蓄血之实证。且其小腹必痛，大便必黑，小便自利，若无此等证，断不至用抵当汤也。

此证与土瓜根散证不同，盖彼为经候不匀，一月再见，此为经愆不行也。故彼宜通阳和阴，驱热行瘀，俾经脉流畅，常行不乱。此则用逐瘀积于脐下之水蛭、蛀虫也。

妇人经水闭不利，脏坚癖不止，中有干血，下白物，矾石丸主之。

经水闭不利，淤积久而成干血，坚凝成块，久而不去，故曰：脏坚癖不止，中有干血。因蓄泄不时，胞宫生湿，湿闭于下，久而生热，所积之血，为湿热所腐而化成白物，时时自下，病名白沃。以系直漏而下不假旁流也。考《神农本草经》，矾石主白沃，盖缘矾之为物，遇水即化，得火则烊，故能护水使不受火之患，白沃为水不固，被火劫而流之病，故以矾石治之。杏仁入气分而通血脉，俾化干物为润物，起死物为生物也。此证主以矾石丸，其理不外乎此。

赵以德、程林谓矾石丸仅能治下白物，未能攻坚癖，下干血，议干血在冲任之海，必服药以下之。余无言然其说，并拟用大黄䗪虫丸。沈明宗且训白物为白带，均似是而非。盖不研《神农本草经》之过也，矾石丸不内服而纳脏中（即阴户内）者，因病在子脏，取其直入病所以杀涩滑也。

此证与白带不同，盖著衣如物系蒂柔韧连续者曰：带。妇人患带者十居八九，虚者属十中八九，其挟肝火或湿热者又十之八九。若不虚而但因肝火湿热者，十之一二耳，治白带之药，如牡蛎，乌贼骨，木贼，苡仁，芡实，白木槿花，白木耳，腐锅衣，盐川柏，知母，淫羊藿，十大功劳之类，随证用之。气虚下陷者，补中益气法；挟痰者，二陈汤加海浮石，蛤粉，白芷，盐川柏等味；年久诸药不愈者，可用白果十个，捣烂，熟猪板油一钱，用豆腐浆冲服，多服可痊。

妇人六十二种风，腹中血气刺痛，红蓝花酒主之。

六十二种风未详，腹中血气刺痛，谓腹中痛如针刺，由于气滞血凝也。与虚寒里急之腹中痛，寒疝及腹中疠痛有别。

红蓝花能制胜风木，且能生血行血，故为挟风而腹中血气刺痛证之主方。用酒煎者，取其行血较速也。

妇人腹中诸疾痛，当归芍药散主之。

腹中诸疾痛，谓腹中诸病而有痛者。如结气，血凝，泄泻，带下，癥癖等证而腹中痛者是。当归能通气行血，又能养血和血；芍药破阴结，痛为阴，阴结破则痛自已，故以当归芍药名方而芍药独重也。腹中属坤土，土过阴湿，则不能生物，故以白术培土；苓、泽渗湿；芎藭解郁疏肝，以妇人多挟肝郁也；尤妙在作散以酒调服，能通气血，调营卫，散郁滞，故腹中诸疾痛可除也。

妇人腹中痛，小建中汤主之。

此节方详证略，就其以小建中汤为主方观之。此腹中痛由于虚寒里急，必阳脉涩（虚寒），阴脉弦（里急），或兼有心中悸而烦之证。若病不由于虚寒里急，无此等脉证者，自不相宜。

小建中汤方中芍药重至六两，其意在破阴结，俾阴脉不弦而腹中痛止。

问曰：妇人病，饮食如故，烦热不得卧，而反倚息者，何也？

师曰：此名转胞，不得溺也，以胞系了戾，故致此病，但当利小便则愈，肾气丸主之。

饮食如故，谓饮食如未病时。烦热者，烦而热，为热所烦，其热无时或歇者也。倚息不得卧，谓能倚几而息，能俯凭而不能仰卧于枕蓆之上也。胞字即脬字。史记仓公传正义曰：脬通作胞。脬，膀胱也，此转脬，或因胎压，或因忍溺入房，致膀胱之系了戾而不得小便。了戾者，缭戾也。膀胱之系为何？即下焦之输尿系也。盖下焦为膀胱上口，膀胱上口之尿系转戾，水不得入，故不得小便。因之水反上逆射肺，故倚息不得卧也。烦热者，足太阳膀胱之气乱也，凡逆转者当顺举之，俾返其正，故主以肾气丸，鼓动肾气以举之也。

按男子亦有转胞证，又转胞之原因，尚有由于中焦脾虚，清阳下陷，及上焦肺虚，不能下输布于胞者，治法各异，全凭脉证认定。如中虚清阳下陷者，脉必虚大。上焦肺虚者，气口之脉必弱。且此二者无水射肺，必无倚息不得卧之证也。前者宜补中益气汤加肉桂、木通。后者宜用沙参、黄芩、阿胶，清养其肺。

方书又有交肠证，大小二便，易位而出，古用五苓散治之，非转胞也。又有二便俱从前，或二便俱从后出者，不可不知。

喻嘉言论姜宜人案，则系二便俱从前而出者，其证系久病，其来也渐，必至血液枯涸始成。若交肠证则为暴病，骤然而气乱于中，多由于跌堕而来，此数者，皆难愈之证也。

妇人阴寒，温阴中，坐药，蛇床子散主之。

阴，阴户也。阴寒，谓阴户中有寒邪，致阴户中冷或痛也。不内服只纳入阴户中之药，谓之坐药。

蛇床子芬芳燥烈，不受阴湿之气，故能逐阴户中之寒邪。况寒则生湿，非此不克胜任。益以白粉（即炒米粉）之燥香以除湿秽，则奏效更捷。合为坐药，以绵裹纳入阴户中者，迳温其有邪之处，俾能速愈而不伤脏腑也。

少阴脉滑而数者，阴中即生疮，阴中蚀疮烂者，狼牙汤洗之。

少阴指心肾而言。左寸为心，左尺为肾脉。少阴脉滑而数，即左寸尺脉滑数也。滑主湿，数主热，湿热生虫则成疮。

疮烂有脓血，心主血，故疮属于心（《内经·素问至真要大论》有，诸痛痒疮皆属于心之训），而阴中属肾，故阴中生疮，脉左寸尺见滑数也。狼牙苦寒能除湿热，主疥瘙恶疡，疮痔，去白虫，一物而擅清热化湿杀虫之长，故为此证之主方，以之洗患处，直接治疗，取效甚速也。

按此节首未冠妇人二字，则男子阴部生疮，自亦可用狼牙汤洗之，不限于妇女也。

胃气下泄，阴吹而正喧，此谷气之实也，猪膏发煎主之。

此示妇女阴吹之原因证状及治法。

首冠胃气二字，知阴吹为未病，曰：谷气实，知非胃虚。盖胃虚则呕吐不能纳谷，安得为谷气之实。食入于胃，则其糟粕化为大便由后阴出。谷气下泄，亦从后阴发为矢气。今由前阴出，气泄连续不绝，喧然有声，故曰：阴吹而正喧，从而可知二便必不利也。

《内经·藏气法时论》曰：五谷为养，五果为助，五畜为益，五菜为充，但其谷气必得助而后流动，得益而后滑泽，得充而后传化，若徒恃谷气，必有壅遏之弊。《论语》谓：肉虽多，不使胜食气。孟子谓：七十非肉不饱，正为食气肉味不可偏废也。质言之，肉食与谷食，必使剂量得中，方可无病。故《内经·素问五常政大论》谓：谷肉果菜，食养尽之，无使过之，伤其正也。况六淫之迫于外，七情之扰于中，其间苟有调处不当，焉能不变生疾患耶。阴吹而正喧者，谷气厚而肉食不足以滑泽之也。

女子近前阴处宽而空，经后、产后，谷气之实者袭而据焉，继乎此者，遂源源而至，小便因是以不利，其下注者乃如矢气，并有声而喧焉。猪膏俗名猪油（指熟者而言），肉之至肥至泽者也。以之调和谷气，济肉食之不足，则大便自正常而阴吹愈矣。因其阴血受伤，小便不利，故佐乱发以利小便，且使血之被伤者，仍自还神化，是兼澈其流也。

小儿疳虫蚀齿方，用雄黄、葶苈二味末之，取腊月猪脂，镕以槐枝绵裹头四五枚，点药烙之。

小儿疳虫病，多由于乳食失调，过食糕糊、乳粉、糖果、粑糭等生虫助火不易消化之物，以至停积生热，久则生虫津干，体热面黄，肢细腹大，发焦目暗，喜食香燥，枯瘠如丁，故又谓之丁奚（奚，儿童之称）、哺露（言愈哺而骨愈露也）。

考古方布袋丸，治此证有特效，以其具有扶脾胃，生津液，去积，杀虫之功能，方用人参、白术、白茯苓、使君子肉各一两、芦荟、夜明砂、芜荑、炙甘草各五钱，共为末，蒸饼糊丸，每粒约重三钱，日用一丸，以夏布袋盛之，另切精猪肉二两，同煮汁服，一料可愈。仲景此方，专为疳虫蚀齿而设。雄黄杀百虫；葶苈去积聚；猪脂、槐枝，能调和气血，且直接熏（烙即熏之意）齿，收效自速，不伤脏腑，洵良治也。若医者遇此证，不辨虚实寒热，辄用雷丸，胡粉，山道年等毒药杀虫，致小儿生气反受其殃，宜注意及之。

用仲景方须知

一，考《伤寒论》《金匮要略》两书，有曰：某方主之。有于某方主之，下曰：某方亦主之。有曰：与某方。有曰：可与某方。有曰：某方亦可服。有曰：宜服某方辈。其辞意各不同，曰：主之者，谓某方系此证之主方，此证非某方不能愈，如有兼证，自可随证加减。曰亦主之者，谓此证有虚实之异，实者当用彼，虚者应用此，故有二主方也。曰与者，遂与之也，辞意已较主之为松动。曰可与，则应否与此方，临时尚应斟酌。曰某方亦可服，则另有主方，不过谛审病情脉色形质有时亦可投某方也。曰宜某方辈，则某方固宜，然师其意而另立一方，亦无不可。

二，仲景方之分两，与今之分两不同，不可囫囵吞枣，于用时照书原分量以偾事，而从来考古者人各言殊，如陈修园、陈存仁谓：古之一两合今之三钱。章太炎谓：汉一两当今之三钱零五厘八有奇，古一斗当今二升，汉时散药一钱七，约当今之二钱四分。李东垣谓：古三两即今之一两，古一升即今之一茶盏。张景岳谓古之一两合今之六钱，一升合今之三合三勺。程扶生亦谓：古之一两合今之六钱，十铢合今之二钱半。钱天来谓汉之一两，合今之二钱二分，一升即今之二合半，古一升合今二合，古一剂，今之三服（陆九芝亦谓每剂应分三服），王朴庄谓自灵素至汉晋时之一两，合今之七分六厘，一升合今之六合七抄。莫枚士、王孟英、陆九芝、吴医汇讲均宗之，莫枚士且称之为不判之论。余意以上诸贤之折合量，固皆有据，第因生不同时，各朝之衡制不同，即现在亦有老戥新秤之异。

引经方传于仲景而不自仲景始，《外台》谓桂枝汤为岐伯授黄帝之方，又有谓仲景方多采自伊尹汤液经，足征经方传自上古，所用权量皆上古制，疑非汉制也。《千金方》备详神农秤及古药升之制，盖古方权用神农，量用药升也。

前述诸贤，泰半误以汉制折算其著述时之衡制，读者胡可拘泥，故处方书分量之时，宜斟酌病人体质之强弱，病情之深浅，古方各味成数之多寡，及在每两折合三钱以下之范围内定之，自少错误而可获效也。

三，煎药法。煎药之法，关系药之验否，最宜深讲，如发散芳香之药，取其生而疏荡，故不宜久煎，且芳香之药，久煎则香气已失。补益滋腻之药，则宜多煎以取其味，俾收补益之效。清凉药宜用炭文火煨，忌煤火。方中有麻黄者，宜先别煮两三沸，去沫，更益水如本数，乃纳余药，不尔令人烦。方中有芒硝、朴硝者，皆绞汤讫，纳汁中更上火两三沸，烊尽乃服。

方中有阿胶者，须另烊，冲药和服。方中有鸡子黄者，须先将煮沸之他药汁，去渣少凉，再纳鸡子黄搅和服。服桂枝汤后，须啜热粥以助药力。用茯苓桂枝甘草大枣汤，须嘱以甘澜水先煮茯苓。用五苓散，须嘱以白开水和服，服后多饮暖水。小建中汤，除饴糖外合煮，去渣后纳饴糖。大柴胡汤，则煎减半，去渣再煎。

柴胡加龙骨牡蛎汤，则煎药成而后纳大黄。矾石汤、蜀漆散、赤小豆当归散、半夏干姜散、白术散、均用浆水煎。风引汤用苇囊盛药末，以井花水煎。百合知母汤、百合滑石代赭石汤、百合鸡子黄汤、百合地黄汤均用泉水煎。大半夏汤应以水和蜜，扬二三百遍煮药。

四,《金匮要略》中赤丸、甘遂半夏汤二方,前者乌头半夏同用,后者甘遂甘草同用,意在取其相战以成功,然经验不丰者,总以不用为是。

附　方

猪苓汤

猪苓　茯苓　泽泻　滑石　阿胶各一两

上五味，以水四升，先煮前四味，取二升，去滓，纳阿胶烊消，温服七合，日三服。

栝蒌桂枝汤

栝蒌根　桂枝　芍药　生姜切，各三两　甘草二两，炙　大枣十二枚

上六味㕮咀，以水九升，微火煮取三升，温分三服，微汗，汗不出，食顷，啜热粥发之。

葛根汤

葛根四两　麻黄三两，去节，根　生姜三两　芍药二两　桂枝二两　甘草二两，炙　大枣十二枚

上七味㕮咀，以水一斗，先煮葛根、麻黄减二升，去上沫，纳诸药煮取三升，去滓，温服一升，覆取微似汗，不须啜粥，余如桂枝法将息及禁忌。

大承气汤

芒硝三两　大黄四两，酒洗　枳实五枚，炙　厚朴半

斤去皮炙

上四味，以水一斗，先煮枳、朴取五升，去滓，纳大黄，煮取二升，去滓，纳芒硝，更上微火一，两沸，分温再服，得下，余勿服。

麻黄加术汤

麻黄三两，去节　桂枝二两　杏仁七十个，去皮尖　甘草一两，炙　白术四两

上五味，以水九升，先煮麻黄减二升，去上沫，纳诸药，煮取二升半，去滓，温服八合，覆取微汗。

麻黄杏仁薏苡甘草汤

麻黄半两　杏仁十个，去皮尖　薏苡半两　甘草一两，炙

上锉麻豆大，每服四钱七，水一盏半，煎八分，去滓，温服，有微汗，避风。

防己黄芪汤

防己一两　黄芪一两　白术七钱半　甘草半两，炙

上锉麻豆大，每服五钱七，生姜四片，大枣一枚，水盏半煎八分，去滓，温服。喘者，加麻黄半两；胃中不和者，加芍药三分；气上冲者，加桂枝三分；下有陈寒者，加细辛三分。服后当如虫行皮中，从腰下如冰后坐被上，又以一被绕腰下，温，令微汗差。

桂枝附子汤

桂枝四两　　附子三枚，炮　　大枣十二枚　　生姜三两　　甘草二两

上五味，以水六升，煮取一升，去滓，分温三服。

白术附子汤（桂枝附子汤去桂枝加白术）

白术四两　　附子三枚，炮去皮　　甘草二两，炙　　生姜三两　　大枣十二枚

上五味，以水三升，煮取一升，去滓，分温三服。一服觉身痹，半日许再服，三服都尽，其人如冒状，勿怪，即是术、附并走皮中，逐水气，故得除故耳。

甘草附子汤

甘草二两，炙　　附子二枚，炮去皮　　白术二两　　桂枝四两

右四味，以水六升，煮取三升，去滓，温服一升，日三服。初服得微汗则解，能食，汗出复烦者，服五合，恐一升多者，宜服六、七合为妙。

白虎加人参汤

石膏一斤，碎棉裹　　知母六两　　甘草二两，炙　　粳米六合　　人参三两

上五味，以水一斗，煮米熟汤成去滓，温服一升，

日三服。

瓜蒂汤

瓜蒂二十七个

上剉，以水一升，取五合，去滓，顿服。

百合知母汤

百合七枚　知母三两

上先以水洗百合，渍一宿，当白沫出，去其水，别以泉水二升，煎取一升，去滓，别以泉水二升，煎知母取一升后，合煎，取一升五合，分温再服。

百合滑石代赭石汤

百合七枚，劈　滑石三两，碎棉裹　代赭石如弹丸大二枚，碎棉裹

上先煎百合如前法，别以泉水二升煎滑石、代赭，取一升，去滓后，合和重煎，取一升五合，分温再服。

百合鸡子汤

百合七枚，劈　鸡子黄一枚

上先煎百合如前法，取一升，去滓，纳鸡子黄搅匀，煎五分，温服。

百合地黄汤

百合七枚　生地黄汁一升

上先煎百合如前法，取一升，去滓，纳地黄汁煎取一升三合，温分再服，中病，勿更服，大便当如漆。

百合洗方

百合一升

上药以水一斗，渍之一宿，以洗身，洗已，食煮饼，勿以咸豉也。

栝蒌牡蛎散

栝蒌根　牡蛎熬各等分

上为细末，饮服方寸匕，日三服。

百合滑石散

百合一两，炙　滑石三两

上为散，饮服方寸匕，日三服，当微利者止服，热则除。

甘草泻心汤

甘草四两，炙　黄芩　干姜　人参各三两　半夏半升　黄连一两　大枣十二枚

上七味，以水一斗，煮取六升，去滓，再煎取三

升，温服一升，日三服。

苦参汤

苦参一升，以水一斗，煎取七升，去滓，重洗，日三次。

雄黄熏法

雄黄一味为末，筒瓦二枚合之，烧向肛熏之。

赤小豆当归散

赤小豆三升，浸令芽出曝干　当归十分

上二味，杵为散，浆水（炊粟米熟，投冷水中，浸五六日，味酢生白花，名曰：浆水，）服方寸匕，日三服。

升麻鳖甲汤

升麻二两　鳖甲手指大一片，炙　雄黄半两，研　当归一两　甘草一两　蜀椒炒去汗一两

上六味，以水四升，煮取一升，顿服之，老小再服，取汁，阴毒去雄黄、蜀椒。

鳖甲煎丸

鳖甲十二分，炙　乌扇（即射干）四分，烧　柴胡六

分　黄芩三分　鼠妇三分，熬　干姜　大黄　桂枝　石
苇　厚朴　紫葳即凌霄　半夏　阿胶　芍药　牡丹
皮　䗪虫各五分　葶苈　人参各一分　瞿麦二分　蜂窠四
分，炙　赤硝十二分　蜣螂六分，熬　桃仁二分

　　上二十三味为末，取煅灶下灰（锻灶乃锻铁灶下之
灰，主癥瘕坚积，除邪气，）一斗，清酒一斛五升浸灰，
侯酒尽一半，著鳖甲于中，煮令泛烂如胶漆，绞取汁，
纳诸药，煎为丸，如梧子大，空心服七丸，日三服。

白虎加桂枝汤

知母六两　石膏一斤　甘草二两，炙　粳米六合　桂
枝三两

　　上五味，以水一斗，煮米熟汤成，去滓，温服一
升，日三服。

蜀漆散

蜀漆烧去腥　云母烧二日夜　龙骨各等分
上三味，杵为散，未发时，以浆水服半钱。

侯氏黑散

菊花四十分　白术　防风各十分　桔梗八分　黄芩五
分　细辛　干姜　人参　茯苓　当归　川芎　牡蛎　矾
石　桂枝各三分

上十四味，杵为散，酒服方寸匕，日一服，初服二十日，温酒调服，禁一切鱼肉大蒜等。常宜冷食，六十日止。服药积在腹中不下也，热食即下矣，冷食自能助药力。

凤引汤

大黄　干姜　龙骨各四两　桂枝三两　甘草　牡蛎各二两　寒水石　滑石　赤石脂　白石脂　紫石英　石膏各六两

上十二味，杵粗节，以苇囊盛之，取三指撮，井花水（平旦第一次所汲之井水曰：井花水）三升煎三沸，温服一升。

防己地黄汤

防己　甘草各一分　桂枝　防风各三分

上四味，以酒一杯渍之，绞取汁，生地黄二斤，咬咀蒸之，如斗饭久，以铜器盛药汁，更绞地黄汁和分再服。

头风摩散

大附子一枚　盐各等分

上附子为散，和盐以方寸匕摩头上，令药力行。

桂枝芍药知母汤

桂枝四两　芍药三两　知母　白术　防风各四两　甘草　麻黄　附子各二两　生姜五两

上九味，以水七升，先煮麻黄减二升，去上沫，内诸药，同煎取二升，温服七合，日三服。

乌头汤

乌头五枚　麻黄　芍药　黄芪　甘草炙，各三两

上将乌头㕮咀，以蜜二升，煎取一升，即出乌头，另四味，以水三升，煮取一升，去滓，内蜜煎中，更煎之，服七合，不知，尽服之。

矾石汤

矾石二两

上一味，以浆水一斗五升，煎三、五沸，浸脚良。

黄芪桂枝五物汤

黄芪　桂枝　芍药各三两　生姜六两　大枣十二枚

上五味，以水六升，煮取二升，温服七合，日三服。

桂枝龙骨牡蛎汤

桂枝　龙骨　牡蛎　芍药　生姜各三两　甘草二

两　大枣十二枚

上七味，以水七升，煮取三升，分温三服。

天雄散

天雄三两，炮　白术八两　桂枝六两　龙骨三两

上四味，杵为散，酒服半钱匕，日三服，不知，稍增之。

小建中汤

桂枝三两　芍药六两　甘草二两，炙　生姜三两　大枣十二枚　饴糖一升

上六味，以水七升，煮取三升，去滓，纳胶饴，更上微火消解，温服一升，日三服。

黄芪建中汤

即小建中汤加黄芪一两五钱。气短胸满者，加生姜；腹中满者，去枣，加茯苓一两半；及疗肺虚损不足，补气加半夏三两。

八味肾气丸

干地黄八两　山药　山茱萸各四两　茯苓　丹皮　泽泻各三两　附子一枚，炮　桂枝一两

上八味末之，炼蜜和丸梧子大，酒下十五丸，加至

二十丸，日再服。

薯蓣丸

薯蓣三十分　人参七分　白术六分　茯苓五分　甘草二十分　当归十分　芍药六分　芎䓖六分　干地黄十分　麦门冬六分　阿胶七分　干姜三分　大枣百枚，为膏　桔梗五分　杏仁六分　桂枝十分　防风六分　神曲十分　柴胡五分　白敛二分　大豆黄卷十分

上二十一味末之，炼蜜为丸如弹子大，空心酒服一丸，一百丸为剂。

酸枣仁汤

酸枣仁二升　甘草一两　知母二两　茯苓二两　芎䓖一两

上五味，以水八升，煮酸枣仁得六升，纳诸药，煮取三升，分温三服。

大黄䗪虫丸

大黄十分，蒸　黄芩二两　甘草三两　桃仁一升　杏仁一升　芍药四两　干漆一两　蝱虫一升　干地黄十两　水蛭百枚　蛴螬百枚　䗪虫半升

上十二味末之，炼蜜和丸小豆大，酒服五丸，日三服。

甘草干姜汤

甘草四两，炙　干姜二两，炮

上咬咀，以水三升，煮取一升五合，去滓，分温再服。

射干麻黄汤

射干三两　麻黄　生姜各四两　细辛　紫菀　款冬花各三两　半夏半升　五味子半升　大枣七枚

上九味，以水一斗二升，先煮麻黄两沸，去上沫，纳诸药，煮取三升，分温三服。

皂荚丸

皂荚八两，刮去皮，酥炙

上一味末之，蜜丸梧子大，以枣膏和汤服三丸，日三夜一服。

厚朴麻黄汤

厚朴五两　麻黄四两　石膏如鸡子大　杏仁半升　半夏半升　五味半升　细辛　干姜各二两　小麦一升

上九味，以水一斗二升，先煮小麦，熟去滓，纳诸药，煮取三升，温服一升，日三服。

泽漆汤

泽漆三升，以东流水五斗，煮取一斗五升　半夏半升　紫参一本作紫苑　生姜　白前各五两　甘草　黄芩　人参　桂枝各三两

上九味咬咀，纳泽漆汤中，煮取五升，温服五合，至夜尽。

麦门冬汤

麦门冬七升　半夏一升　人参　甘草各二两　粳米三合　大枣十二枚

上六味，以水一斗二升，煮取六升，温服一升，日三夜一服。

葶苈大枣泻肺汤

葶苈熬令黄色，捣丸如鸡子大　大枣十二枚

上先以水三升煮枣取二升，去枣，纳葶苈，煮取一升，顿服。

桔梗汤

桔梗一两　甘草二两

上以水三升，煮取一升，分温再服，则吐脓血也。

越婢加半夏汤

麻黄六两　石膏半斤　生姜三两　大枣十二枚　甘草二两　半夏半升

上六味，以水六升，先煮麻黄去上沫，纳诸药，煮取三升，分温三服。

小青龙加石膏汤

麻黄　芍药　桂枝　细辛　干姜各三两　五味子半升　甘草三两　半夏半升　石膏二两

上九味，以水一斗，先煮麻黄去上沫，纳诸药，煮取三升，强人服一升，羸者减之，日三服，小儿服四合。

奔豚汤

甘草　当归　芎劳　黄芩　芍药各二两　生姜　半夏各四两　生葛五两　甘李根白皮一升

上九味，以水二斗，煮取五升，温服一升，日三夜二，服之奇效。

桂枝加桂汤

桂枝五两　芍药　生姜各三两　甘草三两，炙　大枣十二枚

上五味，以水七升，微火煮取三升，去滓，服

一升。

茯苓桂枝甘草大枣汤

茯苓半斤　甘草二两　大枣十五枚　桂枝四两

上四味，以甘澜水一斗，先煮茯苓减二升，纳诸药，煮取三升，去滓，温服一升，日三服。

栝蒌薤白白酒汤

栝蒌实一枚，捣　薤白半升　白酒七升

上三味同煎，取二升，分温再服。

栝蒌薤白半夏汤

栝蒌实一枚，捣　薤白三两　半夏半升　白酒一斗

上四味同煎，取四升，温服一升，日三服。

栝蒌薤白桂枝汤

栝蒌实一枚，捣　薤白半升　桂枝一两　厚朴四两　枳实四枚

上五味，以水五升，先煮枳实、厚朴取二升，去滓，纳诸药，煮数沸，分温三服。

人参汤

人参　干姜　白术各三两　桂枝　甘草各四两

上四味，以水九升，煮取五升，纳桂枝，更煮取三升，温服一升，日三服。

茯苓杏仁甘草汤

茯苓三两　杏仁五十个　甘草一两

上三味，以水一斗，煮取五升，温服一升，日三服，不差，更服。

橘枳生姜汤

橘皮一斤　枳实三两　生姜半斤

上三味，以水五升，煮取二升，分温再服。

薏苡附子散

薏苡十五两　大附子三两

上二味，杵为散，服方寸匕，日三服。

桂枝生姜枳实汤

桂枝　生姜各三两　枳实五两

上三味，以水六升，煮取三升，分温三服。

乌头赤石脂丸

乌头一分，炮　蜀椒　干姜各一两　附子半两　赤石脂一两上五味末之，蜜丸如梧子大，先食，服一丸，日三服，不知稍加服。

厚朴七物汤

厚朴_{半斤}　甘草　大黄_{各三两}　大枣_{十枚}　枳实_{五枚}　桂枝_{二两}　生姜_{五两}

上七味，以水一斗，煮取四升，温服八合，日三服。呕者，加半夏五合；下利去大黄；寒多者，加生姜至半斤。

附子粳米汤

附子_{一枚炮}　半夏　粳米_{各半升}　甘草_{一两}　大枣_{十枚}

上五味，以水八升，煮米熟汤成，去滓，温服一升，日三服。

大柴胡汤

柴胡_{半斤}　黄芩　芍药_{各三两}　半夏_{半升}　枳实_{四枚}　大黄_{二两}　大枣_{十二枚}　生姜_{五两}

上八味，以水一斗二升，煮取六升，去滓，再煎，温服一升，日三服。

厚朴三物汤

厚朴_{八两}　大黄_{四两}　枳实_{五枚}

上三味，以水一斗二升，先煮枳、朴取五升，纳大黄，煮取三升，温服一升，以利为度。

大建中汤

蜀椒二合，炒去汗　干姜四两　人参二两

上二味，以水四升，煮取二升，去滓，纳胶饴一升，微火煎取二升，分温再服。如一炊顷，可饮粥二升，后更服，当一日食糜粥，温覆之。

大黄附子汤

大黄三两　附子三枚　细辛二两

上三味，以水五升，煮取二升，分温三服。若强人者，取二升半，分温三服，服后，如人行四、五里，进一服。

赤丸

乌头二两，炮　茯苓四两　细辛一两　半夏四两

上四味末之，纳真朱为色，炼蜜为丸，如麻子大，先食，饮酒下三丸，日再服，一服不知，稍增，以知为度。

大乌头煎

乌头大者五枚，熬去皮不必咀

上以水三升，煮取一升，去滓，纳蜜二升，煎令水气尽，取二升，强人服七合，弱人服五合，不差，明日更服，不可一日更服。

当归生姜羊肉汤

当归三两　生姜五两　羊肉一斤

上三味，以水八升，煮取三升，温服七合，日三服。若寒多，加生姜成一斤；痛多而呕者，加橘皮二两，白术一两；加生姜者，亦加水五升，煮取三升二合服之。

乌头桂枝汤

乌头五枚

上一味，以蜜二斤，煎减半，去滓，以桂枝汤五合解之，令得一升后，初服五合，不知，即服三合，又不知，即加至五合。其知者，如醉状，得吐者，为中病。

瓜蒂散

瓜蒂一分，熬黄　赤小豆三分，煮

上二味，杵为散，以香豉七合，煮取汁，和散一钱匕，温服之。不吐者，少加之，以快吐为度而止。

旋覆花汤

旋覆花三两　葱白十四茎　新绛少许

上三味，以水三升，煮取一升，顿服。

麻仁丸

麻仁二升　芍药半斤　大黄去皮一斤　枳实半斤　厚朴一尺，去皮　杏仁一升，去皮煎熬别作脂

上六味末之，炼蜜和丸桐子大，饮服十丸，日三服，渐加，以知为度。

甘草干姜茯苓白术汤

甘草　白术各二两　干姜　茯苓各四两

上四味，以水五升，煮取三升，分温三服，腰即温。

苓桂术甘汤

茯苓　桂枝　白术各三两　甘草二两

上四味，以水六升，煮取三升，分温三服，小便即利。

甘遂半夏汤

甘遂大者三枚　半夏十二枚，以水一升，煮取半升，去滓　芍药五枚　甘草如指大一枚，炙

上四味，以水二升，煮取半升，以蜜半升，和药汁煎取八合，顿服之。

十枣汤

芫花　甘遂　大戟各等分

上三味，捣筛，以水一升五合，先煮肥大枣十枚，取八合，去渣，纳药末，强人服一钱匕，平旦温服之，不下者，明日更加半钱匕，得快利后，糜粥自养。

大青龙汤

麻黄六两　杏仁四十个，去皮尖　甘草二两　石膏如鸡子大一枚　桂枝二两　生姜三两　大枣十二枚

上七味，以水九升，先煮麻黄减二升，去上沫，纳诸药，煮取三升，去滓，温服一升，取微似汗，汗多者，温粉扑之。

小青龙汤

麻黄去节　芍药　干姜　甘草炙　细辛　桂枝各三两　五味子　半夏各半升

上八味，以水一斗，先煮麻黄减二升，去上沫，纳诸药，煮取三升，去滓，温服一升。

木防己汤

木防己　桂枝各三两　人参四两　石膏如鸡子大二枚　（一本作十二枚，非。）

上四味，以水六升，煮取二升，分温再服。

木防己去石膏加茯苓芒硝汤

木防己　桂枝各三两　人参　茯苓各四两　芒硝三合

上五味，以水六升，煮取二升，去滓，纳芒硝，再微煎，分温再服，微利则愈。

泽泻汤

泽泻五两　白术二两

上二味，以水二升，煮取一升，分温再服。

厚朴大黄汤

厚朴一尺　大黄六两　枳实四枚

上三味，以水五升，煮取二升，分温再服。

小半夏汤

半夏一升　生姜半斤

上二味，以水七升，煮取一升半，分温再服。

己椒苈黄丸

防己　椒目　葶苈　大黄各一两

上四味末之，炼蜜和丸梧子大，先食，饮服一丸，日三服。稍增（可渐增至五丸），口中有津液，渴者，加芒硝半两。

小半夏加茯苓汤

半夏一升　生姜半斤　茯苓四两

上三味，以水七升，煮取一升五合，分温再服。

五苓散

泽泻一两六铢　白术　茯苓　猪苓各十八铢　桂枝半两，去皮

上五味，捣为末，以白饮和服方寸匕，日三服，多饮暖水汗出愈。

茯苓桂枝五味甘草汤

茯苓　桂枝各四两　五味子半升　甘草炙，三两

上四味，以水八升，煮取三升，去滓，分温三服。

苓桂五味甘草去桂加姜辛汤

茯苓四两　五味子半升　甘草炙　干姜　细辛各三两

上五味，以水八升，煮取三升，去滓，温服半升，

日三服。

苓甘五味姜辛半夏汤

　　茯苓_{四两}　五味子　半夏_{各半升}　甘草_炙　细辛　干姜_{各三两}

　　上六味，以水八升，煮取三升，去滓，温服半升，日三服。

苓甘五味姜辛半夏杏仁汤

　　茯苓_{四两}　甘草_炙　干姜　细辛_{各三两}　五味子　半夏　杏仁_{各半升}

　　上七味，以水一斗，煮取三升，去滓，温服半升，日三服。

苓甘五味姜辛夏杏大黄汤

　　茯苓_{四两}　甘草_炙　干姜　细辛_{各三两}　五味子　半夏　杏仁_{各半升}　大黄_{三两}

　　上八味，以水一斗，煮取三升，去滓，温服半升，日三服。

文蛤散

　　文蛤_{五两}

　　上一味，杵为散，以沸汤五合，和服方寸匕。

栝蒌瞿麦丸

栝蒌根二两　瞿麦一两　茯苓　薯蓣各三两　附子一枚，炮

上五味末之，炼蜜丸如梧子大，饮服二丸，日三服。不知增至七、八丸，以小便利，腹中温为止。

蒲灰散

蒲灰半分（蒲灰即蒲黄，香蒲花中蕊屑，有似灰，故名，为利小便之药，注家或以为系香蒲，或以为系蒲席烧灰，中国医学大辞典谓系菖蒲灰，非。因香蒲，蒲席灰，菖蒲灰，均不能利小便也）　滑石三分

上二味，杵为散，饮服方寸匕，日三服。

滑石白鱼散

滑石　乱发烧　白鱼各二分

上三味，杵为散，饮服方寸匕，日三服。

茯苓戎盐汤

茯苓半斤　白术二两　戎盐（戎盐乃海潮浇山石，经久而著石上之盐，无须煮炼，形块方稜成垛，色青黑而明莹）　弹丸大一枚

上三味，先将茯苓白术煎成，入戎盐再煎，分温三服。

越婢汤

麻黄六两　石膏半斤　生姜三两　甘草二两　大枣十二枚

上五味，以水六升，先煮麻黄去上沫，纳诸药，煮取三升，分温三服。恶风，加附子一枚；风水，加术四两，名越婢加术汤。

防己茯苓汤

防己三两　茯苓六两　黄芪　桂枝各三两　甘草二两

上五味，以水六升，煮取二升，分温三服。

甘草麻黄汤

甘草二两　麻黄四两

上二味，以水五升，先煮麻黄去上沫，纳甘草，煮取三升，温服一升，重覆汗出，不汗再服，慎风寒。

麻黄附子汤

麻黄三两　附子一枚　甘草二两

上三味，以水七升，先煮麻黄去上沫，纳诸药，煮取二升半，温服八合，日三服。此方与麻黄附子甘草汤药味同而麻黄分数煮服量俱不同。

杏子汤 _{方缺}

黄芪芍药桂枝苦酒汤

黄芪_{五两}　芍药　桂枝_{各三两}

上三味，以苦酒一升，水七升，相合煮取三升，温服一升，当心烦，服至六、七日乃解，若心烦不止者，以苦酒阻故也。

桂枝加黄芪汤

桂枝　芍药_{各三两}　甘草　黄芪_{各二两}　生姜_{三两}　大枣_{十二枚}

上六味，以水八升，煮取三升，温服一升，须臾，啜热稀粥一升余，以助药力，温覆取微汗，若不汗，更服。

桂甘姜枣麻辛附子汤

桂枝_{三两}　甘草_{二两}　生姜_{三两}　大枣_{十二枚}　麻黄_{去节，二两}　细辛_{二两}　附子_{一枚炮}

上七味，以水七升，先煮麻黄去上沫，纳诸药，煮取二升，分温三服，当汗出，如虫行皮中，即愈。

枳术汤

枳实_{七枚}　白术_{二两}

上二味，以水五升，煮取三升，分温三服，腹中软，即当散也。

茵陈蒿汤

茵陈蒿六两　　栀子十四枚　　大黄二两

上三味，以水一斗，先煮茵陈减六升，纳二味，煮取三升，去滓，分温三服，小便当利，尿如皂角汁状，色正赤，一宿腹减，黄从小便去也。

硝石矾石散

硝石熬黄　　矾石烧，等分

上二味为散，大麦粥汁和服方寸匕，日三服，病随大小便去，小便正黄，大便正黑，是其候也。

栀子大黄汤

栀子十四枚　　大黄二两　　枳实五枚　　豉一升

上四味，以水六升，煮取二升，分温三服。

猪膏发煎

猪膏半斤　　乱发如鸡子大三枚

上二味，和膏中煎之，发消药成，分再服，病从小便出。

茵陈五苓散

茵陈十分，末之　五苓散五分

上二味和成，先食，饮服方寸匕，日三服。

大黄硝石汤

大黄　黄柏　硝石各四两　栀子十五枚

上四味，以水六升，煮取二升，去滓，纳硝，更煮取一升，顿服。

桂枝去芍药加蜀黍牡蛎龙骨救逆汤

桂枝三两，去皮　甘草二两，炙　龙骨四两　牡蛎五两　生姜三两　大枣十二枚　蜀黍三两（蜀黍，坊本作蜀漆，非。因蜀漆为常山苗，性升有毒，非养心安神镇惊之品，蜀黍能养心，故用之，其误作蜀漆者，因漆字古无水旁，与黍字相似，故有鲁鱼之讹）

上七味，以水一斗二升，先煮蜀黍减二升，纳诸药，煮取三升，去渣，温服一升。

半夏麻黄丸

半夏　麻黄各等分

上二味末之，炼蜜和丸小豆大，饮服三丸，日三服。

柏叶汤

柏叶　干姜各三两　艾三把

上三味，以水五升，取马通汁一升，合煮取一升，分温再服。

黄土汤

灶中黄土半斤　甘草　干地黄　白术　附子炮　阿胶　黄芩各三两

上七味，以水八升，煮取三升，分温三服。

泻心汤

大黄二两　黄连　黄芩各一两

上三味，以水三升，煮取一升，顿服之。

吴茱萸汤

吴茱萸一升　人参三两　生姜六两　大枣十二枚

上四味，以水五升，煮取三升，温服七合，日三服。

半夏泻心汤

半夏半升，洗　黄连一两　黄芩　干姜　人参　甘草炙，各三两　大枣十二枚

上七味，以水一斗，煮取六升，去滓，再煎取三

升，温服一升，日三服。

黄芩加半夏生姜汤

黄芩　生姜各三两　甘草二两　芍药一两　半夏半升　大枣十二枚

上六味，以水一斗煮取三升，去滓，温服一升，日再夜一服。

猪苓散

猪苓　茯苓　白术各等分

上三味，杵为散，饮服方寸匕，日三服。

四逆汤

甘草二两，炙　干姜一两半　附子一枚，生用

上三味，以水三升，煮取一升二合，去滓，分温再服。强人可大附子一枚，干姜三两。

小柴胡汤

柴胡半斤　半夏半升　黄芩　人参　甘草　生姜各三两　大枣十二枚

上七味，以水一斗，煮取六升，去滓，再煎取三升温服一升，日三服。

大半夏汤

半夏二升　人参三两　白蜜一升

上三味，以水一斗二升，和蜜扬之二百四十遍，煮药，取二升半，温服一升，余，分再服。

大黄甘草汤

大黄四两　甘草一两

上二味，以水三升，煮取一升，分温再服。

茯苓泽泻汤

茯苓半斤　泽泻四两　甘草　桂枝各二两　白术三两　生姜四两

上六味，以水一斗，煮取三升，纳泽泻，再煮取二升半，温服八合，日三服。

文蛤汤

文蛤五两　麻黄三两　杏仁五十枚　大枣十二枚　甘草五两　石膏五两　生姜三两

上七味，以水六升，煮取二升，温服一升，汗出即愈。

半夏干姜散

半夏　干姜各等分

上二味，杵为散，取方寸匕，浆水一升半煮取七合，顿服之。

生姜半夏汤

生姜汁一升　半夏半升

上二味，以水三升煮半夏，取二升，纳生姜汁，煮取一升半，小冷，分四服，日三夜一，呕止，停后服。

橘皮汤

橘皮四两　生姜半斤

上二味，以水七升，煮取三升，温服一升，下咽即愈。

橘皮竹茹汤

橘皮二斤　竹茹二升　大枣三十枚　生姜半斤　甘草五两　人参一两

上六味，以水一斗，煮取三升，温服一升，日三服。

桂枝汤

桂枝　芍药　生姜各三两　甘草二两，炙　大枣十二枚

上五味咬咀，以水七升，微火煮取三升，去滓，适寒温，服一升。服已，须臾啜热稀粥一升，以助药力，

温服令一时许，遍身漐漐微似有汗者佳，不可令如水流漓，病必不除若一服汗出病瘥，停后服。

小承气汤

大黄四两　枳实三枚　厚朴二两，炙

上三味，以水四升，煮取一升二合，去滓，分温二服，得利即止。

桃花汤

赤石脂一斤，一半全用，一半研末　干姜二两　粳米一升

上三味，以水七升煮米熟，去滓，温服七合，纳赤石脂末方寸匕，日三服，若一服愈余勿服。

白头翁汤

白头翁二两　黄连　黄柏　秦皮各三两

上四味，以水七升，煮取三升，去滓，温服一升，不愈更服。

栀子鼓汤

栀子十四枚，擘　香鼓四合，绵裹

上二味，以水四升，先煮栀子得二升半，纳鼓，煮取一升半，去滓分二服，温进一服，得吐则愈。

通脉四逆汤

附子一枚，生用　干姜三两，强人可四两　甘草二两

上三味，以水三升，煮取一升二合，去滓，分温再服。

紫参汤

紫参半斤　甘草三两

上二味，以水五升，先煮紫参取二升，纳甘草，煮取一升半，分温三服。

诃黎勒散

诃黎勒十枚，煨

上一味为散，粥饮和，顿服。

薏苡附子败酱散

薏苡十分　附子二分　败酱五分

上三味，杵为散，取方寸匕，以水二升煮减半，顿服，小便当下。

大黄牡丹汤

大黄四两　牡丹一两　桃仁五十个　冬瓜仁半升　芒硝三合

上五味，以水六升，煮取一升，去滓，纳芒硝，再

煎沸，顿服之。有脓当下，如无脓，当下血。

王不留行散

王不留行十分（八月八日采）　葧蘸细叶十分（七月七日采）　桑东南根白皮十分（三月三日采）　甘草十八分　黄芩二分　川椒三分　厚朴二分　干姜二分　芍药二分

上九味，王不留行、葧蘸、桑皮三味烧灰存性，各别杵筛，合治之为散，服方寸匕，小疮即粉之，大疮但服之，产后亦可服。

排脓散

枳实十六枚　芍药六分　桔梗二分

上三味，杵为散，取鸡子黄一枚，以药散与鸡黄相等，采和令相得，饮和服之，日一服。

排脓汤

甘草二两　桔梗三两　生姜一两　大枣十枚

上四味，以水三升，煮取一升，温服五合，日再服。

黄连粉方缺

疑即黄连一味为末，或敷或服

藜芦甘草汤 方缺

鸡屎白术散

鸡屎白一味为散，取方寸匕，以水六合和温服。

蜘蛛散

蜘蛛十四枚，熬焦　桂枝半两

上二味为散，取八分一匕，饮和服，日再，蜜丸亦可。

甘草粉蜜汤

甘草二两　白粉（白粉即炒米粉）一两　白蜜四两

上三味，以水三升，先煮甘草，取二升，去滓，纳粉蜜，搅令和，煎如薄饼，温服一升，差即止。

乌梅丸

乌梅三百个　细辛　附子炮　桂枝　人参　黄柏各六两　干姜十两　黄连一斤　当归　川椒各四两

上十味，异捣筛，合治之。以苦酒渍乌梅一宿，去核蒸之，五升米下饭熟，捣成泥，和药令相得，纳臼中与蜜杵二千下，丸如梧子大，先食，饮服十丸，日三服，稍增，至二十丸，禁生冷滑臭等食。

桂枝茯苓丸

桂枝　茯苓　丹皮　桃仁去皮尖，熬　芍药各等分

上五味末之，炼蜜丸如兔屎大，每日食前服一丸，不知，加至三丸。

附子汤

附子二枚，生用　茯苓三两　人参二两　白术四两　芍药三两

上五味，以水五升，煮取三升，去滓，温服一升，日三服。

胶艾汤

阿胶二两　艾叶三两　干地黄六两　当归三两　芍药四两　甘草炙，二两　川芎二两

上七味，以水五升，清酒三升，合煮，取三升，去滓，纳胶，令消尽，温服一升，日三服。不差，更服。

当归芍药散

当归三两　芍药一斤　川芎三两　茯苓　白术各四两　泽泻半斤

上六味，杵为散，取方寸匕，日三服。

干姜人参半夏丸

干姜　人参各一两　半夏二两

上三味末之，以生姜汁糊为丸桐子大，饮服十丸，日三服。

当归贝母苦参丸

当归　贝母　苦参各四两

上三味末之，炼密丸如小豆大，饮服三丸，加至十丸。

葵子茯苓散

葵子一升　茯苓三两

上二味，杵为散，饮服方寸匕，日二服，小便利则愈。

当归散

当归　黄芩　芍药　川芎各一斤　白术半斤

上五味，杵为散，酒服方寸匕，日再服，妊娠常服，即易产，胎无疾苦，产后百病悉主之。

白术散

白术　川芎　蜀椒各三分，去汗　牡蛎二分

上四味，杵为散，酒服一钱匕，日三服夜一服。苦痛者，加芍药；心下毒痛，倍加川芎；心烦吐痛，不能食饮，加细辛一两，半夏大者二十枚，服之后，更以醋酱水服之；若呕，以醋酱水服之复不解者，小麦汁服之；已后渴者，大麦粥服之。病虽愈，服之勿置。

枳实芍药散

枳实烧令黑勿太过　芍药各等分

上二味，杵为散，服方寸匕，日三服，并主痈脓，大麦粥下之。

下淤血汤

大黄二两　桃仁二十个　䗪虫二十个，去足熬

上三味末之，炼蜜和为四丸，以酒一升煮一丸，取八合，顿服之，当新血下如豚肝。

阳旦汤

即桂枝汤增桂加附子，坊本多作桂枝汤加黄芩非。

竹叶汤

竹叶一把　葛根三两　防风　桔梗　桂枝　人参　甘草各一两　附子一枚，炮　生姜五两　大枣十五枚

上十味，以水一斗，煮取二升半，分温三服，覆使汗出。颈项强者，用大附子一枚，破之如豆大，入前

药，扬去沫，呕者，加半夏半升洗。

竹皮大丸

生竹茹　石膏各二分　桂枝　白薇各一分　甘草七分

上五味末之，枣肉和丸，弹子大，饮服一丸，日三夜二服。有热倍白薇；烦喘者，加柏实一分。

白头翁加甘草阿胶汤

白头翁　甘草　阿胶各二两　秦皮　黄连　柏皮各四两

上六味，以水七升，煮取二升半，纳胶令消尽，分温三服。

半夏厚朴汤

半夏一升　厚朴三两　茯苓四两　生姜五两　苏叶二两

上五味，以水七升，煮取四升，分温四服，日三夜一服。

甘麦大枣汤

甘草三两　小麦一升　大枣十枚

上三味，以水六升，煮取三升，分温三服。亦补脾气。

温经汤

吴茱萸　生姜各三两　当归　川芎　芍药　人参　桂皮　阿胶　丹皮　甘草各二两　半夏半升　麦门冬一升

上十二味，以水一斗，煮取三升，分温三服。亦主妇人少腹寒，久不受胎，兼治崩中去血，或月水来多，及至期不来。

土瓜根散

土瓜根　芍药　桂枝　䗪虫各三分

上四味，杵为散，酒服方寸匕，日三服。

胶姜汤方缺

或谓系干姜、阿胶二味，陈修园疑系生姜、阿胶二味，有谓即胶艾汤。

大黄甘遂汤

大黄四两　甘遂　阿胶各二两

上三味，以水三升，煮取一升，顿服，其血当下。

抵当汤

大黄三两，酒洗　水蛭三十个，熬　桃仁二十个　蝱虫三十个，去足翅

上四味，剉如麻豆，以水五升，煮取三升，去滓，
温服一升，不下再服。

矾石丸

矾石三分，烧　杏仁一分

上二味末之，炼蜜丸如枣核大，服四丸，剧者再服
之。一本作以一丸纳脏中，剧者再纳之。

红蓝花酒

红蓝花一两

上一味，酒一大升，煎减半，顿服一半，未止，
再服。

蛇床子散

蛇床子

上一味末之，以白粉少许，和合相得，如枣大，绵
裹纳之，自然温。

狼牙汤

狼牙三两

上一味，以水四升，煮取半升，以绵缠筋如茧，浸
汤沥阴中，日四遍。

小儿疳虫蚀齿方

雄黄　葶苈

上二味末之，取腊月猪脂，融，以槐枝绵裹头四五枚点药烙之。